世界教育思想文库

理解脑

——新的学习科学的诞生

经济合作与发展组织　编
北京师范大学认知神经科学与学习
国家重点实验室脑科学与教育应用研究中心　组织翻译
周加仙 等　译

教育科学出版社
·北 京·

经济合作与发展组织

经济合作与发展组织是一个独特的论坛，30 个国家共同努力来解决全球化的经济、社会与环境挑战。经济合作与发展组织也处于前沿，努力理解与帮助各国政府对新的发展和关注点做出反应，如合作管理、信息经济以及人口老龄化的挑战。该组织提供情境，使政府可以比较政策经验、努力回答共同的问题、确定良好的实践、并协调国内与国际政策。

经济合作与发展组织的成员国有：澳大利亚、奥地利、比利时、加拿大、捷克共和国、丹麦、芬兰、法国、德国、希腊、匈牙利、冰岛、爱尔兰、意大利、日本、朝鲜、卢森堡公国、墨西哥、荷兰、新西兰、挪威、波兰、葡萄牙、斯洛伐克共和国、西班牙、瑞典、瑞士、土耳其、英国、美国。欧洲共同体委员会参与经济合作与发展组织的工作。

经济合作与发展组织广泛传播该组织有关经济、社会、环境问题的统计结果与研究，并召集会议、颁布其成员国同意的指导纲要和标准。

前　言

“学习科学和脑科学研究”是由经济合作与发展组织教育研究与创新中心（CERI）于1999年发起的一个研究项目。这一新项目的目的一方面在于鼓励学习科学和脑科学研究之间的合作，另一方面也让研究者和政策制定者携起手来。教育研究与创新中心管理委员会认识到这是一个困难且具有挑战性的课题，但能够带来很高的潜在收益。这个项目对于进一步理解人类生命周期中的学习过程具有长远的意义，并且将在这个研究框架中解决许多重要的伦理道德问题。总之，这个项目所拥有的潜力和所受到的关注凸显出在不同利益群体之间展开对话的必要性。

脑科学研究的发展虽然缓慢，但确实在学习领域的应用中占据了一席之地。本项目第二阶段成功地使不同研究领域之间以及不同研究者之间相互促进，也得到了世界范围内的广泛认可。同时，在经济合作与发展组织成员国中发起了国家性的项目，让脑科学的新知识能够应用于教育领域。然而，到目前为止，教育领域已经探讨的脑科学研究发现的数量相对来说并不多，部分原因是人们对将脑科学的研究成果运用于教育政策制定的潜在应用还没有达成一致。但是这些研究在促进脑科学和学习中心的建立方面起着重要的作用，同时也搭建了两个研究领域之间交流的桥梁。研究证实，在个体的生命周期中，大脑再学习的能力具有可塑性，无创性脑扫描和脑成像技术也为科学的进一步发展提供了新的途径。通过这两个研究领域之间的进一步紧密合作，必将创造出更多有价值的发现。

本书是经济合作与发展组织2002年出版的研究报告《理解脑：走向新的学习科学》（已译成七种文字出版，大部分观点都反映在目前这本书中）的续集。本书的目的是让读者更好地理解脑，理解脑的学习过程，理解如何通过养育、训练和适应教学过程与实践来使学习最优化。本书避免使用过于高深的语言，希望能够让更多的非专业人士理解和学习。本书内容来源于2002年设立的三个超学科网络，这些训练网络关注读写能力、计算能力和终身学习的研究，同时在2004年起提出了第四个侧重点——情绪与学习，平行于前三个研究网络。本项目的网站发挥了创新性、交互性资源平台的作用，希望教育实践者和公民社会为这项工作提供反馈与大量的资源。

以下机构为本项目的研究提供了资金与实质性的支持：

- 美国国家科学基金会（The National Science Foundation）（研究、评价和交流部/教育学分部）
- 日本文部科学省（MEXT）（the Japanese Ministry of Education, Culture, Sport, Science and Technology）
- 英国教育和技术部（DfES）（the Department for Education and Skills）
- 芬兰教育部（the Finnish Ministry of Education）
- 西班牙教育部（the Spanish Ministry of Education）
- 英国终身学习基金会（the Lifelong Learning Foundation）

以下机构为本书提供了重要的科学、经费和组织上的支持：日本理化研究所脑科学研究所（the RIKEN Brain Science Institute），美国萨克勒协会（the Sackler Institute），丹麦学习实验室（the Learning Lab），德国乌尔姆大学神经科学与学习转化中心（the ZNL within Ulm University），法国国家卫生研究院（the INSERM），英国剑桥大学（the Cambridge University），法国科学院（the Academie des Sciences），西班牙格拉纳达大学（the University of Granada），英国皇家研究院（the Royal Institute）。

经济合作与发展组织的“学习科学和脑科学研究”项目主要由 Bruno della Chiesa 以及 Cassandra Davis, Koji Miyamoto 和 Keiko Momii 等人负责，同时 Christina Hinton, Eamonn Kelly, Ulrike Rimmele 和 Ronit Strobel-Dahan 作为顾问也对该项目做出了很大的贡献。本书主报告（第一部分）的英文版和法文版分别由 David Istance 和 Bruno della Chiesa 负责编辑。此外，Jarl Bengtsson, Delphine Grandrieux, David Istance, Chiristina Hinton, Atsushi Iriki, Masao Ito, Jellemer Jolles, Hideaki Koizumi, Michael Posner, Ulrike Rimmele, Adriana Ruiz Esparza, Ronit Strobel-Dahan 和教育研究与创新中心的“脑科学组”也对本书进行了部分或全部审阅。

在秘书处，Jarl Bengtsson 首先启动了本项目，同时为本项目提供了策略性和关键性的支持；Tom Schuller 在第二阶段继续为本项目提供支持。Vanessa Christoph, Emily Groves 和 Carrie Tyler 为本项目提供了后勤支持（按参与的顺序）。Cassanadra Davis 是项目网站的管理者。

Barbara Ischinger

教育理事会理事长

致 谢

Bruno della Chiesa 代表秘书长对大家表示感谢：

- 首先要感谢 Jarl Bengtsson 对本书的贡献，他是“学习科学和脑科学研究”项目的重要人物。

- 对 Eric Hamilton，Masao Ito，Eamonn Kelly，Hideaki Koizumi，Michael Posner 和 Emile Servan-Schreiber 为项目做出的杰出贡献表示衷心的感谢。

- 同时还要感谢为本项目提供重要支持的合作者们（他们提供了资金和物质上的支持）：Richard Bartholomew 及其团队，Christopher Brookes，Eamonn Kelly，Juan Gallo 及其团队，Eric Hamilton 及其团队，Masayuki Inoue 及其团队，Søren Kjær Jensen 及其团队，Reijo Laukkanen 及其团队，Pierre Léna 及其团队，Francisco Lopez Ruperez，José Moratalla 及其团队，Teiichi Sato，Sylvia Schmelkes del Valle，Hans Siggaard Jensen 及其团队，Finbarr Sloane。

- 对在本项目过程中投入了大量精力的科学家们表示感谢：Brian Butterworth，Stanislas Dehaene，Christina Hinton，Jellemer Jolles，Heikki Lyytinen，Bruce McCandliss，Ulrike Rimmele，Nuria Sebastian，Manfred Spitzer。

- 感谢本项目的骨干：Hilary Barth，Antonio Battro，Daniel Berch，Leo Bloment，Elisa Bonilla，John Bruer，Tom Carr，Marie Cheour，Guy Claxton，Frank Coffield，Stanley Colcombe，Margarete Delazar，Guinevere Eden，Linnea Ehri，

Michel Fayol, Uta Frith, Michael Fritz, Ram Frost, Peter Gärdenfors, Christian Gerlach, Usha Goswami, Sharon Griffin, Peter Hannon, Takao Hensch, Katrin Hille, Shu Hua, Petra Hurks, Walo Hutmacher, Atsushi Iriki, Layne Kalbfleisch, Ryuta Kawashima, Arthur Kramer, Morten Kringelbach, Stephen Kosslyn, Jan de Lange, Cindy Leaney, Geoff Masters, Michael Meaney, Michael Miller, Fred Morrison, Risto Näätänen, Kevin Ochsner, David Papo, Raja Parasuraman, Eraldo Paulesu, Ken Pugh, Denis Ralph, Ricardo Rosas, Wolfgang Schinagl, Mark Seidenberg, David Servan-Schreiber, Bennett Shaywitz, Sally Shaywitz, Elizabeth Spelke, Pio Tudela, Harry Uylings, Janet Werker, Daniel Wolpert 和 Johannes Ziegler。

● 感谢以下组织或机构为本项目的超学科会议提供了设施与热情的接待（按照接待时间的顺序）：美国萨克勒研究所，西班牙格拉纳达大学，日本理化研究所脑科学研究所，芬兰国家教育委员会（the National Board of Education），英国皇家研究院，法国国家卫生研究院，德国乌尔姆大学精神科医院神经科学与学习转化中心，丹麦学习实验室，西班牙教育部，法国科学院，日本科学技术协会科学技术研究所（RISTEX）（the Research Institute for Science and Technology for Society of the Japan Science and Technology Agency），英国剑桥大学教育神经科学中心（the Centre for Neuroscience in Education）。

● 感谢本书的撰稿者：Christopher Ball, Bharti, Frank Coffield, Mélanie Daubrosse, Gavin Doyle, Karen Evans, Kurt Fisher, Ram Frost, Christian Gerlach, Usha Goswami, Rob Harriman, Liet Hellwig, Katrin Hille, Christina Hinton, David Istance, Marc Jamous, Jellemer Jolles, Eamonn Kelly, Sandrine Kelner, Hideaki Koizumi, Morten Kringelbach, Raja Parasuraman, Odile Pavot, Michael Posner, Ulrike Rimmele, Adriana Ruiz Esparza, Nuria Sebastian, Emile Servan-Schreiber, Ronit Strobel-Dahan, Collette Tayler, Rudolf Tippelt, Johannes Ziegler。

● 感谢在本项目中担任翻译工作的翻译员：Jean-Daniel Brèque, Isabelle Hellyar, Duane Peres, Amber Robinson, Marie Surgers。

● 感谢人力资源部的同事们，他们在经济合作与发展组织总部举行的两次“脑意识”活动中的筹备和实施过程中做出了很大的贡献，同时也要感谢经济合作与发展组织公共事务和交流部的同事对项目的理解和支持。

● 感谢教育研究与创新中心成员对项目的大力支持，他们是：Francisco Benavides, Tracey Burns, Emma Forbes, Stephen Girasuolo, Jennifer Gouby, Delphine Grandrieux, David Istance, Kurt Larsen, Sue Lindsay, Cindy Luggery-Babic 和 Tom Schuller。

● 最后感谢致力于本项目的“脑研究小组”：Jarl Bengtsson, Vanessa Christoph, Cassandra Davis, Emily Groves, Koji Miyamoto, Keiko Momii 和 Carrie Tyler。没有他们的努力，本项目难以完成。

目录

第二部分 合作撰写的文章

概　论

教育是一把双刃剑，如果处理不当则会变成危险。

——伍廷芳

在经过20多年脑科学的前沿研究之后，教育界开始认识到“理解脑”有助于开创改进教育研究、决策与实践的新道路。本报告综合了脑科学关于学习的研究进展，并运用这些研究来解决教育界的重要问题。它不是速成的方法，也不认为基于脑的学习是一种万能药，但是它确实对当前认知神经科学与学习的交叉研究现状做了客观评价，描绘了今后十年的研究前景与决策意义。

第一部分“学习脑”是主报告，综合了过去七年来经合组织教育研究与创新中心“学习科学和脑科学研究”项目的所有分析与研讨的精华。第二部分“合作论文”的三篇论文主要讨论了包括早期儿童、青少年和成人三个阶段的“学习脑”。这三篇论文分别由三位专家所写，这些专家综合了他们在神经科学与教育方面的不同知识与经验。附录A主要为读者提供了脑成像技术的最新发展，这对本报告中的讨论具有非常重要的促进作用。

第一章主要概述了本报告内容中的一些新观点，并按照字母的顺序，列出与讨论了一些关键词。这有助于简要说明一些复杂的概念，引导读者阅读相关的章节，以获得更深的内容。第二章的前半部分简要概述了脑的结构与功能。

人的一生中大脑是如何学习的

大脑具有对环境要求做出应变的高度发达的能力，这一应变过程被称为“可塑性”。对于这一观点，神经科学研究者已经达成共识。可塑性包括建立与强化某些神经连接，削弱或者消除其他一些连接。改变的程度取决于所发生的学习类型，长期的学习会导致更深刻的变化；同时，也取决于学习的阶段，婴儿新突触的生长非常迅速。但是在人的一生中，可塑性是大脑的核心特征，这一观点具有重要的意义。

大脑发展中存在着最佳期或者“敏感期”。在该阶段，特定类型的学习最有效，但是人类终身具有可塑性。对于感觉刺激（如语音），某种类型的情绪和认知经验（如接触语言）具有相对严格且较早开始的敏感期。但是其他技能（如词汇的习得）并没有严格的敏感期，在人一生中的任何时间里都可以同等地得到很好的掌握。当前，青少年的脑成像研究表明，青少年的大脑远未成熟，在青春期之后的很长一段时间里，会发生大范围的结构性变化。在情感的发展方面，青少年阶段尤其重要，部分是因为大脑中荷尔蒙的大量分泌；青少年的前额叶仍然在发展，这也许可以解释他们不稳定的行为。我们可以用一个短语来描述这种情绪不稳定而认知能力高度发展的状况：“高马力，低控制”（high horsepower，poor steering）。

在老年期，与任务有关的流畅性或者经验可以降低大脑活动的水平——从某种程度上来说，大脑的加工更加有效。但是由于不使用或者随着年龄的增大，大脑的活力会降低。研究表明，学习可能是一种有效对抗大脑功能衰退的方法：老年人继续学习的机会越多（无论是通过成人教育还是工作或者社会活动），延缓神经组织退化的发病时间或者退化速度的几率越高。

环境的重要性

脑科学的研究成果表明，培养对于学习过程非常重要，脑科学的研究已开始为适当的学习环境提供启示。促进脑功能提高的许多环境因素都是一些日常事务——社会环境的质量与交互作用、营养、体育锻炼、睡眠，这些因素对教育的影响过于平常，因此非常容易受到忽视。通过正确地锻炼心智与身体，有可能利用脑的可塑性潜能来促进学习的过程。这就需要整体论方法，这一方法认为，良好的身体与智力状态之间是相互依赖的，情绪与认知之间也是相互影响的。

在脑的中心是人们所熟知的边缘系统，过去人们将它称为“情绪脑”。目前，研究证据不断增多，表明我们的情绪确实在重新塑造神经组织。在过分紧张或者恐惧的情况下，社会判断与认知成绩由于受到情绪调节的神经过程的影响而降低。有些紧张对于迎接挑战非常重要，可以形成更好的认知与学习，但是超过一定的水平就会产生负面影响。 对于正性情绪，激发人们学习动机的最有力因素来自对新概念的掌握——大脑会对此作出积极的反应。早期教育的主要目标应该确保儿童尽早拥有这种“启蒙”经验，意识到学习是多么愉快的事情。

管理情绪是有效学习者的一个重要技能；自我调节是儿童与老年人在社会环境中所需要的最重要的行为与情绪技能。情绪可以引导（或者中断）心理过程，如集中注意力、解决问题和维持关系的能力。 神经科学利用认知心理学和儿童发展研究的相关成果，开始确定其活动和发展与自我控制直接相关的关键脑区。

语言、读写能力与脑

脑从生命的一开始就具有学习语言的能力，语言获得的过程需要经验的促进作用。在语言学习的许多方面，年龄与学习效果之间成反比。一般而言，接触语言的年龄越小，学习越成功。神经科学开始确定幼儿与更成熟的人相比，脑是如何以不同的方式来加工语言的。这种理解与教育政策是相关的，尤其是外语教学，常常到青少年期才开始。青少年和成年人当然也可以学会一种新的语言，但是更加困难。

大脑中语音加工和语义的直接加工两者的重要性可以为阅读教学中发展特定语音技能（有时称为“音节教学”）与“整体语言”的文本浸入式教学两者间的经典争论提供依据。理解这两种加工如何发挥作用，可以为阅读教学中的平衡教学法提供依据，这种教学方法可以根据所涉及语言的形态（morphology）来确定采用更偏重语音还是更偏重整体语言的教学方式。

参与阅读的大多数神经回路在不同语言间是共同的，但是也有一些差异。语言的特定方面需要确定的功能，如不同的解码或者词汇识别策略。正如本报告所讨论的，在拼音语言中主要的差异在于语言正字法的“深度”：深正字法语言（这种语言中语音和字母之间的对应关系非常复杂）如英语或者法语，浅正字法语言（语言中语音与字母之间的对应关系一致）如芬兰语或者土耳其语。在这些例子中，支持阅读的某些方面的特定大脑结构由于语言的不同而不同。

阅读障碍非常普遍，发生于不同的文化与社会经济状况中。在大脑左侧半球靠后部的脑区，非典型性皮层特征一般与阅读障碍有关，引起语言语音要素加工的障碍。这些障碍造成的语言后果相对较小（如混淆读音相似的词），但是对阅读却造成了很严重的影响，因为将语音与正字法符号对应起来对于拼音语言的阅读非常重要。神经科学为鉴别与干预阅读障碍提供了新的途径。

计算能力与大脑

计算能力与读写能力一样，在大脑中是通过生物与经验的共同作用而形成的。正如某种大脑结构是通过语言的进化而形成的，对于数量的感知也有类似的结构。和语言一样，遗传所确定的大脑结构不能单独支持数学，因为它们需要与其他的神经回路进行协调，这些回路并不是专门为这种任务而设计的，而是受经验影响。教育的重要作用也同样如此——无论是在学校，还是在家中，或者在玩耍中。因此，神经科学在应对这种教育挑战时可以发挥重要的作用。

尽管神经科学对计算能力的研究仍然处于初期阶段，但在过去十年中，该领域已经取得了重要的进展。这表明，即使非常简单的运算也分布在大脑的不同部分，要求不同的结构相互协调。仅仅是数量表征就包括了复杂的回路，这些回路将数感、视觉、词汇表征整合起来。计算还需要其他复杂的分布性网络，它们根据运算的不同而不同：减法主要依赖于顶下回路，而加法与乘法包括其他回路。关于高级数学的研究目前仍然很少，但是似乎至少激活了部分特定的回路。

从脑的角度来理解数学发展通路的机制有助于教学策略的设计。不同的教学方法可以建构不同的神经通路，这些通路的有效性是不同的。例如，与策略学习相比，机械操练式学习形成的神经回路效果较差。支持教学策略的神经科学研究成果正在增加，包括了丰富而详细的学习，而不仅仅局限于正误判断。这大体上与形成性评价一致。

虽然计算障碍的神经机制仍然处于研究的过程中，与特定数学损伤有关的生物特征的发现表明，数学远非纯粹是由文化建构的，它需要整合特定的大脑结构并充分发挥功能。计算障碍的神经回路缺陷很可能可以通过目标干预来解决，因为参与数学运算的神经回路具有“可塑性”、灵活性。

澄清“神经神话”

在过去几年，大量有关大脑的错误观念流传——“神经神话”。它们与教育相关，因为许多神经神话与我们如何学习的观念或者方法有关。这些错误观念常常起源于一些严谨的科学研究中的某些要素，这使得鉴别与驳斥这些错误观念的难度增大。由于这些观念不完整，对研究证据进行了过度的推测，或者完全是错误的，因此需要澄清才能阻止教育陷入一系列的僵局中。我们根据每一种神话或者一系列神话是如何出现并成为广泛流传的观念，以及它们为什么没有得到神经科学证据的支持来进行讨论。归纳到一起，有这样一些神话：

"在 3 岁时大脑中一切重要的东西都已经确定了，所以时不我待。"

"大脑存在着关键期，在这个时间段必须传授某些内容。"

"我在什么地方读到过，我们仅仅运用了大脑的 10% 。"

"我是'左脑'人，她是'右脑'人。"

"让我们来面对吧——男性脑与女性脑的不同。"

"幼儿的大脑一次只能学习一种语言。"

"提高你的记忆！"

"边睡觉边学习！"

教育神经科学的伦理与组织

这个新领域的重要性与前景并不能掩盖现在已经出现的基本伦理问题。

为了什么目的？为了谁？重新思考脑成像运用以及可能的滥用这一问题已经非常重要。例如，如何保证它所提供的医学信息的保密性，如何保证这些医学信息不提供给商业组织或者教育机构？脑成像所确定的个体过去"隐藏"的特定信息越精确，就越需要思考在教育中如何运用这些信息。

运用影响大脑的产品。医学与非医学的边界并不总是明确的，尤其是有关健康个体使用影响脑的药物问题。例如，家长是否有权利让孩子使用药物来刺激他们的学业成绩，这种做法具有内在风险，与运动中使用兴奋剂一样。

脑与机器：在将生物器官与技术联系起来这一方面正不断取得进展。这种发展对于具有残疾的人来说好处是显而易见的，这样他们就能从远处来控制机器。同样的技术也可以用来控制个体的行为，这显然也引起了人们的极大关注。

对于教育来说是过分科学的方法？神经科学可以为教育提供重要

的信息，但是如果"好"教师需要通过证实他们对学生的脑的影响来确定，那么就会是一种完全不同的情形了。这有可能会陷入创造一种过分强调科学以及墨守成规的教育系统的危险之中。

虽然教育神经科学仍然处于发展的早期，如果这是一门超学科，同时服务于科学界与教育界，而且是国际化的，那么它就会得到战略性的发展。创造一种共同的话语是关键的一步，另外一步是建立共同的方法。在有关学习的教育实践与教育研究之间应该建立互惠关系，这就像在医学与生物学之间建立的关系一样，共同创造与保持一种持续的、双向的关系来支持脑科学指导的教育实践。

一些组织机构、网络和措施已经建立起来，以探索教育神经科学的发展前景。本报告描述了一些范例，包括日本科学技术协会的科学技术研究所、德国乌尔姆大学的神经科学与学习转化中心、丹麦的学习实验室、英国剑桥大学的教育神经科学中心、美国哈佛教育研究生院的"心智、大脑与教育"专业。

未来的关键信息与主题

教育神经科学正在产生有价值的新知识以指导教育政策与实践。在许多问题中，神经科学建立在已有知识结论和日常观察的基础上，但是其重要贡献在于使相关研究转向因果研究——理解常见模式背后的机制，帮助确定有效地解决问题的方式。在其他问题上，神经科学正在产生新的知识，并因此开辟了新的道路。

脑科学研究提供了重要的神经科学证据来支持终身学习的广泛目的。神经科学并不支持教育是年轻人的领域这种歧视老年人的观念，虽然年轻人的学习能力很强，神经科学已经证实，学习是一种终身的活动，持续的时间越长越有效。

神经科学加强了对教育的广泛利益的支持，尤其是老化人口。神经科学另外还提供了强有力的有关"教育的广泛利益"的观点（超越了在决策中举足轻重的纯粹的经济观），它把学习干预作为解决社会中无数高成本的老年痴呆问题的一种重要策略。

在身体、心智、情绪和认知的基础之上需要一种整体论方法。这不是关注脑、过分强化认知成绩的偏见，而是表明需要一种整体论的方法，认识到身体、智力健康之间密切的相互依赖关系，情绪与认知、分析与创造性艺术之间的密切交互作用。

理解青少年——高马力、低控制。有关青少年的观点尤为重要，因为这个阶段在个体教育生涯中发生了许多事情，具有长期的效果。在这个时候，青少年认知能力充分发展（高马力），但是情绪还不成熟（低控制）。这并不表明重要的选择应该推迟到成年期，而是表明这些选择不应该是终结性的。

运用神经科学的研究更好地指导课程，确定教育阶段，提高教育水平。这个信息是很微妙的：不存在学习必须发生的"关键期"，而是存在着"敏感期"。敏感期是指个体从事特定学习活动的特别理想的阶段（下文将详细讨论语言学习）。该报告有关尽早为终身学习奠定坚实基础的结论强化了儿童早期教育和基础教育的重要作用。

保证神经科学为重要的学习挑战作出贡献，包括"3Ds"，即阅读障碍、计算障碍、老年痴呆。例如，阅读障碍的原因直到最近才弄清楚。现在人们明白，主要是听觉皮层的非典型性特征（可能在有些例子中是视觉皮层）造成了阅读障碍，可能可以在儿童很小的时候鉴别这些特征。早干预常常比晚干预更成功，但是两者都是可能的。

运用更个性化的评价来提高学习，而不是选拔和甄别：脑成像还可以提供有力的机制来确定个体的学习特征和基本个性特征；但是同时，也可能形成比现有的工具更强大的选择和甄别工具。

本报告还确定了教育神经科学进一步研究的重点，这些重点并没有包罗万象，而仅限于本报告所确定的议程。这个进一步研究的议程，涵盖了最好的科学知识，如不同类型学习的理想时机、情绪发展和调节、具体的材料和环境是如何影响学习的，如何持续地分析脑的语言和数学机制，如果实现则可以诞生一门超学科的学习科学。

这是本报告所总结出来的追求目标，也因此为本报告起了这样一个标题。本报告还强烈希望有可能利用有关学习的发展性知识来创造一种教育体系，这种教育体系对个体而言是个性化的，同时又与所有的人普遍相关。

第一部分　学习脑

导　言

大脑并不思考，而是我们思考大脑。

——尼采

神经科学[①]真的能够改进教育吗？本报告提出一种复杂而确定性的答案："可以，但是……"放眼四周，目前教育神经科学已经在全球范围内出现。神经科学领域最近的进展显著地增加了它与教育的相关性。脑成像技术使得观察运行中的大脑成为可能，为知觉、认知、情绪功能对教育的影响提供了新的观点。伴随着神经科学更多地运用于教育的这种趋势，社会的接纳性也在不断增加。本报告总结了神经科学与学习交界处的研究状态，重点突出今后十年研究与政策的关注点。科学研究成果有助于参与教育的所有利益相关者——包括学习者、家长、教师以及决策者——更好地理解学习的过程以及构建良好的学习环境。这种理解可以帮助教育系统走向循证教育决策，引导家长为孩子创造理想的学习环境，帮助学习者形成自己的能力。

我们绝不是说，神经科学是万能药——它将开启教育中的革命，尤其不是马上开启这种革命。项目的领导者一次又一次地告诫，"神经科学并不能够独立地解决任何教育问题"。许多教育问题的答案还有待于发现，答案可能是在教育本身，也可能在于其他社会科学学科，或者

① 本报告广泛地运用神经科学这个术语（有时以复数的形式出现，"neurosciences"）来包括所有交叉的领域，包括神经生物学、认知神经科学、行为神经科学、认知心理学等。

在于哲学。然而，确实有些问题是神经科学特别适于解决的，而且神经科学已经作出了重要的教育贡献：对长期难以解决的挑战提供新的视角，提出新的问题，证实或者消除多年累积的陈腐观点，或者强化已有的实践。本报告表明，真正的超学科需要利用许多学科中的观点来应对我们的社会所面临的、复杂性不断增加的问题。①

神经科学开始详细地阐明人类——或者他们的大脑——是**如何**对不同的学习经验和课堂环境作出反应的，**为什么**他们作出这样的反应。这种理解对于教育非常重要，因为许多教育政策与实践仅仅是根据有限的信息而作出的。质性研究与量化研究可以检验多种学习实践、学习环境与结果，从而为某些教育政策与实践提供信息。当我们拥有了与成功和失败有关的学习模式的坚实知识基础时，我们很可能缺乏对这些结果的详细解释，有关学习过程机制的许多问题仍然是黑匣子。

例如，当家长、教师与决策者试图确定教儿童学习外语的合适时机时，“信息充分的决策”很可能是在比较了不同年龄学生开始学习外语时的经验与成绩的基础上作出的。这可能会得出结论：从某个年龄开始教外语可以产生最好的结果。虽然这种信息本身是有用的，但是它并没有证实真正导致成功结果的外语教学“**时机**”，也没有表明在一定年龄**怎样**学习外语才最有效。

读者将在这份报告中发现，有些结论是尝试性的（根据有限的证据），有些是对传统的原则进行重新阐述［如，根据几十年或者甚至几个世纪的教育实践与研究而获得的“智慧”（wisdom）②］，甚至有些在科学界仍然没有达成一致（但是我们将不进入纯粹的科学争论，因为这超越了本研究的范围）。但是尝试性的结论诚实地反映了这个领域目

---

① 经济合作与发展组织秘书长希望在本报告中明确地将其自身与有如下倾向的所有解释划清界限：根据大脑中个体差异的观点以及不同学习方式的观点，试图将某种基因与智商联系起来，因而可能对人类共同体中的任何团体或者多种团体产生种族主义的意义。这种解释应该受到谴责。

② 读者可能会注意到这个报告并没有对神经科学研究成果与不同学习理论之间进行全面的百科全书式的阐述与比较。已有的知识还不允许系统地将这两者之间联系起来，虽然不久的将来是可能的。在已经可以形成这种联系的地方，我们提及这些联系但是并不做详细的阐述。

前的研究状况，可用来确定未来的研究方向。利用已经知道的科学证据是有效的，它强化了对以往缺乏理性基础的实践的支持。神经科学也可以根据大脑的学习方式来解释某种已有的实践是不合理的。教育界有些长期的争论现在可能已经过时了。但神经科学所带来的新要素将不断丰富实践。基于所有这些理由，科学证据的出现毫无疑问将加强教育政策与实践。

本书设计与写作的目的是允许读者根据其兴趣仅仅关注其中的一两章。因此，我们希望每章都可以独立地进行阅读。当然，这种灵活性的代价是有些内容在不同的地方会有重复。没有完美的东西。感谢您的理解。

第一章　脑的“ABC”

唯有知善，唯无知恶。

——苏格拉底

无知可耻，无求知心更甚。

——非洲谚语

第一章介绍了本报告的一些基础知识。本章按照英文首字母顺序，依次列出各章所包含的关键词和概念。从**“知识的习得”**、**“脑”**开始，一直到**“多样性”**、**“工作”**和**“XYZ”**。读者可根据兴趣选择特定主题。后面的相关章节会提供相应介绍，并进行更为深入的阐述。本章的阅读对象为所有对“学习科学和脑科学研究”感兴趣的人，包括学生、家长、教师、研究者和政策制定者。

知识的习得（Acquisition of knowledge）

采用神经科学的方法对学习进行研究，能为教学实践提供坚实的科学理论基础。这个快速发展的研究领域将渐渐构建起“学习科学”的基础，这一点是毫无疑问的。

每个生物体都由多种器官组成，因而对人类特定功能的定义可能会由于所涉及器官的不同而不同。对学习过程的定义就是这样，对它的界定也是因人而异的，取决于界定者的观点。

细胞层面的定义和行为层面的定义是不同的，这反映了神经科学与教育学之间的差异。神经科学家将学习看作脑加工的过程，是脑对刺激产生的反应。它包括脑对信息的感知、处理和整合。教育学家则认为学习是主动获取知识的过程，导致行为出现持续的、可测量的、特异性的改变。

脑（Brain）

虽然脑的作用非常重要，但它终究是整体组织结构的一个器官。一个人不能只依赖这一个器官，因为它总是不断地与人体其他部分发生着交互作用。

脑是思维之所。它发挥着多种重要功能，影响人体的心率、体温、呼吸，并执行所谓的“高级”功能，如语言、推理及意识。

脑包括两个半球（左半球和右半球），可进一步分为不同的脑区（枕叶、顶叶、颞叶和额叶）——这些内容将在第二章进行说明。

脑组织的主要成分为神经胶质细胞和神经细胞（神经元）。神经细胞被认为是脑的基本功能单位，因为它们之间的联结非常丰富，且彼此之间存在信息交流。神经元以功能网络的形式组织在一起，分布于脑的特定区域。

认知功能（Cognitive functions）

对认知功能的研究角度非常多，对它的认识也因为多学科研究的共同努力而不断深入。神经科学、认知神经科学和认知心理学相辅相成，共同促进对认知功能的理解。

认知是指使信息处理和知识发展得以进行的一系列过程。这些过程称为“认知功能”。在这些功能中，高级认知功能反映出人类大脑最精密的加工过程。它们是大脑最新进化的产物，主要集中于皮层区域，该区域是人类高度发展的结构（见第二章）。

认知功能包括许多方面，不仅包括感知觉、记忆和学习等功能，而且还包括语言、推理、计划和决策等。

发展（Development）

人的一生之中，脑都在不断变化——即发展。这个过程同时受生物因素和经验因素的调控（见第二章）。在任何时刻，脑的结构和功能都是由遗传倾向与个人经验相互作用而决定的。这种持续的交互作用使得每个人的脑都是独一无二的。

虽然脑的发展具有很大的个体差异，但脑也具有与年龄相关的特征，这些特征会对学习产生重要影响。科学家们已开始描绘这些发展成熟的过程，并理解生物因素和经验因素是如何交互作用来影响大脑发展的。

从科学的角度理解发展会对教育实践产生强有力的影响。随着科学研究者对脑如何随着年龄发生变化的理解逐步深入，教育工作者就能利用这些信息设计出更适合年龄特征的、更有效的教学方法。

情绪（Emotions）

长期以来，在学校教育过程中情绪总是被人忽视。近年来，神经科学研究者揭示了学习的情绪成分，这将有助于扭转这一不足之处（见第三章）。

情绪和“情感”是不同的，情感是对情绪的一种有意识的解释；而情绪是皮层加工的结果，是实现人类行为适应与调节的必要功能。

情绪是一种复杂的反应形式。说到情绪时，通常会涉及三种成分：某种心理状态、生理变化与反应冲动。因此，当感觉所处环境存在危险时，人们作出反应的同时会激活与恐惧有关的特异性皮层回路，引发与恐惧有关的身体反应（如，脉搏加快、脸色变白、出汗）及“攻击或逃避”反应（fight-or-flight reaction）。

每种情绪都对应着一个独立的功能系统，具有自己的皮层回路。这些回路既包括一些我们称为“边缘系统”（也称为“情绪脑区”）的结构，也包括一些皮层结构，主要为前额叶皮层。前额叶皮层对情绪的调控起着重要作用。另外，前额叶是人类成熟最晚的器官，在人 30 岁时才发展成熟。这意味着，脑“青春期”的持续时间比以前认为的更长。这一点有利于我们解释某些行为特点：前额叶皮层完全成熟，从而对情绪进行调节，对边缘系统发挥潜在的补偿作用，出现在个人发展的相对较晚的阶段。

特定行为的生理、情绪和认知成分相互持续地交流，缺一不可。它们之间的联系非常紧密，这也就是为什么情绪会影响学习的原因。如果学习引起正性情绪，会有助于学习成功；而如果引起负性情绪，则将导致学习失败。

功能——学习的神经基础 (Functionality, neural base of learning)

从神经科学的角度来界定学习，可以把学习过程与内在生理基础或外在生理反应联系起来。根据这种观点，学习是对所有感知和处理的信息进行整合的结果，信息整合会带来脑内结构的改变。而在信息加工过程中，这些微观的改变的确会留下物理“痕迹”。

如今，教育学家和普通人都应当关心教育，理解学习过程的科学基础。这是有用而且必要的。

遗传学（Genetics）

有一种惯常的看法，认为遗传和行为之间存在着简单的因果关系。细想一下，认为遗传因素与行为之间存在直接关系的观点离彻底的决定论其实仅有一步之遥。基因不会激活行为，而会引起一系列 DNA 反应，而 DNA 蕴含着有关蛋白质合成的信息。基因的表达受多种因素的影响，尤其是环境因素。一旦某种蛋白质在细胞内合成，就会在特定的位置上发挥特定的细胞功能。从这个意义上看，如果基因能够影响细胞功能，的确也能影响行为。然而，各种器官之间的彼此影响非常复杂，不是一种线性关系。

研究的进展虽然缓慢，但总会向前推进，先验观和经验观的认识壁垒也将逐渐消失，对大脑发展进程中基因和环境因素相互作用的理解也将逐渐深入。

想要预测行为，仅仅考虑遗传学基础是不够的：任何只考虑遗传学影响的方法不仅不具备科学基础，而且还存在伦理和政治上的风险。

“动手做”与整体论——做中学
（“Hands on” and Holistic-learning by doing）

不闻不若闻之，闻之不若见之，
见之不若知之，知之不若行之。
——荀况

这句话被教育学家遗忘了许多年，直到 20 世纪随着建构主义的出现才重新受到重视。与注重教育者传授知识的理论不同，这种思潮提出了一种新的学习观：知识的建构观。学习被看成是一种以学习者为中心的，依赖先前知识基础的，基于个人经验、意愿和需求的过程。

因此，这种理论变革促进了所谓的主动的、注重经验实践的“做中学”理论的出现。“做中学”理论的目的在于让学习者主动与身边的人文物理环境进行交互作用。因为该理论认为，与知觉学习相比，这种方法更能促进信息的深入整合。行动必然意味着操作——即对观念的执行。学习者不仅需要学习知识，了解如何习得知识，还要知道在现实情况中如何应用知识。因此，如果学习者变得“主动”，就意味着更好的学习。

并不是所有神经科学的发现都会促进教学法的革新。然而，它们却能为在实践中证明具有良好效果的方法提供坚实的理论基础。这些科学见解继而对业已积累起来的经验和直觉知识提供支持，并可以解释为什么有些实践方法取得成功而有些导致失败。

智力（Intelligence）

智力的概念一直是个争论不休的话题。单一概念能够解释个人的所有智力功能吗？这些功能可以区分并独立测量吗？它们表示和预测哪些皮层的功能和社会行为？

智力概念会让人想起各种“技能”，是语言技能、空间技能、问题解决技能，还是熟练地解决复杂问题的能力？然而，这些技能都忽视了“潜在”的概念。有关学习和认知功能的神经生物学研究清楚地表明，这些功能都经历了持续的进化，并受多种因素的影响，尤其是环境因素和情绪因素。这意味着，一个充满各种刺激的环境会给个体提供自我提升、发展技能的机会。

根据这种看法，许多评价智力水平的测验（如 IQ 测验等）都太过刻板，需要参考标准化分数，并考虑存在文化差异（有时甚至是意识形态上的差异）的技能。

智力测验建立在先验论的假设基础之上，存在一定的局限性，是有问题的。智力测验依赖于“智力分数”，并将每个人划分到不同智力水平中去，这种做法是有争议的。这样的测验对生活实践有什么作用？又能为职业选择提供什么指导？

学习的乐趣（Joy of learning）

告诉我，我会忘记，
教给我，我会记住，
让我参与，我会学会。
——本杰明·富兰克林

这句格言重申了参与的作用，它是高效学习的必要条件。参与可概括为个体某一行为的投入程度。从这个意义上说，参与程度可直接取决于激励过程。激励可使人们作出特定行为或争取特定目标，它既可由内部因素引起，也可由外部因素引起。这也就是为什么我们常说内部动机和外部动机的原因。内部动机仅仅依赖于学习者自身的需求和意愿，而外部动机则会考虑外部因素对个体的影响。动机很大程度上由自信、自尊以及特定行为或目标给个体带来的好处共同决定。

动机和自尊相结合，能对成功学习起到关键作用。为了突出二者在学习结构中的合理作用，人们开发了教学辅助系统。它向学习者提供个性化支持，更加符合个人的需求。一个更加个性化的学习氛围有利于激发学习者的内在动机，但同时也不能忽视社会交往这一关键成分，这在所有学习类型中都一样。个性化并不意味着对学习者自身的孤立。

动机对成功学习起着至关重要的作用，特别是内在动机。当一个人为了自己而学习、内心渴望理解知识时，学习就会变得更加轻松。

虽然目前想要超越“胡萝卜加大棒”的方法、建构能够激发内在动机的教育手段还存在不少困难，但这种方法的益处如此广泛，非常值得围绕这个领域努力研究。

卡夫卡（Kafka）

Franz Kafka 在《城堡》中，描述了主人公付出许多努力想达到某个目标，但都徒劳无功的故事（“目标就在那里，但却无法达到”：“Es gibt zwar ein Ziel，aber keinen Weg zum Ziel”），Franz Kafka 将这种绝望的感觉比喻为就像面对一个又聋又瞎的官僚机构的感受一样。为了纪念这本著作，Dino Buzzati 写了一个有关“K”的故事。该故事叙述了一段因为误解而产生的悲剧。在这个故事中，真相大白之时已经太晚了，一切都因此变得非常悲惨、非常危险……

将神经科学的发现应用于教育政策和教学实践存在许多阻力。面对这些阻力，即便是最激进的改革家也会望而却步。原因是多方面的，有简单的不理解，有心理的固守，有对“事实”绝对的不予理睬，以及相关机构为保护自己地位、保护顽固不化的官僚作风而产生的自然反应。 由于各方面障碍非常多，因而任何试图创建一个全新领域的超学科努力都将十分困难。即便是采用更加温和的做法，将这些成果应用于指导某些教学问题，也同样困难重重。这就导致了一个非常棘手的问题，即“知识管理”问题。虽然某些建设性的怀疑论观点没有什么坏处，但每个创新工程在试图到达“城堡”的过程中，或早或晚都会面对“K”的问题。虽然存在这些困难，但方法总会有的。就像老子说的：

旅途即终点。

另外，神经科学在无意之间制造了大量的“神经神话”（neuromyths）。这是由于对研究的错误理解、错误解释甚至扭曲事实而引起的。神经神话由于媒体的宣传，被大众接受以后，就会变得根深蒂固，需要我们不断识别并逐渐摒弃。同时他们也会引发许多伦理问题。在民主社会，这些问题需要通过政治辩论才能解决。

我们要问的是（至少在中途），在考虑各种教育问题之时，能够对已经了解的有关“大脑学习”的各种知识置之不理吗？对一个能为教育提供最新认识和深入理解的相关创新研究领域视而不见，又符合伦理准则吗？

语言（Language）

语言是一种特定的人类认知功能，也是信息交流的主要方式。语言需要应用符号系统。一定数量的语言符号和一些语义模块按照语法规则组织起来，就有可能产生一定数量的语句。语言就是这些规则构成的系统。各种语言都是利用音素、字形、手势和其他符号表示物体、概念、情绪、观点和思想。

一个真实的语言表达过程连接着至少一个说话者和一个听众，这样两者之间才能进行交流。这意味着语言可以分解为方向（感知或产生）和表达模式（口语或书面语）。口语是儿童时期在口语环境中自然习得的，而书面语需要专门的教育才能获得（见第四章）。

语言是最早发现的具有一定皮层基础的脑功能之一。19 世纪的两位科学家［布洛卡（Broca）和威尔尼克（Wernicke）］对失语症的研究发现，特定的脑区参与语言加工过程。之后大量研究进一步确定，这些区域属于语言加工皮层通路的一部分（见第四章）。

由于神经科学家的主要兴趣集中于语言功能，因此积累大量有关语言的神经科学知识并不困难。对语言内在机制和习得方法的理解已经对教育政策产生了重要影响。

记忆（Memory）

在学习过程中，对感知的信息进行加工和整合时会留下一些痕迹，记忆就是这样形成的。记忆是保证过去经验被记住的认知过程，包括获得新信息（记忆痕迹的形成阶段）和记住信息（记忆痕迹的提取阶段）的两个过程。记忆痕迹的激活程度越强，“可识别”的记忆就越多，换句话说，记忆信息就越稳固、越不容易被遗忘。

记忆建立在学习基础之上，而学习依赖记忆才能形成。这两个过程有着非常密切的关系，影响学习的因素也同样影响记忆。这就是为什么对某件事或某些信息的记忆会受强烈的情绪、特殊情境、强烈动机和集中注意的影响而增强的原因。

经常学习同一内容，能达到背诵的程度。通常情况下，训练和测验是依赖于信息回忆的，因而也依赖于记忆信息。通常这并不利于技能的掌握和知识的理解。在学习过程中如此强调记忆能力是否合适呢？在教育学领域，这是一个非常关键的问题，已引起不少神经科学家的关注。

神经元（Neuron）

神经元之间相互连接，组成广泛的网络系统。神经元具有电属性和化学属性，能够传递神经冲动（见第二章图 2.1）。电位在神经细胞中进行传递，而细胞与细胞间的信息传递则通过一定的化学过程实现。因此，神经细胞的功能就是专门负责信息交流。

神经细胞中的电传递是单向的。神经元的树突和细胞体接收电位，电信号传入后，神经元产生动作电位，动作电位的频率受传入电位的影响。动作电位通过轴突进行传递。

两个神经元之间的联结区域称为**突触**。突触包括三个部分：轴突末端、突触间隙和突触后神经元的树突。动作电位到达突触时，会释放一种叫作神经递质的化学物质，它能穿过突触间隙。这个化学活动受神经递质类型和数量的调控，也受有关受体数量的影响。释放神经递质的数量和受体的数目受经验的影响，这就是大脑可塑性的细胞基础（见后面内容）。神经递质对突触后神经元既有兴奋作用，也有抑制作用。

因此，神经元的电活动和化学活动一起，共同实现神经网络中信息的传递和调控。

为了进一步理解皮层活动，人们采用各种功能成像技术（fMRI、MEG、PET、OT 等）观察和研究神经活动所引起的血流改变情况。

对局部皮层网络的研究开辟了一条理解学习内在机制的重要途径。这些技术的时空分辨率越高，定位就越准确，对皮层功能的认识也就越清晰。

学习的机遇期（Opportunity windows for learning）

个人发展的特定时期非常适合特定技能的学习。在这些关键时期内，脑需要特定类型的刺激，以实现并保持相关脑结构的长期发展。这些时期内，个人经验显得异常重要，关系到许多重要改变的发生。

这些时期称为“敏感期”或机遇期，是个人学习某些特定技能的最好时机。虽然它们是自然发展的一部分，但想要产生有效的变化（学习），经验也很重要。这种学习可称为“经验期待型”学习，如口语学习（见第四章）。而“经验依赖型”学习与它不同，如书面语学习，它可以发生在一生的任何时期。

如果机遇期内学习没有发生，并不意味着不能学习。人的一生之中学习在不断进行，机遇期外也同样发生，只是需要更多时间和认知资源，效率也较低。

进一步理解敏感期及发生在敏感期的学习过程，是未来研究的重要课题。不断完善的蓝图将使我们在教育实践中更好地将教育方法与适当的敏感期统一起来，促进学习效率的提高。

可塑性（Plasticity）

脑能够学习是因为其具有可塑性（见第二章）。脑能根据环境刺激产生改变。这种适应环境的能力是脑与生俱来的——即可塑性。

突触连接水平的可塑性机制有多种方式（见图 2.1）。在脑加工和整合信息的过程中，可能产生一部分突触（突触发生）、消除部分突触（修剪）、改变突触的连接效力。

学习和记忆过程中形成的“记忆痕迹”正是这些塑造作用的结果。因此，可塑性是学习的必要条件，也是脑的固有属性。它在人一生当中始终存在。

可塑性及其相关概念是脑最重要的特点。为什么人一生之中都可以学习？脑可塑性可为“终身学习”提供有力的神经科学论据。教育学家、决策者和所有学习者都将受益于对这个问题的理解。是否应该在小学阶段就开始教育学生，他们为什么能够学习、应当怎样学习呢？

品质生活和健康人生
（Quality existence and healty living）

与人体其他器官一样，脑只有在身体健康的状态下才能保持最佳工作状态。最近有研究考察了营养状态和身体活动对皮层功能尤其是学习的影响。结果发现，均衡的饮食可促进脑发育和功能发展，同时也能避免出现不少行为和学习问题（见第三章）。同样，有规律的体育运动对脑认知功能具有促进作用，它能改变脑特定区域的活动。

睡眠也是脑发育和功能发展的决定因素（见第三章和第六章）。大家都知道，缺乏睡眠时最先受影响的就是认知功能。睡眠中会发生一些与可塑性和知识巩固相关的过程，它们对记忆和学习起着关键作用。

环境因素（噪声、空气流通等）和生理因素（饮食、锻炼、睡眠等）都会影响学习。在不久的将来，这个领域的发展将会促进这些因素在

学校教学和教育实践中的实际应用。

表征（Representations）

每个人都在不断感知、加工和整合信息，不断地学习。每个人都有自己的表征方式，都根据自己的经验构建表征。表征系统是个有组织的系统，它将外部世界纳入个人观念中来，每个人的表征系统都在监控着他/她的各种思维过程。

从柏拉图提出洞穴理论（Plato's Cave）开始，哲学家们就一直在思考表征问题。显然，本书的目的不是回答这些关于人性的永恒问题。但是，也许有一天，关于脑功能的知识会为人们理解这个争论不休的哲学问题提供新的见解，这也是不无可能的事情。

技能（Skills）

探讨行为和学习问题时，“技能”这个词经常出现在讨论中。任何一种行为都可分解为各种技能，这些技能都可理解成行为的“自然元件”。

例如，根据传出、接收和交流方式，可将语言分解为四种“元技能”。这些元技能包括言语理解技能、言语表达技能、阅读技能和书写技能。每种元技能又能进一步分解为更多各不相同的技能。举例来说，口语理解能力包括大约十种技能，例如对系列声音的短时记忆能力、对语言不同声音成分的辨别能力、对字词的辨别能力和对语法规则的识别能力，等等。

每种技能对应一类活动。这就引发了一系列问题：如何评价个人进步？如何区分技能和知识？我们对孩子们的期望是什么？技能还是知识？我们对孩子们进行测验时，到底想要“测”什么？

团队和社会交往（Team and social interactions）

社会交往可以促进学习。没有社会交往，一个人就无法学习，也无法得到好的发展。处于社会情境中时，人的学习会得到发展，这与社会情境复杂多样的性质有关。

探索能促进知识运用和技能形成。在与他人交往的过程中，个人能够发展策略，锻炼推理能力。这就是为什么皮层结构的早期发育和认知功能的正常发展都离不开社会交往这个重要条件（见第三章）。

学校为学生们的社会交往提供了什么样的条件呢？教育领域中新技术的出现对学习情境中的社会交互性产生了深远的影响。这些变化对学习本身会产生哪些影响呢？

迅速崛起的社会神经科学正试图回答这些问题。这个学科主要对社会加工和行为问题进行探讨。

普遍性（Universality）

许多特征是人类特有的，脑的发育就是其中之一。脑的发育是根据每个人遗传基因中记录的程序进行的。这个过程既受各种基因的调控，也受经验因素的不断影响，整个过程就像“芭蕾舞”一样精巧。

可塑性是脑的一种固有属性（见第二章）。脑不断感知、加工和整合个人经验所产生的信息，促使神经网络不断产生物理联结。这个持续发展的过程是脑基本功能的结果，反映了脑持续学习的能力。这意味着，发展是皮层活动一个持续、普遍的特征，人的一生都是可以学习的。

“每个人都享有受教育的权利”［《世界人权宣言》（*Universal Declaration of Human Rights*），联合国，1948－12－10，26号文］。教育影响人的学习，让每个人都享有学习阅读、写作和数学这些基本能力的机会（见第四章和第五章）。

目前，正在开展一项国际性的评估活动，旨在考察各种教育系统的公平性和持久力。虽然在跨越各种文化障碍、对习得知识进行“测量”等方面存在诸多困难，但这些评估活动却能增强人们的意识，使人们认识到不断改善教育质量是很有必要的。

多样性（Variability）

经验对个人发展和塑造起着关键作用，但它仍具有个性化和主观性的特点。人的表征方式源于经验，因而每个人都是不同的。经验对于塑造具有优势的认知风格也有重要作用，它能够使学习者根据情境采用特定的学习策略。

某些学习活动能够引起改变——即从一种状态变成另一种状态。然而，由于个人经验和表征方式的不同，每个人的初始条件都是有差异的。另外，学习引起的变化会受学习动机、社会交往和学习策略的影响。这就是为什么教育对人的影响是因人而异的，也是我们常提到个体差异的原因。

在同一个班级里的学生，学习的课程相同，但学到的东西并不相同，是因为他们对于相同概念的表征方式差异很大。他们的背景知识并不相同，学习方式也各有差异，因此每个学生所形成的表征系统也不尽相同。他们的学习经历都会在记忆中留下痕迹，但这些痕迹各不相同，各有各的特点。

我们应当重视学习经历中的个体差异，设置多样性的课程来适应他们的需要，这个教育目标已经变得越来越重要了。

男性和女性的皮层差异也是一个备受关注的问题。然而，神经科学数据既没有证实也没有证伪这个假设。

工作（Work）

近些年来，人们做了许多工作，在发展教育神经科学方面取得了重要进展。这促进了一个更大的、超学科——学习科学的诞生（见第七章）。然而，与追随我们进入这一领域的那些人将取得的成就相比，目前的成绩就微不足道了。让我们期待他们遇到的障碍更少一些，特别是因为他们需要应对更为广泛的知识基础。如果真的这样……

…XYZ

……故事还远没有结束，教育研究与创新中心的计划只是这次冒险旅途的开始，如今该是其他人接手指挥棒的时候了。许多人已经加入这个阵营中来了（见第七章）。写入我们脑中的代码将远远不止这三个字母。有关脑的知识就像脑本身一样：处于不断进化之中……

第二章　一生之中脑如何学习

脑？我第二个最喜欢的器官。

——伍迪·艾伦（Woody Allen）

本章通俗易懂地介绍了脑的结构，描述了脑在一生中的学习规律，并介绍了三个关键时期：幼儿与儿童期、青春期和成年期（包括老年期）。本章还探讨了如何通过学习解决和延缓老化进程中出现的认知功能下降和认知功能失调问题。对于没有脑神经科学知识背景的读者来说，本章十分有用，因为本章的基本原理和相关分析都是针对非专业人士而写的，并且有很多图表辅助说明。

学习是一个异常复杂的过程，其定义也因具体情况和个人观点的不同而不同。神经科学研究者和教育研究者对学习的定义差异很大，这给他们的交流造成了一定的困难。例如，科学家 Koizumi（2003）将学习定义为："大脑对刺激作出反应、建立神经联结，以形成信息加工网络和信息存储装置的过程。"相反，来自教育研究领域的 Coffield（2005）则将学习定义为："个人、群体、组织或社会在能力、理解力、态度或价值观方面的显著变化"；他明确地将"不会引起变化的信息获得"排除在学习范畴之外。

本章并不想给学习下一个通用的定义，也不想对各种定义进行综述。本章的目的并不是让大家重新认识"学习的含义因情境的不同而不同"，而是介绍脑的基本结构，描述不同人生阶段信息加工时脑所发生的变化。本章还探讨了由于老化或疾病造成功能退化或损伤时，可以采用的一些脑保健方法。

新兴脑成像技术（见附录 A）的发展促进了认知神经科学的出现①。神经科学家正不断学习应用科学新发现，并不断形成新的研究问题。某些神经科学的发现与课程设计、教学实践和语言、数学学习都非常相关。认知神经科学还有助于人们认识到，理解成人的学习机制有助于解决老化问题（如记忆缺失）和严重的慢性疾病（如老年痴呆症）②。有关终身学习的神经科学发现越来越多，这些发现串穿于本章所述内容之中。

脑结构的基本原则

脑由大量神经元和神经胶质细胞组成③，它们构成了脑的基本功能

---

① 认知神经科学是研究认知功能内在神经机制的科学。认知神经科学是神经科学和认知心理学的交叉科学，其中神经科学研究广泛的大脑功能，而认知心理学研究心理过程和行为表现的神经机制。

② 痴呆是一种智能退化的疾病，如记忆、注意和判断等方面，它是由器官病变和大脑障碍引起的（见下文）。

③ 神经胶质细胞是中枢神经系统的神经组织，与传递信号的神经元是有区别的；它们分布在神经元之间，起着支持和隔离的作用。

单位。胎儿期是脑发育最快的时候，也就是受精后10—26周，脑每分钟产生大约250 000个神经元。到婴儿出生的时候，脑已经包含了一生之中的大部分神经细胞，有150亿—320亿个。之所以会有这样大的范围，是因为对细胞总数的估计并不精确，而且人与人之间的差异也相当明显。出生以后，神经网络会不断修饰：神经元之间时而建立连接并得到加强，时而连接变弱并最终消失。因此，脑的学习能力不仅受神经元的数量影响，也受神经联结的强度影响。由于每个神经元通常与几千个神经元相连，因而每个神经元都有巨大的变化空间。在很长一段时间里，人们认为这种改变主要发生在儿童期，因为6岁时脑容量就已达到成人的90%。但目前的研究指出这个观点需要修正，因为越来越多的科学证据表明，在人一生当中脑都在发生巨大的变化。

学习和记忆过程是以相互联结的神经网络为基础的。每个神经元都有三个独立的部分：树突、胞体和轴突（见图2.1）。树突的分支非常丰富，可接收来自其他细胞的化学信号，继而将电位信号传递给胞体。树突从其他神经元处接收刺激，而轴突则向其他神经元传递刺激。胞体中含有细胞核（内含DNA），是合成蛋白质的主要场所。轴突是一条从胞体延伸出去的长轴，表面包裹着一层髓磷脂，电信号就是沿着长轴进行传递的。轴突分支的末梢称为轴突终末（axon terminals），化学信号从这里释放出去，到达其他神经细胞的树突。传出信号的神经元称为突触前神经元，而接收信号的神经元称为突触后神经元。在突触前神经元的轴突和突触后神经元的树突之间，有一处很小的空间——即突触间隙。实际上，每个突触后神经元树突上汇集了大量突触前神经元轴突。因此，众多突触前神经元的活动就会组合起来，共同决定对突触后神经元的影响。每个突触连接的相对活动水平决定了突触的增强、减弱，甚至最终的消亡。总的来看，人们认为这种现象决定了脑内学习和记忆的结构编码过程。

神经元之间的信息交流受多种因素的调控。神经联结数量增加的过程称为“突触发生”（synaptogenesis），而突触数量减少的过程称为“修剪”（pruning）。神经元之间的信息交流除了受突触增加和减少的

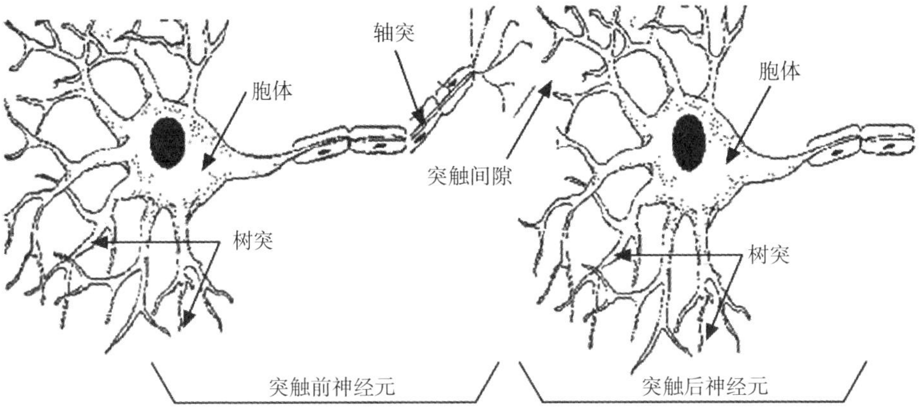

来源：Christina Hinton for OECD.

图 2.1　两个神经元之间的突触联结

影响外，还有可能受轴突终末释放大量神经递质的综合效应、突触间隙清除神经递质的快慢以及接收神经元表面受体数量的影响。这些变化决定了现有突触连接的增强或减弱。通过这种机制，外界经验就能促使神经网络建构起来——即脑对环境的适应。

除了突触变化之外，神经元的发育还包括其他过程，即髓鞘化，也就是在轴突外围形成一层名为髓磷脂的物质。要理解这个过程，需要了解神经元信息交流时所发生的事情。信息交流时，神经元轴突会释放神经递质，但之前必须接收一个信号，才能释放神经递质。这个信号以电冲动的形式从神经元胞体发出，沿着轴突传递出去。①轴突就像一根电线，如果外层包裹有绝缘材料，传输电流（也就是电冲动）就会更快。虽然大部分轴突刚刚形成之时，并没有外层绝缘材料，但髓鞘会渐渐生长出来，起到绝缘作用。一旦轴突外层绝缘化——髓鞘化——以

① 这个过程以如下方式进行。神经元 A 释放神经递质到神经元 A 和 B 的突触间隙之中。其中一部分神经递质穿过突触间隙，与神经元 B 上的受体相结合。神经元 B 细胞膜上的离子泵打开，某些离子进入细胞，也有某些离子流出细胞。如果神经元 B 受到的影响足够强烈——即打开的离子泵足够多——则细胞电位就会发生变化，并沿轴突产生系列反应，引起电位冲动从胞体向轴突扩散开来。

后，电冲动就能在轴突表面的脂鞘之间不断“跳跃”传递，髓鞘化轴突比非髓鞘化轴突的传输速度快100倍。

功能结构

脑是一个高度分化的结构，不同脑区承载不同的信息加工任务——这就是功能定位的原理——所有脑都具有相同的结构。脑每个部分负责不同功能，由大量相互联系的神经元组成。负责相同或相似功能的神经元总是联系在一起形成集合，这是一条普遍的规律。一些集合与另外一些集合联系在一起，一个脑区也就直接或间接与许多其他脑区联系在一起，形成复杂的神经回路。每个脑区都是高度分化的，负责特定的次级功能。例如，视觉皮层的某些神经集合负责颜色的编码，而其他一些神经集合负责运动和形状的编码。当我们“看见”一个物体时，大脑就会产生一个知觉对象，知觉对象的各个方面都是由特定脑区产生的。当某种脑功能需要多个脑区相互协作才能实现时，就形成了**认知网络**。

有些功能是与生俱来的。举例来说，大脑能将言语片段分解成许多单词，这种能力就是天生的（Simons and Molfese，1997）①。一项对法国新生儿的研究发现，他们在出生后5天之内就能对法语语调和韵律（韵律学指标）作出反应（见第四章）。因此，学习在出生以前就已经开始了（Pena et al.，2003）。但其他功能与生俱来的可能性就会小一些，例如阅读能力需要的神经网络非常复杂，涉及的脑区非常多，这种神经网络就不是与生俱来的，需要多个特定脑区的不断联结和协调才能形成（见第四章和第五章）。

没有两个大脑是完全一样的。虽然每个人的基本脑结构都是相同的，但脑结构的大小却各不相同，细胞联结的组织方式和联结强度也互不相同。首先，基因的不同使得每个人的脑组织方式略有不同，这是个体差异的基础。其次，环境事件能对基本脑结构产生影响，导致脑组织

① 然而，区分单词可能是一件非常困难的事情，因为每个单词的发音之间并没有间隙。

发生结构改变，因而虽然每个人的认知过程是相同的，但经验不同导致神经网络也是不同的。

脑结构

人体有一条从头到脚的对称线（如，右眼和左眼，右手和左手，右腿和左腿，等等）。同样，脑也可分为两个主要部分：**左半球和右半球**。右半球主要控制左侧身体的活动，左半球则刚好相反。因此，如果左半球中风会影响右侧身体。

研究显示，脑右半球在空间活动和面孔识别任务中发挥着关键作用，而左半球中的主要神经网络与语言、数学和逻辑能力有关。脑的两半球通过**胼胝体**进行交流，它由2.5亿束神经纤维组成。因此，虽然表面上某些活动具有一侧化优势，但脑整体活动需要两半球共同参与。每个脑半球都非常复杂，需要多个子系统把它们联系起来。因此，把一个人称为“左脑学习者”或“右脑学习者”都是把问题简单化了［见第六章有关神经神话（neuromyths）的讨论］。

脑的表面是**脑皮层**，厚度为2—4毫米，由多层细胞组成，总面积达2 000平方厘米。脑皮层由灰质和白质组成。① 为了适应颅骨的大小，皮层形成了许多褶皱（脑回）和沟壑（脑沟）。脑皮层中含有绝大部分神经元，主要负责高级功能。

脑叶

每个脑半球可进一步分为一些脑叶（见图2.2）。所有复杂技能都需要不同脑叶中的神经网络相互协作才能完成。大体而言，每个脑叶都负责特定功能（这是当前了解的知识，但随着研究的发展，也许需要进行修正）。**额叶**参与计划和动作功能；**颞叶**对听觉、记忆和物体识别起关键作用；**顶叶**参与感觉和空间加工；**枕叶**对视觉功能非常重

① 灰质主要由神经细胞的胞体和树突构成；白质主要由轴突构成，轴突联结着脑的各个区域。

要。每个脑叶又进一步划分为相互联系的不同神经网络，负责特定信息的处理。①

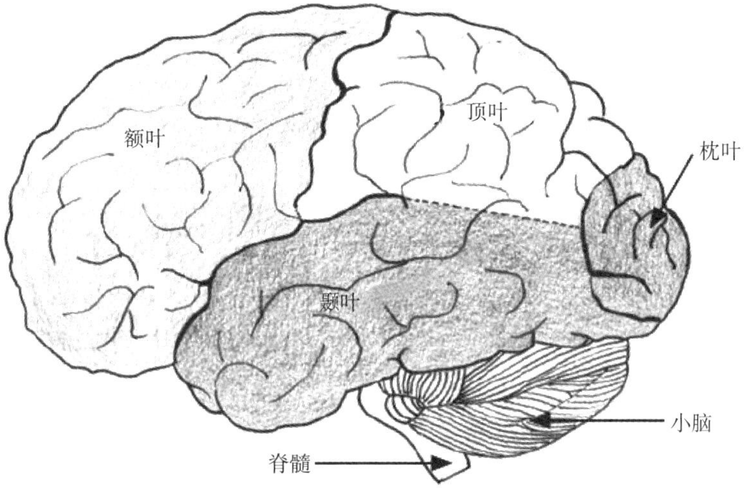

来源：Odile Pavort for the OECD.

图 2.2　脑皮层的主要组成部分

额叶包括**初级运动皮层、额上回、额中回和额下回**（见图 2.3）。初级运动皮层与躯体运动的自主控制有关，额上回与行为的计划和执行有关，额中回与高级执行功能和决策功能有关。**布洛卡区**（Broca's area）位于额下回，与语言的产生、言语加工和言语理解有关。布洛卡区与**威尔尼克区**（Werinicke's area）相连，该区域位于左半球颞叶和顶叶的交汇处，与言语识别功能有关。②

额叶与许多高级认知功能有关，包括计划、判断、记忆、问题解决和行为功能。通常情况下，额叶皮层负责执行功能，能够控制和调节行

① 这些神经网络受到任何损伤都会破坏其负责的功能，每种结构异常都对应着特定的功能障碍。

② 布洛卡区受损会导致布洛卡失语症，复杂句子的产生和理解能力严重受损。威尔尼克区受损也会严重破坏语言加工能力（见第四章）。

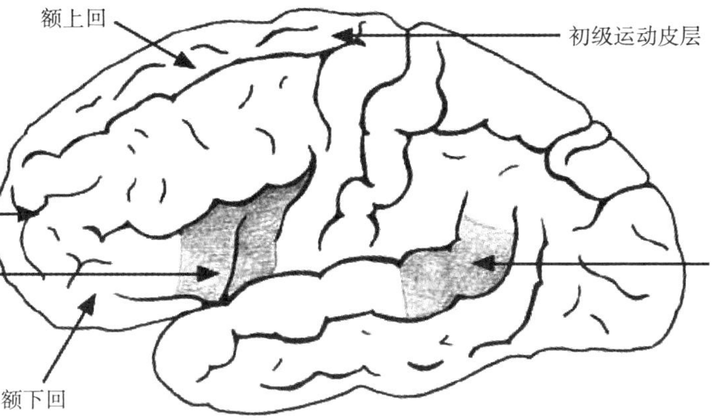

来源：Odile Pavot for the OECD.

图 2.3　额叶

为（包括社会上不受欢迎的行为[①]）。人脑发展到成年期时，会出现从后向前的髓鞘化过程。由于髓鞘化轴突传递冲动的速度比非髓鞘化轴突更快，因而成熟的脑就能提升执行功能，而去髓鞘化（髓磷脂的丢失）则意味着某些疾病的发生，如多发性硬化等。[②]

顶叶可分为顶上小叶和顶下小叶，由顶内沟分开。楔前叶、中央后回、缘上回、角回都位于顶叶区域。某些顶叶区域与数学学习能力有关（见第五章），顶叶还能整合感觉信息和视觉空间信息。角回与语言和认知功能有关，并加工比喻和其他抽象概念。

颞叶与听觉加工和听力有关，也具有一定的言语功能，尤其是左侧颞

---

① 额叶受损或发育不成熟会导致行为冲动、对复杂系列动作的控制能力下降、不断重复某些行为，而不会随机应变。David Servan-Schreiber 在纽约论坛（由教育研究与创新中心和萨克勒研究所联合组织）的“脑机制和早期学习”（2000）论坛中，介绍了 Antonio Damasio 对一个额叶损伤患者的研究案例。这个患者是爱荷华州的一个会计师，额叶受损之前事业成功，智力超群（传统智力测验 IQ 为 130）。由于机能损伤，这个会计师的部分脑区被迫切除。手术完成以后，临床观察发现，他的 IQ 仍然比一般人高，而且维持了好几年。但是，他的社会判断能力遭到破坏，不仅丢掉了工作，而且找不到新的工作，多次陷入经济危机，并最终抛弃了携手 17 年的妻子，娶了一个年纪很大的女人。

② 多发性硬化是一种发生于中枢神经系统的慢性自身免疫性疾病。脑或脊髓（或二者同时发生）的髓磷脂渐渐发生分解，影响神经通路的正常功能，导致肌肉力量下降、协调能力缺损以及言语和视觉障碍。

叶区域。这个区域与命名、理解和其他语言功能有关。左侧梭状回作为颞叶的一部分，与字词识别、数字识别、面孔识别和颜色加工有关。

枕叶位于大脑后侧、小脑上部。枕叶内部区域是初级视皮层。枕叶与视觉加工、颜色辨别和运动辨别有关。

脑终身学习的方式

真正的学生永远不会停止学习。

——乔治·艾尔斯（George Iles）

最新研究发现，某些脑区，包括对学习和记忆起着关键作用的海马区，一生都能产生新的神经元。神经元的产生（神经发生）和消亡使脑的结构在一生中都能发生变化。通过突触形成（突触发生）、突触消失（修剪）、突触增强和突触减弱的方式，神经元之间的突触联结能够不断得到修饰。在人的一生中，神经元和神经联结不断产生。在脑加工环境信息之时，最活跃的神经联结不断增强，最不活跃的神经联结不断减弱。随着时间推移，不活跃的联结越来越弱；当整个神经元的所有联结都不活动时，细胞就会消亡。与此同时，活跃的联结则会越来越强。通过这种机制，脑就能不断适应环境。这样，脑的效率增强了，结合经验的作用，脑就能发展出最佳的结构（Sebastian，2004；Goswami，2004；Koizumi，2005）。结构的改变是学习发展的基础。

可塑性和敏感期

神经科学家已经知道，脑一生都能根据学习经验发生显著变化。脑适应环境要求的能力称为可塑性。脑物理结构的改变是通过强化、减弱和消除原有神经联结，产生新的神经联结实现的。结构改变的程度取决于学习的类型：学习时间越长，结构改变越显著。

脑具有维持适应性、警觉性、反应性和问题导向性的能力，这与它的终身可塑性有关。最初人们以为只有婴儿的脑才具有可塑性，这是因为习得新技能的时候，会产生大量新突触。**然而，过去 20 年的研究数据表明，脑的可塑性可以持续终生。由于可塑性是学习的基础，因而一生之中都能学习，不过不同阶段的学习方式可能不同（Koizumi，2003；OECD，2002）。**

可塑性可分为两种：经验期待型（experience-expectant）和经验依赖型（experience-dependent）。经验期待型可塑性指的是遗传倾向所引起的脑结构改变，发生于较早时期；经验依赖型可塑性是指面对复杂环境时发生的脑结构改变，它在一生之中都能发生。① 许多研究者相信，经验期待型可塑性反映了种系发展的特点：它是健康脑的自然属性，是我们活到老、学到老的有力保证。

与可塑性相同，学习也可以分为经验期待型学习和经验依赖型学习。经验期待型学习是脑遇到相关经历时发生的一种学习，最佳的学习时期被称作“敏感期”。敏感期是指某个特定生理活动发生的最佳时期。② 科学家已经提出了某些特定感觉刺激的学习敏感期，如视觉敏感期、语音敏感期以及一些特定情绪经验和认知经验敏感期，如语言学习敏感期。然而，也有一些心理能力，如词汇习得能力、颜色知觉能力，似乎没有明显的敏感期。这些能力可看作经验依赖型学习，在一生之中都能发生。

在不同人生阶段，不同类型的可塑性起着不同的作用。下面我们将介绍人生三个不同阶段，即儿童早期、青春期和成年期（包括老年人）。在这三个阶段，学习过程的特点显著不同。本书第二部分也将讨论这几个重要阶段。

儿童期（3—10 岁）

教育之初决定未来之路。

——柏拉图

---

① 髓鞘化也可看成是一种经验依赖型可塑性过程（Stevens and Fields，2000）。

② 需要强调的是，敏感期应当理解为“机遇期”，而不应当认为错过了敏感期，学习的能力就会完全丧失。

过去十多年来，儿童早期教育与保育引起了人们的广泛关注。在一定程度上，这是因为研究表明，早期经历的好坏对儿童短时认知能力、社会情绪发展以及在学校和以后人生中能否取得长远成功具有重要影响。接受良好的学前教育与保育，是所有儿童一生学习的基础，也符合每个家庭广泛的教育和社会需求。在多数经合组织成员国，所有儿童在接受义务教育之前，政府都会努力为他们提供最少两年的免费公共教育；因此，政府也在不断改善职员培训和工作条件，并试图开发适宜幼儿发展的教学体系（OECD，2001）。虽然神经科学无法解决儿童早期教育与保育过程中碰到的所有问题，但我们相信，神经科学的研究发现能为这个领域的决策提供不少有益的见解。

儿童很小的时候就具备了熟练理解周围现象的能力——他们是“积极的学习者”（US National Research Council，1999）。刚出生的时候，儿童的脑并不是一块白板（tobula rasa）。在很小的时候，儿童就已经发展出许多有关这个世界的理论，并根据自身经历不断对这些理论进行修正。早期学习的内容包括语言学、心理学、生理学和物理学等方面的知识，也包括语言、人类、动物、植物和物体的运作方式。早期教育既要考虑年幼儿童思维的明显特点，也要考虑概念发展的个体差异，这样才能设计出更加有效的学习方法，如在游戏中学习①。

婴儿具备了很好的数字能力。有研究证实，1 个月大的婴儿就能注意到周围物体的数量（McCrink and Wynn，2004）。另有证据发现，婴儿能够进行数字运算（Dehaene，1997）。在原始数感（number sense）的基础上，通过与环境的不断作用，儿童就能发展自己的数学能力（见第

---

① 根据 Alison Gopnik 的观点，婴儿天生就有语言学习的能力。他们还能学会理解旁人的思维和感受，以及它们与自身思维和感受的联系。儿童学习日常心理学知识、日常物理学（物体是如何运动、如何相互作用的）和日常生物学（生物、植物和动物是如何工作的）知识。在接受正式的学校教育之前，他们就已经掌握了许多复杂的相关知识。能不能将学校教学直接建立在儿童在早期环境中已经获得的知识基础之上呢？这是一个非常有意思的问题。例如，可以教授他们日常心理学知识。对于物理学和生物学来说，学校对儿童的教育可以从他们对现实的自然观念（或错误概念）出发，使儿童更加深入地理解各种描述现实的科学概念。学校应当更加注重游戏、自发探索、预测和反馈之类的方法，这些方法能够非常有效地促进课外自发学习。学校应当创造各种条件，让最小的孩子也有成为科学家的机会，而不应当仅仅让他们了解科学。

五章的进一步探讨）。因此，教育的问题是，如何在儿童已经具有的能力基础上更好地促进发展？学习的最佳时机是什么？有没有更好的学习方式？

一直以来，在非专业人士中存在着一种普遍观念，认为从出生至3岁，是儿童最理想的学习阶段（Bruer，1999）[①]。根据这种观点，如果儿童在这个阶段没有充分接触各种知识和材料，就无法在后期得到补偿。然而，即便是需要在敏感期发展的能力，在敏感期之后，这种学习能力也不会消失。没有科学证据可以证明，对正常儿童给予过量刺激会获得什么好处，却有证据证明这其实是浪费时间（Sebastian，2004）。这些观点背后的证据都是基于最基础的功能，如视觉能力；将其直接推广到学习和认知能力上去也许并不合适。但如果想要深入理解儿童早期经验如何影响后期发展，则需要大量队列研究（cohort study）的介入。[②]

然而，某些学习方面确实存在敏感期，如语言习得（见第四章）。但这并不是说，超过一定年龄后，就无法学会一门外语。研究发现，学习效率与语言本身的一些属性有关。Neville（OECD，2000）曾指出，第二语言学习所涉及的理解和表达成分，都需要掌握各种加工过程。其中两个加工过程——语法加工和语义加工——依赖于脑内不同的神经系统。语法加工更多地依赖左侧额叶区域，而语义加工（如词汇学习）则会激活双侧后部区域。语法学习的时间越晚，学习时大脑的激活程度就越强。[③]学习语法较晚的人加工语法信息时，双侧半球同时加工，而

---

① 人们对3岁以前的发展总是存在一种误解，他们错误地解释与突触发生有关的科学数据，引发了一些普遍的误解，我们将在第六章进行详细阐述。这些有关儿童早期发展的神经神话影响很大，其中之一就是快速发展的“基于脑”的学习产业，如“激发婴儿大脑的CD”。这是一个生动的例子，说明对于科学教育来说，正确认识科学证据是多么重要。

② Kozorovitsky等人（2005）提出，儿童早期经验能够影响成年后脑的结构和生化变化。2004年，日本社会科学和技术研究所（Research Institute of Science and Technology for Society，RISTEX）与日本科学技术中心（Japan Science and Technology Agency，JST）启动了一项“基于脑的队列研究”（brain-based cohort studies），目标之一就是研究这个问题（见第七章，表7.8）。

③ 脑激活程度越强，说明脑加工这种任务的困难越大：例如，专家读者与初级读者相比，字词识别测验时脑激活程度更弱。

不仅仅只有左侧半球。这说明，语言学习的延迟会使大脑在加工语法时采用不同的策略。验证性研究进一步表明，脑双侧加工的人在使用语法时明显存在着困难——双侧激活意味着学习困难更大。因此，儿童接触外语语法的时间越早，就越能简单快速地掌握语法。但是，语义学习一生都可以进行，并无时间限制。

另外一个有关敏感期的例子是语音习得。研究表明，婴幼儿在出生几个月内就能辨别相似辅音和相似元音之间的细小区别，无论母语还是外语都是如此。新生儿能够学会分辨很难的语音差别，而且只需要几个小时就能掌握，即使在睡梦中也能学会。而一般的观点则认为，睡觉的时候一动不动，注意和学习等能力都会明显下降，甚至消失（Cheour et al.，2002a；另见第三章）。但是，当婴儿 1 岁的时候，对非母语的语音能力会下降，而对母语声音的感受能力将不断提升。非母语能力在 1 岁之内不断下降，下降最快的时期是婴儿 8—10 个月（Werker，2002；Kuhl，1979）。这种变化是对自然环境的适应，有利于提高脑功能的效率。需要指出的是，想要提高婴儿对外语语音的敏感性，只是给婴儿播放外语材料的 CD 是不够的。①

当然，过了敏感期习得非母语语音也是可能的。Cheour 等人（2002b）发现，在母语环境中，即便没有任何特殊训练，3—6 岁大的儿童也能在两个月内学会辨别非母语语音。McCandliss（2002）指出，只需经过短期训练，母语为日语的成年人就能学会辨别语音 *r* 和 *l*（McCandliss，2000）②。但是，语言学习最重要的方面是与人交流，而不需要精确的语音辨别能力。有没有必要花那么多时间去训练人们的外语语音辨别能力，训练人们记住不同情境中准确的语音，这仍是一个需要商榷的问题。

---

① 父母可能想知道，到底有什么方法，既可以促进孩子母语能力的充分发展，也能促进外语能力的充分发展。目前来看，还没有足够证据能够给出确切答案，这个问题需要进一步的研究探索，这也是经济合作与发展组织教育研究与创新中心下一步的工作内容。

② 许多人都知道，日语母语者辨别英语语音 *r* 和 *l* 存在一定困难（如，辨别“load”和“road”等单词）。

青春期（10—20岁）

年轻人的教育是每个国家的基础。
——第欧根尼·拉尔修（Diogenes Laertius）

脑成像技术问世以前，许多科学家，包括心理学家都广泛认为，人在12岁之后脑就不再发育了。其中一个原因是，儿童期之后脑的实际大小增长很少。儿童6岁时，脑已长到成年人90%—95%大小。除了大小之外，青少年脑可理解为是“边用边发展”的。脑成像技术发现，从青春期到成年早期（即20—30岁），脑体积持续增长，髓鞘化进程不断发展。美国国家精神卫生研究所Jay Giedd对青少年的脑进行脑成像研究发现，青少年的脑不仅远没有发育成熟，而且在青春期刚刚结束时，灰质和白质都会发生显著变化（Giedd et al.，1999；Giedd，2004）。Giedd的研究发现，儿童晚期会出现第二次神经增殖和修剪高潮，这次高潮最重要的部分发生在少年晚期，它会对许多高级心理功能产生影响。神经的密集或稀疏会影响神经元之间突触的数量（Wallis et al.，2004；Giedd et al.，1999；Giedd，2004）。

青春期内许多脑区都会发生变化（见图2.4）。第一，调节奖赏行为的右脑腹侧纹状体（right ventral striatum）会发生一些改变。[①]这种变化可能促使青少年更倾向于高奖励、高危险的行为。[②]第二，在青春期前和青春期内，胼胝体也会不断发育。第三，松果体也会发生变化。松果体能够分泌褪黑激素，这种激素对人体的正常睡眠非常重要。松果体调节褪黑激素的分泌，在青春期内每天的分泌时间比儿童期和成年期明显推迟。第四，小脑也会继续发育直到青春期晚期。小脑负责姿

---

① 美国国家酗酒与酒精中毒研究会（National Institute on Alcohol Abuse and Alcoholism）的Jame M. Bjork开展的一项研究表明，在基于奖赏行为的赌博游戏中，青少年与成年人相比，这个脑区的活动更少、错误更多（Bjork et al.，2004）。

② 右脑腹侧纹状体发育不良并不是青少年“高危险、高奖励”行为的唯一原因，一些环境因素，如贫困、家庭结构和邻里关系，也会影响这种行为。

势、运动和平衡功能。小脑还会影响部分负责运动功能的脑区，且与认知功能有关，如语言功能。[①]第五，前额叶皮层也会发生变化，它也是最后一个发生“修剪”的区域，负责许多重要的执行功能，包括高级认知功能。前额叶皮层在10岁之前不断发展，青春期时由于修剪作用而使神经联结的数量出现下降。最近有研究指出，青春期前额叶皮层的发育情况可能影响情绪调控能力。

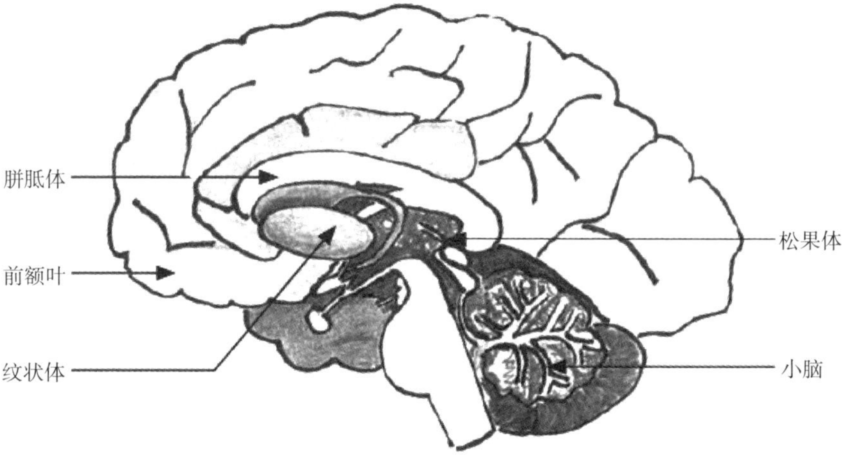

来源：Odile Pavot for the OECD.

图2.4　青春期的脑

在言语发展和语言功能脑单侧化[②]方面，有研究考察了青春期认知发展的性别差异（Blanton et al.，2004）。结果发现，11岁男孩和女孩

① 这个结论已被过去20年的神经科学所证实。小脑通过大脑—小脑连接回路（cerbrocerebellar communication loop）与大脑皮层联结起来。小脑具有精细计算能力，能够促进脑的各项能力，无论是运动能力还是心理能力（如思维能力）。孤独症和精神分裂症的某些症状，如错觉和幻觉等，一定程度上是由小脑功能异常引起的。哈佛大学的Catherine Limperopoulos证实，大脑和小脑的发育是相互关联的。如果一侧大脑受损，对侧小脑就无法长到正常大小。如果一侧小脑受损，对侧大脑也将小于正常大小。Limperopoulos及其同事指出，除了运动障碍之外，小脑先天缺损的儿童也会出现高级认知障碍，如言语交流、社会行为和视觉能力等。这些结果表明，大脑—小脑联结对脑发育非常重要，如果出现问题，就有可能引起言语交流、社会行为和学习等心理功能的障碍（Masao Ito，2005，应经济合作与发展组织秘书处的要求）。

② 将功能定位在脑右侧半球或左侧半球。

左侧额下回[①]白质和灰质都出现了与年龄相关的增长，但总体上男孩增长比女孩更多。同时，男孩和女孩都出现了发展不对称现象，右侧的发展比左侧更快，但所在的前额叶区域略有不同。

青春期时心理变化非常显著，影响人的情绪结构——即社会知觉、性格以及心理疾病的发展倾向等。在这个时期，个体的学习和社会性得到充分的发展，同时也会出现反社会行为。[②]青春期是情绪发展的关键时期，此时脑激素的分泌异常丰富。性激素在青少年的强烈情绪中起着重要作用。最近的研究发现，脑情绪中枢（如边缘系统，见图3.1）存在性激素活动，这些激素能够直接影响5－羟色胺和其他调节情绪的神经化学物质，使得青少年喜欢寻求冒险的行为。［一项研究利用赛车游戏对青少年和成年人的冒险性进行测量，结果发现在团队中与同伴一起游戏时，青少年表现出更多冒险行为；而单独游戏的时候，两组人都会选择较为安全的行为（Steinberg，2004）］根据心理学家Laurence Temple的说法，“青春期时，负责感觉寻求（sensation seeking）的脑区已经得到了充分发展，但在整个青春期内，负责判断的脑区仍处在不断发育的进程中。这就像发动了一辆汽车，负责驾驶的司机却非常不熟练”（Wallis et al.，2004）。由于青少年的前额叶尚未完全发育成熟，因而青春期比较容易出现不稳定行为。[③]

最近的研究结果表明，青少年的脑决策功能并未发展成熟，这些结果可以为这个年龄群体提供政策制定的依据。例如，“分类”在中学低年级经常发生（分组、分班甚至选举），但青少年脑发育不成熟的特点可能并不适合于这种分类。[④]制定法律设置最低开车年龄的时候，也应

① 额下回在语言加工、言语发展和高级认知功能中发挥重要作用。

② 有数据表明，十几岁的时候，反社会行为的发生率会提高10倍（Moffitt，1993）。

③ 青少年前额叶皮层发育不良迫使他们充分利用另外一个替代性的脑区，即杏仁核区域（见第三章详细的阐述）。一项采用fMRI的研究让儿童和成人识别面孔图片的情绪信息，结果发现青少年更加依赖杏仁核的功能，但成年人更加依赖额叶功能，而对杏仁核的依赖较少。

④ 另外，经济合作与发展组织的PISA研究结果指出，早期课堂的分类方法也是不合适的。通过对青少年的情绪脑与各种课堂环境相互影响的研究，神经科学能够促进人们对这个结论的认识。

当考虑这些结果。根据美国高速公路安全保险协会（United States Insurance Institute for Highway Safety）的数据，青少年发生撞车事故的次数是年长司机的 4 倍，且死亡率是后者的 3 倍。根据这个结果，一些州正在考虑修订议案，提高青少年驾驶员驾驶培训的要求，限制乘客数量和手机的使用。[①]

青春期也是一个心理疾病多发的时期，如抑郁症、精神分裂症[②]和双相情感障碍等，这些疾病可能是导致青少年自杀率居高不下的原因。Kashani 和 Sherman（1998）在美国开展的一项流行病学研究发现，学龄前儿童抑郁症的发病率[③]为 0.9%；学龄儿童的发病率为 1.9%；青少年的发病率为 4.7%。在青少年中，女孩抑郁症发病率更高，与男孩发病率的比率为 2:1。原因可能是，女孩子的社会倾向比男孩子更强，更加看重积极的社会关系，一旦丧失某种社会关系，也更容易受到伤害（Allgood-Merten, Lewinsohn and Hops, 1990）。人际关系压力在青少年之中是普遍存在的，但女孩子更有可能受到伤害。另有证据表明，女孩应对压力的方式中拒绝的成分可能较少，而专注的成分过多，并且会反复回想压力事件（Nolen-Hoeksema and Girgus, 1994）。因此，女孩的抑郁症发生率更高，可能是由于她们更容易受到伤害，且采用与男孩不同的压力处理机制引起的。

我们需要更多有关青春期个体差异的脑科学研究，特别是那些与性别差异有关的研究。它们可以帮助我们理解不同的脑发育轨迹，以及每个人处理环境刺激的不同方式。这种研究还可以解释为什么青春期中期自杀倾向最高，且少年期自杀死亡率稳步上升，已然成为这个年龄段中排名第三的死亡原因（Hoyert, Kochanek and Murphy, 1999）。由于学业上的失败和自杀现象在重度抑郁青少年中普遍存在，有关青少年的

---

① 然而，由于年长驾驶员的驾驶经验比年轻驾驶员更多，也会导致交通事故发生率的不同。

② MRI 研究表明，青少年皮层灰质平均损失 15% 左右，而精神分裂症个体的损失率达到 25%（Lipton, 2001）。

③ 这种症状的范围包括一般的悲伤到严重抑郁或者双相情感障碍，影响它的危险因素包括家庭病史和不良学校表现。

脑科学研究将有利于促进人们对心理疾病的理解，帮助人们采取有效的早期监测和预防措施。

表 2.1 总结了上述儿童期和青春期的脑学习方法。这个表的归纳并不完整，许多问题还未揭示出来。由于认知神经科学还无法充分揭示成年期和老年人的学习过程，因而这部分内容没有包括进来。由于这方面的研究对解决老龄化社会的许多问题具有重要的潜在价值，因此这个领域的不断进步显得尤其重要。

表 2.1　脑是如何学习的

	儿童期（3—10 岁）	青春期早期（10—13 岁）	青春期（13—20 岁）
成熟脑结构[1]	左半球额部	右半球腹侧纹状体	前额叶皮层
		小脑	小脑
		胼胝体	
		松果体	
联合功能[2]	语言（语法）	激励功能	执行功能
		姿势和运动	姿势和运动
		语言	
		睡眠	
最佳学习期[3]	语言（语法、语音）[4]	未涉及	未涉及
	音乐[5]		

注：[1] 成熟脑结构一栏并没有列出所有发育成熟的脑区。

[2] 联合功能一栏并没有列出所列脑区的所有功能。

[3] 也许该表中还没有列出其他的发展敏感期。

[4] 虽然儿童期学习语言的某些方面具有较好的学习效果，但语言本身是可以终身学习的。并且，表中列出的学习语言的最佳年龄是一个平均值，不同个体的情况并不相同。

[5] 虽然儿童期学习音乐的某些方面具有较好的学习效果，但是音乐是可以终身学习的。而且，表中列出的学习音乐的最佳年龄是一个平均值，不同个体的情况并不相同。

成年期和老年期

教育是防老的最佳途径。

——亚里士多德

过去十几年以来，成年人的学习问题已变得越来越重要，社会也变得越来越依赖知识。缺乏技术的人失业率居高不下，人力资源对经济和社会发展越来越发挥着举足轻重的作用，这些都提高了成年人对学习机会的需求。然而，成年人对学习的参与率并不高，并且大约 50 岁时会出现相当大的下降。如何采用适当的教学方法，让学习变得更加符合成年人的兴趣，是我们面临的一项重大挑战（OECD，2005）。

曾经有一种流行的说法，说脑每天会损失 100 000 个神经元（如果吸烟或喝酒的话就会更多）。但采用新技术的研究表明，如果计算脑皮层每个区域的神经元数量，就会发现它与年龄并无相关（Terry，DeTeresa and Hansen，1987）。皮层中与年龄有关的神经元只是那些较“大”的神经元。这些较大神经元的数量会不断下降，但小神经元的数量却会不断增加，因而总体数量是保持不变的。但是，神经元变少之后，神经回路就会减少，突触数量也会下降。神经联结的减少说明可塑性的下降，但并不会导致认知能力的下降。相反，技能学习需要修剪一些联结，同时强化另一些联结。因此，人的一生都可以持续不断地学习。

老年人的学习方式与年轻人相同吗？有证据表明，完成某些认知任务时，老年人脑学习的特异性程度和分化能力更低（Park et al.，2001）。最近，日本的一项研究比较了年轻人和老年人的语言熟练程度（Tatsumi，2001）。该研究要求被试在 30 秒内尽可能多地大声说出一定语音和语义范畴中的相关词汇。结果发现，老年被试提取词汇的数量大约为年轻人的 75%，表现出更低的词汇熟悉性。同样，老年被试提取名人名字也更困难，平均成绩只有年轻被试的 55%。一项采用正电子发射断层扫描技术（Positron Emission Tomography，PET）的研究考察了词汇的熟悉性，结果发现，年轻被试在提取固有名字时左侧颞叶前部和额叶区域出现激活；而在提取生动的名字、单调的名字以及音节流畅的词汇时，左侧颞叶后部下方及左侧额下回（即布洛卡区，见图2.3）出现激活。然而，老年被试的激活区域普遍更小，有些区域甚至根本不激活。当然，也有一些区域在老年被试中出现激活，而在年轻被试中却并不激活（Tatsumi，2001）。

目前，对这些发现下结论还为时尚早，仍需进一步的研究证实。这种激活模式的一种解释方法是，老年被试需要征用脑的其他区域，以补偿不熟练的词汇提取功能。此外，为了提高老年人脑的活力，可以不断重复某种任务，达到非常熟悉的程度，这样就能降低脑的激活水平，提高加工效率，并且，这种任务也能提高其他脑区的加工效率。

学习以延缓由于老化而导致的认知能力下降

当我们不再使用某些脑认知过程时，它们就会出现功能下降，这进一步证明了终身学习概念广泛而重要的促进作用。有一句谚语，叫“上了年纪的人学不了新玩意”，这句话背后的意义其实是“用进废退”的问题，它给我们提出了进一步的问题，即如何才能学得最好。这是一个很重要的问题，因为脑的使用方式会影响它的老化进程。在本节中，我们将介绍老化进程中脑功能下降的情况，并介绍一些可以通过学习来对抗功能下降的方法。

对抗认知功能老化

虽然我们的脑有很好的可塑性，甚至可以保持终身学习，但大部分认知功能在20—80岁都会出现普遍下降。日常生活中的一般印象是，认知功能开始下降的时间明显晚于20岁，但这只不过是因为老年期的功能下降比之前更加明显。中年时期执行功能和长时记忆的受损也不容易觉察出来，因为它们被专长和技能掩盖了（Park et al.，2001）。然而，在人的一生之中，知识增长与执行和记忆功能下降之间有什么关系？关于这一点，还有许多未解之谜，仍需要未来研究的不断深入。各种认知功能下降的规律是不一样的。目前了解得最清楚的是在字母比较、图案比较、字母旋转、计算广度、阅读广度、线索回忆、自由回忆等任务中表现出来的下降现象。相反，也有报道指出，70 岁时某些认知功能仍然能够得到提高（到 80 岁时略有下降）。例如，词汇量就会随着经验和常识的增长而增加，这可以弥补其他认知能力的下降（Park et al.，2001；Tisserand et al.，2001，2002）。

与年龄相关的功能下降是由于各种认知机制出现问题而引起的，并不仅仅是由单一因素引起的。所有执行功能及其执行速度都有可能随着年龄增加而发生下降，从而引起各种高级认知功能问题，如推理能力和记忆能力的下降（Park et al.，2001）。有研究考察了神经认知功能随着年龄增加而发生下降的情况，结果发现 40 岁时信息处理速度就开始出现下降，尤其表现在那些与前额叶区域和回路有关的认知过程中。因此，这些所谓的“执行功能”是随着年龄增长而最先退化的，并表现出对新异信息的处理效率的下降、遗忘的增加、注意力和集中能力不足、学习潜力下降等。前额叶皮层各个区域受年龄的影响也不尽相同，其中背外侧和内侧区域受年龄的影响较大，眶额叶区域受年龄影响较小。这种差异可能导致前额叶皮层完整性的破坏，引起与年龄有关的认知下降（Tisserand et al.，2001，2002）。

高级认知功能出现与年龄相关的下降并不一定影响人的创造性。有证据表明，创造性与其他认知功能很大程度上是相互独立的。① 一项对25—83岁日本成年人的研究考察了年龄对创造性的影响，结果发现，在语言流畅性、思维独创性、生产能力和创造性应用能力方面，并没有出现年龄差异。研究还发现了语言流畅性和生产能力的性别差异：女性优于男性。这些结果表明，某些创造能力是能够在成年期保存良好的。②

① Jellemer Jolles，CERI 终身学习网络第二届会议（2nd meeting of the CERI's Lifelong Learning Network），东京，2003.

② Hideali Koizumi，CERI 终身学习网络第三届会议（3nd meeting of the CERI's Lifelong Learning Network），东京，2004.

除了经验以外，“身体健康”是另一个影响认知功能的因素（见第三章）。生理和心理健康让人联想起一个古老的概念，用 Juvenal 的拉丁文诗歌来说就是“mens sana in corpore sano”（即“健康身体里的健康心灵”）。动物研究综述让我们有理由相信，身体健康能够增强人的认知功能（Anderson et al.，2000）。此外，最近一项对已有纵向研究数据的元分析发现，良好的健康与较好的人类认知功能，尤其是执行功能（如，心理过程的管理和控制能力）有很强的正相关。越来越多的数据表明，与执行和记忆功能有关的脑区，如额叶和海马区域，会明显地随着年龄的增长而下降，且涉及的区域比其他区域更大。这种下降也许能够通过良好的健康水平得以延缓。需要特别指出的是，有研究表明，任务成绩的提高与心血管功能的增强有正相关。研究也发现，某些特殊训练能够提高空间定向能力、归纳推理能力和复杂切换任务（如驾驶）的成绩。总体而言，越来越多的证据表明，某些行为干预技术，如增进健康和增强学习，能够改善认知功能，其效果甚至能够保持到老年期。未来的一个重要问题是，如何将这些研究结果应用于实验室之外去。

对抗脑功能损伤

脑可塑性的另外一个表现是，脑严重损伤后是如何进行功能重组的？有一个新生儿的案例，其脑皮层没有完全发育成熟。由于皮层结构负责所有的意识体验，包括知觉、情绪、思维和计划等，因而这个婴儿基本上处于植物人状态。通常情况下，对该婴儿的诊断是，他没有视觉和听觉，而且没有治疗的可能。但婴儿的父母却认为，孩子可以看见一些东西。因此，在 14 个月大的时候，婴儿接受了光学成像扫描，结果发现枕叶的初级视觉皮层出现了激活。这个例子说明，年幼的脑可塑性非常强，它能够促进个体对环境的适应，并对失去的脑功能产生代偿（Koizumi，2004）。如果对这种代偿机制进行深入研究，就有可能开发出针对早期脑损伤的有效干预和康复方法。例如，最近英国启动了一项为期三年的研究，对象为 60 名 10—16 岁的儿童，旨在考察脑损伤对言语和学习能力的影响，并考察脑如何通过重组机制对损伤进行代偿（Action Medical Research, 2005）。

另外，有证据表明，成年人脑损伤后也会表现出一定的可塑性。优势半球的语言功能在中风受损之后，会在对侧半球上重新出现。有些案例中，脑损伤一年后，语言特异性激活就能在优势半球中得以恢复。有些研究甚至发现，一些老年人在中风之后的两个月内就发生了重组现象，促使其从偏瘫中恢复过来（Kato et al.，2002；Koizumi，2004）。

神经退行性疾病

预期寿命为 80 岁以上的老龄化社会，面临着阿尔茨海默症等各种与年龄有关的疾病的严重挑战。神经退行性疾病会让人明显感觉到认知功能随着年龄的增加而发生的退化。这种疾病不仅剥夺个体对自我的感受，而且众多社会专家对它都束手无策。随着老年群体的不断增加，这个问题将变得越来越严重。

老化进程的研究不断取得进步，积累了大量有关脑老化的病理模型。这些研究的内在动力在于神经退行性疾病会给社会造成极大的损失。这是一个日趋严重的问题。据估计，2001 年全世界患阿尔茨海默症患者的数量有1 800万人左右，到 2025 年时，此数字将翻倍达到 3 400 万人。阿尔茨海默症是一种慢性神经退行性疾病，照料这些患者的花费是巨大的（World Health Organisation, 2001）[①]。然而，还是很有希望对老年人尽早作出诊断和恰当处理的，这样就能推迟神经退行性疾病的发病时间，延缓病程发展。利用终身学习的方法，可以开发出一套有效的策略，以对抗衰老和疾病，如阿尔茨海默症等。此外，有关老化的研究也有利于促进我们对正常脑功能的认识。

阿尔茨海默症会造成一些无法恢复的脑损伤。这种疾病的最初症状开始于成年期晚期，表现为认知功能、记忆功能、语言能力和知觉能力的明显下降。阿尔茨海默症的病理症状为脑内形成蛋白沉积，这些

---

① 据估计，美国 2000 年花费的直接和总体的（包括直接和间接的）联邦资金分别达到约 5 360亿美元和 17 500 亿美元。而其他国家并没有类似详细的资金数据（World Health Organisation, 2001）。

病理改变在海马区域最为明显。海马是“边缘系统”的一部分，参与短时记忆的功能（并向脑皮层传递新的信息，以形成长时记忆）。由于阿尔茨海默症目前还没有可靠的检测方法，其早期症状可以通过行为证据或基因检测来识别。我们还不是很了解正常老化会引起哪些认知改变：正常老龄化的认知功能下降与阿尔茨海默症的潜伏期症状十分相似，有的甚至完全一样，因此早期行为诊断比较困难。

有些人相信，想要对阿尔茨海默症作出早期诊断，可以将更多研究资源投向注意功能，这是很有道理的，原因有两个：首先，症状最轻的病人也会出现注意功能受损，说明注意功能受损可能具有一定的预测作用；其次，阿尔茨海默症的一个主要症状是记忆受损，而记忆功能经常通过对注意的研究来考察（见表 3.2）。相对来说，有关注意功能神经调节系统的研究比较多，对它的了解也相对清楚。在阿尔茨海默症的早期，空间选择注意的两个方面——注意切换和空间度量——会出现明显受损。因此，评估这种功能的任务将有利于作出早期诊断。许多采用事件相关电位技术（ERP）、正电子放射横断扫描技术（PET）和功能性磁共振成像技术（fMRI）的研究表明，注意任务确实是早期功能障碍的敏感行为指标。

有些中年人虽然没有明显的症状，但却存在危险基因，鉴别这类人群也是阿尔茨海默症早期诊断的一种方法。最近的研究指出，载脂蛋白 E（APOE）基因可能会引起阿尔茨海默症。① 与那些没有 e4 等位基因的人相比，e4 携带者的空间注意功能较差。与阿尔茨海默症临床病人症状十分相似，此类型缺损包括注意涣散、空间度量能力下降等。当然，对于没有阿尔茨海默症病征的健康人来说，50 岁之后也会出现这些功能缺损。

行为和基因指标都有助于开发和测试各种新的指标，预测老年人认知能力下降的严重程度。有了良好的诊断证据，就能开发出各种药理

---

① APOE 基因有三种等位基因，e2、e3 和 e4，每个人都遗传了其中一种形态。e4 等位基因与较高的阿尔茨海默症患病几率有关。

学、行为学的治疗方法和干预方案，有效提高成年人的认知功能。有研究表明，警觉性训练（注意线索）能够降低注意缺损、提高学习能力，从而减轻阿尔茨海默症的症状，对健康的成年人和阿尔茨海默症病人都有效。这些干预方法之所以有效，是因为脑内突触联结的细微结构并不是由基因直接控制的，而是由生活经验不断塑造的。

阿尔茨海默症还能导致抑郁。[①] 抑郁包括许多症状，如缺少活力、注意涣散、兴趣减低、失眠、食欲下降、无法体验快乐（快感缺乏）等。与年轻人相比，识别老年人抑郁的原因更加复杂，因而对老年人抑郁症的治疗也比较困难。同其他与年龄有关的疾病相比，老年抑郁症会产生很大的健康和社会负担。从目前来看，老年人抑郁症是仅次于老年痴呆的第二大心理疾病。从不同年龄群体的角度来看，老年人的抑郁症与其他年龄段的主要不同之处在于其基因因素的影响较小。除了以上提到的器质性原因外，有些老年抑郁症可能是由于丧失某些重要社会因素引起的，如重要人物、亲近人物的去世以及经济、身体和心理能力的下降等。

最近在日本，对抗神经退行性疾病的方法取得了令人鼓舞的突破。人们开发了一种学习疗法（见框 2.1），并在福冈市进行了实验。这种方法可能成为对抗脑功能下降的有效方法。

虽然很多认知功能都随年龄增长出现下降，但我们应当认识到，并不是所有功能都会下降。老年人学习和使用知识的机会越多，采取方法推迟神经退行性疾病发病时间或延缓病程的效果就越好。因此，鼓励成年人学习是十分重要的。不然到了老年时期，他们就会停止学习。社会也应当努力，让老人不会突然失去自己的社会角色、工作和自我价值。例如，可采取一些办法，鼓励老年人做一些工作以发挥余热。鼓励老年人给年轻人提供指导，实现双赢，也是一条解决老年人抑郁问题的有效方法（表 2.2 总结了这个部分的主要问题）。

---

① 其他一些疾病，如帕金森症和中风等，也能引起抑郁。

框2.1 学习疗法（日本）

人们开展了大量研究以便于更好地理解和对抗神经退行性疾病，其中对老年痴呆最成功的干预方法是日本的学习疗法。这种干预方法是以脑科学知识为基础的，包括前额叶功能、功能脑成像及前额叶皮层特点等方面。它的目标是“通过学习者与教育者的深入交流，使用与有声阅读和计算有关的材料进行学习，进而改善学习者的心理功能——前额叶认知功能、交流功能、个体独立性的需要等”（Kawashima et al.，2005）。这种方法指出，如果提供合适的材料和环境，患上老年痴呆症的老年人仍然可以继续学习。

在所有前额叶皮层的功能之中，治疗老年痴呆时涉及最多的是信息交流、独立性和短时记忆功能。学习疗法的基本原理是，通过改善这些前额叶皮层功能，使那些患有痴呆的老年人重新参与到社会活动中去，而不受疾病的影响。这种方法重点不在于治愈老年痴呆，而是帮助这些病人重新参与到社会活动中去。

脑成像技术使研究者可以观察老年痴呆病人在完成各种任务时大脑的活动方式。经过多年的研究，人们发现，一些简单的任务，如有声朗读和数学计算等，可以激活大片脑区，包括左半球和右半球的前额叶皮层区域。学习疗法的主要原则就在于，选择一种简单的任务，每天不停地重复，不断刺激脑。这种任务必须非常简单，以便开始患上阿尔茨海默症的病人都可以完成。通常情况下，随着学习的进行，脑的活动量会发生下降。而学习疗法的关键就在于简单任务的选择，保证在重复学习该任务的过程中，脑活动不会下降。学习疗法采用了两种满足这个要求的任务，即有声朗读和简单计算。

对老年痴呆病人的研究发现，病人在接受学习疗法后，会收到良好的效果。研究比较了两组老年痴呆症病人，一组连续18个月每天接受20分钟的学习疗法训练，另一组则没有。接受学习疗法的病人前额叶皮层功能不断得到提高，而另一组病人的功能则不断下降。18个月后，接受训练和没有接受训练的病人相比，差别非常明显。同时，接受学习疗法的被试组处理日常事务的能力也得以维持，而对照组则出现下降。

为了保证学习的发生，除了任务选择之外，合适的条件也是必要的。在很多情况下，环境条件并不理想，因而人们往往认为老年人没有能力学习。学习疗法之所以成功，其中关键就在于，它创造了适宜的学习材料和学习环境。有的时候，为了不孤立各种脑功能，需要对外周感觉问题进行处理，否则脑功能就会退化（OECD/CERI "Lifelong Learning Network Meeting"，Tokyo，2005）。学习过程中的交流是非常重要的，因为即时交流可以让学习者看到自己的成绩，而这也是学习疗法的重要一环。

表 2.2　脑功能的下降或损伤及可能的结果

	成年人	老年人
功能退化的脑区	前额叶皮层 海马	前额叶皮层 海马（形成衰老斑）
认知功能的退化	高级认知功能 ● 处理新异信息效率下降 ● 遗忘增加 ● 注意力下降 ● 学习潜力下降	认知功能 ● 记忆 ● 语言 ● 知觉能力 ● 交流能力
疾病障碍	抑郁	老年痴呆（包括阿尔茨海默症）抑郁症
如何恢复、预防及减缓下降速度	身体健康	早期诊断阿尔茨海默症病人的注意任务（警觉性任务）
	学习	针对痴呆的学习（包括"学习疗法"）

结论

神经科学家已经充分证实，脑有着高度发达的、充分发展的能力，可以根据环境的需要而发生改变，产生并强化某些神经联结，减弱并剪除另一些神经联结，这就是可塑性。人的一生之中，可塑性是脑的核心特征。脑除了终生存在的可塑性外，还存在最佳学习时间，或称为“敏感期”。在这个时期内特定学习类型的效果是最好的。某些学习的敏感期相对比较早，也比较短，如对某些感觉刺激（如语音刺激）和情绪认知经验（如语言环境）的学习。而其他的一些能力，如词汇习得，则没有敏感期，它们在一生之中任何阶段的学习效果都是一样的。

青少年的脑成像研究结果告诉我们，青少年的脑远没有发育成熟，青春期结束后仍会发生巨大的结构变化。青春期是人生非常重要的阶段，脑会释放大量激素，促进情绪发展。青少年的前额叶发育还不完善，也许这就是青少年行为不稳定的原因。对于老年人来说，对一种任务越熟练、经验越丰富，脑活动水平就越低。从某种意义上看，这是效率提高的表现。但是，随着年龄增长，使用脑的机会就会越来越少，脑功能就会发生退化。研究表明，学习是一种对抗脑功能退化的有效方法。老年人继续学习的机会越多，延缓神经退行性疾病的发病时间和病程发展的机会就越大。

脑是如何学习和成熟的？对这个问题的理解能帮助我们为儿童和成人设计出更加有效的且适合年龄特征的教育和学习方法。对脑老化进程的理解有助于维持个体终生的认知功能。一种以科学知识为基础的重要学习观正在形成之中。

参考文献

Action Medical Research（2005），“Speech and Language in Children Born Preterm”，*www. action. org. uk/research_ projects/grant/261/.*

Allgood-Merten，B.，P. M. Lewinsohn and H. Hops（1990），“Sex Differences in Adolescent Depression”，*Journal of Abnormal Psychology*，Vol. 99，No. 1，pp. 55 –63.

Anderson，B. J.，D. N. Rapp，D. H. Baek，D. P. McCloskey，P. S. Coburn-Litvak and J. K. Robinson（2000），“Exercise Influences Spatial Learning in the Radial Arm Maze”，*Physiol Behav*，Vol. 70，No. 5，pp. 425 –429.

Baird，A. A.，S. A. Gruber，D. A. Fein，L. C. Maas，R. J. Steingard，P. F. Renshaw，B. M. Cohen and D. A. Yurgelun-Todd（1999），“Functional Magnetic Resonance Imaging of Facial Affect Recognition in Children and Adolescents”，*Journal of the American*

Academy of Child and Adolescent Psychiatry, Vol. 38, No. 2, pp. 195 – 199.

BBC News (2005), "Meditation 'Brain Training' Clues", 13 June, *http://news. bbc. co. uk/2/hi/health/4613759. stm.*

Bjork, J. M., B. Knutson, G. W. Fong, D. M. Caggiano, S. M. Bennett and D. W. Hommer (2004), "Incentive-Elicited Brain Activation in Adolescents: Similarities and Differences from Young Adults", *Journal of Neuroscience*, Vol. 24, No. 8, pp. 1793 – 1802.

Blanton, R. E., J. G. Levitt, J. R. Peterson, D. Fadale, M. L. Sporty, M. Lee, D. To, E. C. Mormino, P. M. Thompson, J. T. McCracken and A. W. Toga (2004), "Gender Differences in the Left Inferior Frontal Gyrus in Normal Children", *Neuroimage*, Vol. 22, No. 2, pp. 626 – 636.

Bruer, J. T. (1999), *The Myth of the First Three Years*, Free Press, New York.

Cheour, M., O. Martynova, R. Näätänen, R. Erkkola, M. Sillanpää, P. Kero, A. Raz, M. L. Kaipio, J. Hiltunen, O. Aaltonen, J. Savela and H. Hämäläinen (2002a) "Speech Sounds Learned by Sleeping Newborns", *Nature*, Vol. 415, No. 6872, pp. 599 – 600.

Cheour, M., A. Shestakova, P. Alku, R. Ceponiene and R. Naatanen (2002b), "Mismatch Negativity Shows that 3-6-year-old Children Can Learn to Discriminate Non-native Speech Sounds within Two Months", *Neuroscience Letters*, Vol. 325, No. 3, pp. 187 – 190.

Coffield (2005), "It takes two to tango", paper written upon request of CERI in preparation of the 4th meeting of the CERI's Lifelong Learning Network, Wako-shi, 2004.

Dehaene, S. (1997), *The Number Sense: How the Mind Creates Mathematics*, Oxford University Press, New York.

Giedd, J. N. (2004), "Structural Magnetic Resonance Imaging of the Adolescent Brain", *Annals of the New York Academy of Sciences*, Vol. 1021, pp. 77 – 85.

Giedd, J. N., J. Blumenthal, N. O. Jeffries, F. X. Castellanos, H. Liu, A. Zijdenbos, T. Paus, A. C. Evans and J. L. Rapoport (1999), "Brain Development during Childhood and Adolescence: A Longitudinal MRI Study", *Nature Neuroscience*, Vol. 2, pp. 861 – 863.

Gopnik, A. (2000), "Cognitive Development and Learning Sciences: State of the Art", presentation at the 1st CERI forum on "Brain Mechanisms and Early Learning", Sackler Institute, New York City, 17 June.

Goswami, U. (2004), "Neuroscience, Education and Special Education", *British Journal of Special Education*, Vol. 31, No. 4, pp. 175 – 183.

Greenwood, P. M., T. Sunderland, J. Friz and R. Parasuraman (2000), "Genetics and Visual Attention: Selective Deficits in Healthy Adult Carriers of the e4 Allele of the Apolipoprotein E gene", *Proceedings of the National Academy of Sciences*, Vol. 97, pp. 11661 – 11666.

Hoyert, D. L., K. D. Kochanek and S. L. Murphy (1999), *National Vital Statistics Report*, *Vol.* 47, *No.* 19, *Deaths: Final Data for* 1997, Centers for Disease Control and Prevention, National Center for Health Statistics, National Vital Statistics System, Hyattsville, MD.

Johnson, M. H. (1997), *Developmental Cognitive Neuroscience: An Introduction*, Blackwell, Oxford.

Kandel, E. R., J. H. Schwartz and T. M. Jessell (1991), *Principles of Neural Science*, Appleton and Lance, Norwalk, Connecticut, third edition.

Kashani, J. H. and D. D. Sherman (1988), "Childhood Depression: Epidemiology, Etiological Models, and Treatment Implications", *Integrated Psychiatry*, Vol. 6, pp. 1 – 8.

Kato, H., M. Izumiyama, H. Koizumi, A. Takahashi and Y. Itoyama (2002), "Near-infrared Spectroscopic Topography as a Tool to Monitor Motor Reorganisation after Hemi-paretic Stroke: A Comparison with Functional MRI", *Stroke*, Vol. 33, No. 8, pp. 2032 – 2036.

Kawashima, R., K. Okita, R. Tamazaki, N. Tajima, H. Yoshida, M. Taira, K. Iwata, T. Sasaki, K. Maeyama, N. Usui and K. Sugimoto (2005), "Reading Aloud and Arithmetic Calculation Improve Frontal Function of People with Dementia", *The Journals of Gerontology Series A: Biological Sciences and Medical Sciences*, Vol. 60, pp. 380 – 384.

Koizumi, H. (2002), "The Scope of the Symposium 8th International Conference on Functional Mapping of the Human Brain", 2 – 6 June, Sendai, Japan.

Koizumi, H. (2003), "Science of Learning and Education: An Approach with Brain-function Imaging", *No to Hattatsu*, Vol. 35, No. 2, pp. 126 – 129.

Koizumi, H. (2004), "The Concept of 'Developing the Brain': A New Natural Science for Learning and Education", *Brain and Development*, Vol. 26, No. 7, pp. 434 – 441.

Kozorovitsky, Y., C. G. Gross, C. Kopil, L. Battaglia, M. McBreen, A. M. Stranahan and E. Gould (2005), "Experience Induces Structural and Biochemical Changes in the Adult Primate Brain", *Proceedings of the National Academy of Sciences*, Vol. 102, No. 48, pp. 17478 – 17482.

Kuhl, P. K. (1979), "Speech Perception in Early Infancy: Perceptual Constancy for Spectrally Dissimilar Vowel Categories", *Journal of the Acoustical Society of America*, Vol. 66, pp. 1668 – 1679.

Lipton, L. (2001), "Schizophrenia: A 'Wave' of Cortical Changes", *Neuropsychiatry Reviews*, Vol. 2, No. 8, October.

Maguire, E. A., D. G. Gadian, I. S. Johnsrude, C. D. Good, J. Ashburner, R. S. Frackowiak and C. D. Frith (2000), "Navigation-related Structural Change in the Hippocampi of Taxi Drivers", *Proceedings of the National Academy of Sciences*, Vol. 97, No. 8, pp. 4398 –

4403.

McCandliss (2000), "Cortical Circuitry of Word Reading", presentation at the 1st CERI forum on "Brain Mechanisms and Early Learning", Sackler Institute, New York City, 17 June.

McCrink, K. and K. Wynn (2004), "Large-number Addition and Subtraction by 9-month-old in Infants", *Psychological Science*, Vol. 15, pp. 776 – 781.

Moffitt, T. E. (1993), "Adolescence-Limited and Life-Course-persistent Antisocial Behaviour: A Developmental Taxonomy", *Psychological Review*, Vol. 100, No. 4, pp. 674 – 701.

Neville, H. (2000), "Brain Mechanisms of First and Second Language Acquisition", Presentation at the 1st CERI forum on "Brain Mechanisms and Early Learning", Sackler Institute, New York City, 17 June.

New York Times (2003), "Is Buddhism Good for Your Health?", S. S. Hall, 14 September.

Nolen-Hoeksema, S. and J. S. Girgus (1994), "The Emergence of Gender Differences in Depression during Adolescence", *Psychological Bulletin*, Vol. 115, No. 3, pp. 424 – 443.

OECD (2000), Report on the First High Level Forum held on "Brain Mechanisms and Early Learning" at Sackler Institute, New York City, USA, 16 – 17 June.

OECD (2001), Report on the 2nd High Level Forum held on "Brain Mechanisms and Youth Learning" at University of Granada, Granada, Spain, 1 – 3 February.

OECD (2002), "Learning Sciences and Brain Research: Report of the Launching Meeting of Phase Ⅱ", Royal Institution, London, 29 – 30 April, pp. 7 – 8, *www. oecd. org/dataoecd/40/36/15304667. pdf.*

OECD (2005), Report on the Third Lifelong Learning Network Meeting, 20 – 22 January, llllllll2005, Wako-shi, Japan.

Park, D. C., T. Polk, J. Mikels, S. F. Taylor and C. Marshuetz (2001), "Cerebral Aging: Integration of Brain and Behavioral Models of Cognitive Function", *Dialogues in Clinical Neuroscience*, Vol. 3, pp. 151 – 165.

Pena, M., A. Maki, D. Kovacic, G. Dehaene-Lambertz, H. Koizumi, F. Bouquet and J. Mehler (2003), "Sounds and Silence: An Optical Topography Study of Language Recognition at Birth", *Proceedings of the National Academy of Sciences*, Vol. 100, No. 20, pp. 11702 – 11705.

Polk, T. A. and M. Farah (1995), "Late Experience Alters Vision", *Nature*, Vol. 376, No. 6542, pp. 648 – 649.

Sebastián Gallé Núria (2004), "A Primer on Learning: A Brief Introduction from the Neurosciences", from her paper delivered at the Social Brain Conference held in Barcelona,

17 – 20 July, 2004, *www. ub. es/pbasic/sppb/.*

Servan-Schreiber, D. (2000), at the New York Forum on Brain Mechanisms and Early Learning at Sackler Institute, New York City, USA, 16 June, 2000.

Simos, P. G. and D. L. Molfese (1997), "Electrophysiological Responses from a Temporal Order Continuum in the Newborn Infant", *Neuropsychologia*, Vol. 35, pp. 89 – 98.

Steinberg, L. (2004), "Risk Taking in Adolescence: What Changes, and Why?", *Annals of the New York Academy of Sciences*, Vol. 1021, pp. 51 – 58.

Stevens, B. and R. D. Fields (2000), "Response of Schwann Cells to Action Potentials in Development", *Science*, Vol. 287, No. 5461, pp. 2267 – 2271.

Tatsumi, I. (2001), "A PET Activation Study on Retrieval of Proper and Common Nouns in Young and Elderly People", Third High Level Forum, Tokyo, Japan, 26/27 April.

Terry, R. D., R. DeTeresa and L. A. Hansen (1987), "Neocortical Cell Counts in Normal Human Adult Ageing", *Annuals of Neurology*, Vol. 21, No. 6, pp. 530 – 539.

Tisserand, D. J., H. Bosma, M. P. van Boxtel and J. Jolles (2001), "Head Size and Cognitive Ability in Nondemented Older Adults are Related", *Neurology*, Vol. 56, No. 7, pp. 969 – 971.

Tisserand, D. J., J. C. Pruessner, E. J. Sanz Arigita, M. P. van Boxtel, A. C. Evans, J. Jolles and H. B. Uylings (2002), "Regional Frontal Cortical Volumes Decrease Differentially in Aging: An MRI Study to Compare Volumetric Approaches and Voxel-based Morphometry", *Neuroimage*, Vol. 17, No. 2, pp. 657 – 669.

US National Research Council (1999), *How People Learn: Brain, Mind, Experience, and School*, J. D. Bransford, A. L. Brown and R. R. Cocking (eds.), National Academy Press, Washington DC.

Wallis, C., K. Dell and A. Park (2004), "What Makes Teens Tick; A Flood of Hormones, Sure", *Time Magazine*, 10 May.

Werker, J. F. and R. C. Tees (2002), "Cross-language Speech Perception: Evidence for Perceptual Re-organisation during the First Year of Life", *Infant Behavior and Development*, Vol. 25, pp. 121 – 133.

World Health Organization (2001), *World Health Report: Mental Health, New Understanding, New Hope*, WHO, Geneva.

第三章　环境对脑学习的影响

人之为人，贵在成长。

——伊拉斯姆斯（Erasmus）

本章我们主要讨论来自脑科学研究的证据，以理解学习过程是如何受各种环境因素影响的，如社会环境和交往、营养条件、身体锻炼、睡眠等。我们还将探讨有关情绪和动机的重要领域，并把神经科学知识和教育问题联系起来。对于家长和教师来说，这些知识显得尤为重要，因为他们在儿童的学习环境中起着主导作用。对于政策制定者而言，这些知识也同样重要，因为他们也能促进良好学习环境的营造和维持。

在这一章里，我们将提出多种有利于人整个一生中脑发育、提高学习能力的环境条件。脑科学研究的证据表明，学习过程中教养的作用是非常重要的。这些研究也开始为政策制定者和执行者提供新的信息，让他们了解不同类型的学习有不同的最佳学习时间。许多促进学习的方法都与日常生活息息相关，如保持良好的心理状态和身体条件等，但它们却不容易引起教育政策制定者的重视。如果能够正确调节身心状态，我们就能充分发挥潜在的脑可塑性，促进学习的发展。随着这个领域脑科学研究的不断发展，我们就能建设性地看待课程设置和教师培训中存在的问题。

虽然本章提出了促进学习的一般条件，但对于不同的人来说，有利于脑发育的最佳条件并不是完全一致的。脑是一个活跃的、富有可塑性的器官，在整个一生之中有很强的环境适应能力。由于每个人携带的基因条件和所处的环境条件不同，脑塑造的过程也各不相同。个体经验和脑结构之间是一种相互影响的关系：经验能够引起脑结构的改变，脑结构反过来也会影响经验对脑的作用方式。因此，脑在一生之中都不断发生与经验有关的重构现象。

由于基因因素和环境条件之间存在持续的、累积性的相互作用，因此学习过程会产生个体差异。在人的一生之中，环境都能影响与学习有关的基因表达过程，进而影响脑的结构变化情况。这种变化又会进一步影响由经验引起的基因表达过程。这样，个体的脑就会不断积累独特的结构特征，调节人们的学习过程。这就意味着我们不可能为每个人创造出一模一样的最佳学习环境——虽然促进脑发育的条件会让每个人都受益，但每个人的受益程度也是不同的。[①] 学习环境的作用是一个非常复杂的问题，个体差异很大，不但受个人经验的影响，也受某些教育和训练经历的影响。未来的研究应当思考哪些学习类型会对脑和行为产生最有利的影响。我们应当认识到学习中的个体差异，并

① 例如，Maastricht 市开展的一项针对荷兰人的跟踪研究表明，许多记忆功能退化现象存在很大的个体差异，教育水平低下所造成的影响要比年龄因素大得多。

且思考不同人生阶段脑如何发展才是最佳的。

近年来，神经科学的发展向笛卡尔的身心二元论传统（Damasio，1994）提出了挑战。身体健康的确会直接影响人的心理能力，反过来也一样。因此，在教育实践中，我们应当把这种联系考虑进来，同时还应当重视那些能够直接影响身心能力的环境因素。

框 3.1　营养的作用

营养对于人类身心健康毫无疑问是非常重要的。它直接影响人的身体健康，并对脑功能产生重要影响。我们可以通过改善饮食来提高学习能力。例如，研究发现，不吃早餐会妨碍正常的认知和学习功能。但是，许多学生早上上学前吃得很少，有的甚至根本不吃早餐。

在美国，研究者曾开展过一项具有里程碑意义的研究，该研究考察了学校早餐对学业成绩的影响，研究对象是 1 023 名三至五年级的低收入家庭学生。结果发现，参加本研究的孩子们（即吃早餐——译者注）所有标准测验的成绩都显著提高，数学、阅读和词汇成绩都有进步。此外，旷课和迟到的比率下降（Meyers et al.，1998）。在明尼苏达州的几所小学里，一项为时三年、名为“普通学校早餐计划”的试点研究发现，实施该计划后，学生数学和阅读的综合成绩都有普遍提高，课堂行为普遍改善，早上看医生的次数减少，出勤率上升，测验成绩也有所提高（Minnesota Department of Children, Families and Learning, 1998）。在另一项研究中，给 29 名在校学生连续四天每天提供不同的早餐（谷类、葡萄糖饮料或者不提供早餐），并在早餐前和早餐后 30 分钟、90 分钟、150 分钟、210 分钟几种条件下，让被试分别完成一系列计算机测验，包括注意测验、工作记忆测验和情景记忆测验。结果发现，在吃葡萄糖饮料早餐和不吃早餐的控制条件下，学生注意和记忆的能力会出现下降，但如果下一顿早餐换成谷物的话，注意和记忆功能下降的情况就会得到明显改善。这项研究表明，一顿富含碳水化合物的普通谷物早餐可以维持整个上午的心理成绩（Wesnes et al．，2003）。

因此，我们需要了解人体每天的营养需求，并依此对每天的营养摄入情况进行合理安排。不仅如此，由于人体有39种生命所需的营养成分无法由自身合成，因此必须从饮食来源中获取（OECD，2003b）。

最近的一项研究证实，过去儿童每天都会吃的一种食物——鱼肝油——其实是很有益处的。因为这种食品与其他鱼油一样，富含不饱和脂肪酸（highly unsaturated fatty acids，HUFA），也就是现在通常所说的Ω－3脂肪酸。这种物质对内分泌平衡和免疫系统功能非常重要，而这两个系统对大脑健康至关重要。在许多现代饮食结构中，脂肪酸的含量相对来说比较少，但它们对脑的正常发育和功能是很有必要的。但我们也应当注意，在没有大量翔实的脑科学研究证明这种观点之前，我们不能被Ω－3脂肪酸的一时流行冲昏了头脑。有人开展了一项随机控制研究，对象是117名5—12岁患有发展性动作障碍（Developmental Dyspraxia）——也就是所谓的发展性动作协调障碍（Developmental Co-ordination Disorder，DCD）的儿童，在其饮食中加入Ω－3脂肪酸、Ω－6脂肪酸或安慰剂。结果发现，虽然实验治疗对运动技能没有作用，但在另一对照组中，被试在经过3个月的实验治疗后，阅读、拼写和行为能力都有了明显改善。研究结果表明，针对DCD儿童身上的教育和行为问题，摄入脂肪酸可能是一种安全而有效的治疗方法（Richardson & Montgomery，2005）。

在英国，研究者们在监狱中开展了另一项研究，目的在于考察摄入维生素、矿物质和重要脂肪酸会不会减少反社会性行为（包括暴力行为）。研究证实了这种效应，尤其表现在那些饮食不良的群体身上（Gesch et al．，2002）。

虽然有科学证据表明，富含基本脂肪酸的饮食结构和良好的早餐有利于身体健康和学习进步。但时至今日，科学研究所传达的明确信息却仍未得到政策的广泛采纳，其实际应用也无法得以推行。因此，我们应当扩大研究应用的范围，将研究结果应用到教育领域中去。提高学生的行为健康水平应当成为学校的一项基本任务：给青年人传授知识和技能，让他们成为一个健康的、有创造力的人。只有这样，学生的学习能力才能得到提高，旷课率也会减少，身体健康与心理机能才能得到改善。学校管理者、委员会、教师、社会工作者和家长都应当积极学习这些知识和信息，了解营养对于儿童健康和学业成绩的重要性。

社会交往

社会因素能够影响人的脑，直接影响其最佳的学习能力。积极的社会因素对人的生理和行为具有重要的影响，人们对这一观点已经达成共识。

在过去20年里，越来越多的人认识到，婴儿是探索者、社会交往者和信息交流者。虽然许多早期学习活动可能是一种自发现象，但也需要有一个充满刺激的丰富的自然环境，而其中社会交往是必不可少的（Blakemore, Winstion & Frith, 2004）。一项对罗马尼亚孤儿的研究发现，情绪关怀的匮乏会导致依恋障碍（O'Conner, Bredenkamp & Rutter, 1999）。另一项研究发现，在极端环境中长大、缺乏正常抚养经历的儿童，其正常关系的剥夺会导致脑的化学物质产生相对持久的改变，正常的激素分泌也会遭到破坏，如荷尔蒙①的分泌等，而这些激素对保持良好的人际关系和交往非常重要。这些研究结果都表明，对于负责人类社会行为的脑系统的发展来说，早期社会经验起着非常关键的作用

① 在处理社会情境和调节情绪行为时，荷尔蒙起着重要作用。动物研究表明，舒适的感觉刺激会引起荷尔蒙水平的升高，如轻轻抚摸、好闻的气味等。随着激素水平的提高，动物之间会建立各种社会关系和依属关系，并深深刻入记忆之中。

(Fries et al．, 2005)。

在社会认知神经科学中，近期出现了一个相对新的研究领域。该领域探讨社会环境中的脑，并考察社会认知功能的内在神经机制。将两个人一前一后放在一起进行扫描，其中一个人除了观察另一个人完成任务外，不做任何其他任务，这种方法是神经科学研究和认知功能研究的一个新窗口。一项脑成像的研究结果表明，观察别人的时候，观察者特定肌肉中的外周运动系统会产生反应，而这些肌肉正是被观察者的动作所用到的肌肉 (Fadiga et al．, 1995)。利用这种所谓的“镜像系统” (mirror system)，研究者就能对这种能够理解自己和别人动作意义的能力进行研究，确认其内在的神经生理活动。这种机制可能是许多高级社会功能的基础，因为要理解别人动作的意义，就必须想象如果直接作用于自己身上的感受。这也是我们能够理解他人和自己意图的原因，也是我们能够模仿和教育别人的原因 (Blakemore, Winstion and Frith, 2004)。另外，这个领域还有一项十分类似的研究，该研究在严格控制条件下对夫妻进行扫描，以观察他们产生共情时的脑模式。实验对其中一个人进行电刺激，同时对另一个人进行脑扫描，观察他想象伴侣遭受痛苦时的脑反应。结果发现，爱人遭受痛苦时激活的脑区与自己遭受痛苦时激活的脑区是相互重叠的 (Singer et al．, 2004)。

旨在理解和观察别人动作的研究应当有助于学习，并对教育发展产生一定的影响。但是，这类研究目前还处在发展的萌芽期，还有许多问题需要进一步深入研究，如什么类型的学习需要与他人交往？哪种情绪状态下的脑激活最强？文化差异的作用是什么？社会神经科学还应当阐明教师的作用，指出对学习影响最强的方法有哪些，并研究媒体信息对学习的影响方式如何。神经生理学研究发现，学生的智力水平会受身体健康水平的影响。因此，对于家长、教育者、社会工作者和决策者来说，认识到学生的整体健康状况对学业成绩存在重要影响是非常重要的。那些能够改变学习的情绪状况的社会因素，必须得到充分重视。

情绪调控

脑中央的结构是大家熟知的边缘系统（见图 3.1），杏仁核和海马就是其中非常重要的部分。①在历史上，这个系统被称为“情绪脑”，它与额叶皮层相连。人在处于巨大压力或强烈恐惧中时，社会判断能力和认知功能都会发生下降，而这就是情绪调控引起的，同时对奖赏和危机的反应也会受影响。

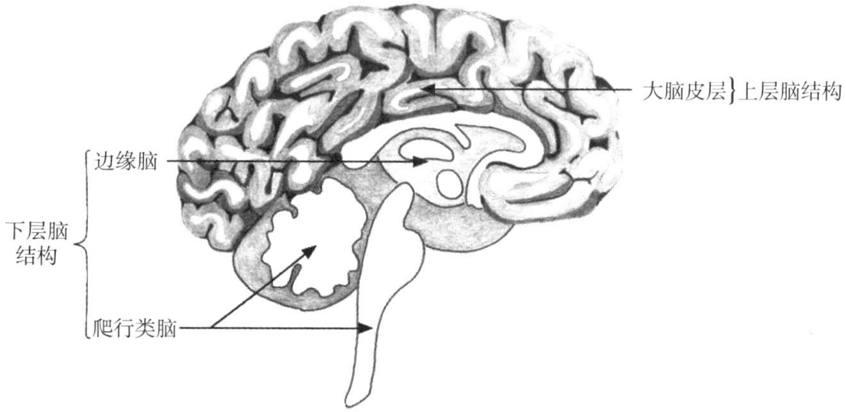

资料来源：Odile Pavot for the OECD.

图 3.1 人脑内部结构（包括边缘系统）

两千多年以前，柏拉图提出“所有学习都有情绪基础”，但直到最近，才有越来越多的证据证明，我们的情绪的确会影响神经组织的结构。如今，神经生理学和教育学领域的专家都认为，学习是在认知、情绪和生理层面进行多层次信息交流的过程。在理论分析的时候，对这三个层面作出明确区分是非常有用的，但在实际情况中，无论是脑功能

① 杏仁核是一个神经核团，因其大小和形状与杏仁相似而得名。海马也是一个神经核团，其形状与海马差不多，也因此取了这个名字。

还是学习经验，这三个层面往往都是复杂地缠绕在一起的。①

情绪的作用很大，是生活和学习中必不可少的部分。对于一个高效的学习者来说，情绪调节能力是一项必修的技能。情绪调节不仅能够影响简单的情绪表达，还会影响许多复杂的因素；情绪还能促进（或干扰）人的心理功能，如注意集中能力、问题解决能力、关系维持能力等（Cole，Martin and Dennis，2004）。根据 David Servan-Schreiber 的观点，“情绪能力或情绪智力是指一个人的自我监控能力，既包括限制冲动和本能的能力，也包括共情的能力和相互合作的能力”（OECD，2002b）。

“情绪调节”并没有一个普遍认同的定义。

● Thompson（1994）提出，情绪调节可定义为：“为了达到某种目标……负责监控、评价和矫正情绪反应的外在和内在加工过程……”

● Gros（2003）将其定义为一种过程，通过这种过程，个体影响自己拥有哪些情绪、何时习得这些情绪以及如何体验和表达这些情绪的能力。在这个定义中，情绪调节包括：编码、心境调节、心境恢复、自我防御和情感调节几个部分。

● Cole，Martin 和 Dennis（2004）将情绪的自我调节能力定义为行为的、心理生理的、注意和情感系统之间多层次的动态交互作用，它是个人有效参与社会的必要条件。这个定义指出，情绪调节和情绪激活是完全不同的两种过程。

如果情绪调节的测量不受情绪本身的影响，脑对此也应当有所体

---

① 这里举一个例子，说明认知和情绪是如何相互影响的。教师把打好分的试卷正面朝下放在中等生 Ethan 桌上。Ethan 把卷子翻过来，看到所得的分数是 F。在这种情况下，脑中的认知区域和情绪区域马上就会发生像探戈一样的相互作用。Ethan 调动皮层区域，评价当前情境：这个分数恐怕要毁掉自己追求好成绩的目标了；本来还想让妈妈送一块最新的滑雪板给自己当生日礼物，这回也要泡汤了。与此同时，边缘系统（即杏仁核）和边缘旁回区域（即脑岛皮层）也会产生情绪反应，Ethan 顿时感觉很不安。但是，Ethan 马上又会开始进行认知调节：他会超越个体本身的角度来进行调节，告诉自己这张卷子对每个人来说都很难，而且这次考试对自己的期末成绩影响很小。这种调节策略反映在脑活动上，就会出现认知控制区域活动增强，负性情绪脑区（即杏仁核）活动减弱。这样，Ethan 就会接受这种认知评价，认为事态并没有失控。这种皮层评价策略与后续经历结合起来，就能让情绪反应平静下来。

现。神经科学家已开始研究这个问题，并试图分离情绪加工中前额叶的作用（Ochsner et al．，2004；Eippert et al．，2006）。脑成像研究表明，前额叶皮层的激活与杏仁核的活动有关（Lewis and Stieben，2004）。这些研究能够促进人们对情绪调节的理解，如它的个体差异和发展变化等。以前，这个领域的研究主要依赖家长和教师对儿童的情绪和行为的报告。如今，脑科学研究的介入让我们可以采用新的方法对情绪进行测量和调控。

框3.2　从神经科学的视角把注意看作一个器官系统

注意一直都是心理学和教育学的重要课题，因为它与主观体验和自主控制的内在机制有关。自从神经成像技术出现以后，人们才可以把注意看成是一个拥有自身解剖结构的器官系统。脑成像研究已经表明，注意的各种功能，如维持觉醒、感觉定向以及面对竞争性想法和感觉时的冲突解决等能力，都是由互不相同的神经网络实现的。那么，神经网络指的是什么呢？脑成像研究发现，实验任务需要不同脑区共同协作才能完成，即便是最简单的任务也是如此。每个脑区负责的功能运算也许不同，但它们相互结合就能执行任务。我们将任务执行过程中激活的脑区以及它们之间的联系称为神经网络。

注意的神经网络非常特别，因为它们的主要目的是影响其他脑网络功能的执行。虽然注意网络所影响的区域包括大部分脑区，如初级感觉区域、边缘系统和运动皮层等，但其源头却是有限的。

注意网络中研究得最透彻的是感觉定向。大脑中多个脑区共同作用来放大感官信号的能力非常强。研究者普遍认为，额视区（frontal eye fields）、上顶叶和下顶叶区域是注意定向网络的关键节点。另外，也有研究指出，一些皮层下结构，包括丘脑枕部（pulvinar of the thalamus）和下丘也参与注意定向功能。多数针对注意定向网络的研究都采用视觉刺激，但注意对其他刺激的影响方式应当也是一样的。当然，对不同感觉信息进行注意放大时所涉及的脑区是不同的。

迄今为止，研究证据表明，实验任务中觉醒状态的维持和危险信号引起的局部变化，都会涉及蓝斑这个皮层下结构。它是脑内去甲肾上腺素的主要分泌器官。大量证据表明，右侧大脑皮质必须完整才能维持大脑紧张状态。右侧半球如果出现损伤，个体面对突然出现的目标时，很难作出恰当的反应。脑成像研究认为，危险信号对左半球皮层的影响可能更为强烈。

在某些任务中，不同刺激会引起冲突，对反应输出的控制进行竞争，此时通常会引起前扣带回和外侧前额叶区域的激活。研究者相信，刺激引起的冲突是冲突情境的一种表现。在冲突情境中，不同神经网络相互竞争，争夺对意识资源和反应输出的控制。因此，人们将此命名为“执行注意网络”。在思维和情绪任务中，注意网络会调控其他神经网络的活动。儿童期时，这个神经网络得到巨大发展，而它成熟以后的功能就是发展心理学中所谓的自我管理。因此，在学校能否取得成功，这个神经网络起着特别重要的作用。

在所有与注意有关的认知任务中，都存在个体差异。因此，研究者开发了注意网络测验，用于测量这三个网络（即维持觉醒、感觉定向和冲突解决——译者注）的效率。迄今为止，研究发现每种网络都有其截然不同的解剖结构、主要化学神经调质和发展进程。近来，一些研究考察了特定基因的不同等位基因型对网络效率的影响，也有几项研究设计了一些针对这些网络的训练方法。

注意是一个器官系统，有了这个观点，我们就能更好地理解各种脑损伤和疾病中出现的注意障碍问题。

资料来源：Michael Posner，University of Oregon.

恐惧和压力引发的情绪可直接影响学习和记忆。脑科学研究已经阐明了负性情绪阻碍学习的方式；且负性情绪（如恐惧和压力）对学习和记忆的影响程度主要是由杏仁核、海马和应激激素（糖皮质激素、肾上腺素和去甲肾上腺素）调节的。与负性情绪同时发生的一些身体反应，如心率增加、出汗、肾上腺水平上升等（Damasio，1994；LeDoux，

2000），也会影响脑皮层的活动。但是一定的压力水平是必要的，它是快速适应环境困难的必要条件，也能促进人的认知和学习能力。但只要超过这个最低水平，就会对生理与心理起破坏作用。

压力是由运动系统或认知系统的过高要求引起的，并在情绪体验上表现出来。例如，某人在大街上遇见一个持枪的蒙面人。通常，这是一个危险的压力情境。这个时候，大脑会快速识别危险信号，动员认知系统和运动系统，以求自保。对持枪人（压力源）的一系列反应组成了人的应激反应：警惕性增强、注意力集中、身体做好抵抗或逃跑的准备、心率和血压上升。与此同时，消化、生长和生殖活动都慢了下来。因为这些功能对于生存的危机来说并不十分必要，它们的下降并不会对机体造成损伤。应激反应受激素、肾上腺素和去甲肾上腺素调节，它们能在几微秒内分泌出来。而皮质醇会在几秒钟后开始分泌。这些激素对大脑产生作用，影响人的认知功能，特别是学习和记忆功能。[①]幸好课堂上不会出现持枪蒙面人！但其他极端压力源也有同样的影响——例如，凶狠的老师、欺凌弱小的同学以及读不懂的学习资料等。这些材料既可以是书本资料，也可以是电脑资料。如果学生所处的环境会引起恐惧或压力，学生的认知功能就会受到影响。

为了阐明压力影响学习和记忆功能的内在神经机制，了解减少和调节这种影响的各种因素，还需要心理学、神经药理学和神经成像科学的不断深入研究。为了寻求有害压力的有效预防手段，就必须理解人们处理压力源、保持甚至改进认知功能的方法。锻炼身体就是众所周知的一种预防方法（见框 3.3）。最近一项研究发现，杰出运动员面对心理社会压力源的心理反应水平较低（较少出现焦虑，也更冷静）、生理

---

① 从对压力激素皮质醇水平的研究来看，我们可以提出这样一种假设——与动物研究的结论致 皮质醇在较低和中等水平时能够促进学习和记忆能力，而在较高水平时则会削弱学习和记忆能力（McEwen & Sapolsky, 1995）。这个假设还得到了进一步证实：在一些疾病中，皮质醇的水平非常高；在长期压力情境下，皮质醇处于慢性高水平状态，这样都会导致认知和记忆功能的损伤。动物研究和人类研究中都发现了这一点（McEwen & Sapolsky, 1995）。

反应水平也比较低（皮质醇水平）[①]（Rimmele et al．，2007b）。应激激素和杏仁核调节记忆的生理机制是怎样的？它们对生理和认知系统的影响如何？我们需要更多这方面的知识，因为它们与教育的关系十分密切。事实的确如此，特别是在如今这样一个社会，想获得成功需要经受很大的压力，来自媒体信息等方面的负面影响也能引起严重的学习问题，而且会影响儿童的情绪稳定性（且不说成人！）。

框3.3　身体锻炼

最近研究表明，有氧运动不仅可以增强心血管健康，还能改善大脑健康。Arthur Kramer 开展的一项脑研究提供了确切证据，该研究考察了有氧运动对老年人认知功能的影响。他让老年被试参与一项连续三个月的运动计划，即每天散步一段时间，并逐渐增加时间长度。结果发现，这些老年被试（年龄 55 岁以上）关键脑区的功能得到了提升（Colcombe and Kramer，2004）。六个月后，被试接受扫描和心理测试，结果发现测验分数提高了 11%，额叶中部和顶叶上部脑区功能发生了变化。这些区域能够将大脑资源集中在特定任务上，并负责空间注意的分配。这项研究提示了锻炼促进老年人大脑健康的生理学基础。当然，这项研究中的老年人脑功能明显相对较高，且没有明确的临床病症，但针对老年人的元分析表明，良好的有氧运动对病人与正常人的认知功能都具有促进作用。

这个领域的后续研究可能会告诉我们，应不应该在学校课程里增加有氧运动的比重。目前，这个领域的研究正由丹麦游戏和学习协会下设的学习实验室承担。他们一直在对身体、心理、认知和学习之间的关系进行探讨，以便开发一套综合方案，将身体锻炼纳入其他课程的课堂教学中来，而不仅仅把它当作体育课的一部分。

---

① 优秀运动员的这种效应能不能在非专业运动员中有所体现呢？这个问题值得进一步探究。

> 有证据表明，身体锻炼能够促进运动的协调控制能力（如平衡能力、运动的综合协调能力、特定运动技能和身体自觉能力），并能对学习困难和注意障碍的解决提供一定的启示（Rudel，1985；Nicolson，Fawcett and Dean，1995；Roth and Winter，1994）。多项研究也表明，在许多方面，运动能力和语言发展之间有明确的关系（Ruoho，1990；Rintala et al.，1998；Moser，2001）。Moser 提出，身体锻炼能够促进认知功能的提高，深入来看，它意味着我们需要进一步探知身体锻炼对各种教育课程、休闲活动和日常生活所产生的影响（Moser，2004）。在学校里，身体锻炼一般都被局限在体育课范围内，而没有与其他课程整合起来。
>
> 如果理解了锻炼影响脑功能的主要机制，我们就能深入理解人的认知健康，理解在教育课程中如何安排锻炼计划才能促进学习。而且，即便是空气通风这样的简单因素也能产生积极影响：时不时打开窗户，放下手头的学习，疏松一下筋骨，呼吸一下新鲜空气，也会促进学生成绩的提高。

结合认知心理学和儿童发展研究，脑科学确定了一个非常关键的脑区，它的活动和发展与自我控制能力的水平和发展有关。① 自我监控也是最重要的行为与情绪技能之一，是儿童在社会环境中不可或缺的一种技能。个人控制自我冲动、延迟满足的能力也是情绪管理的重要内容。在教学情境中，存在各种社会情境因素，需要自我监控能力的参与，而这种能力也是儿童发展的重要基础，是成为一个负责任的、成功的人的

① 例如，“Stroop 任务”就是一种经典的认知控制任务。在这个任务中，给被试呈现一些表示颜色的词，但字体的颜色可能与词本身相同（如词语“红”，字体颜色是红色），也可能不同（如词语“红”，字体为蓝色）。任务要求被试大声说出字体的颜色，如果字体颜色与词本身不同时，会比颜色相同时困难得多。Stroop 任务一般会激活一个叫作前扣带回的特定脑区，该区域位于额中线（frontal midline）部位，紧邻眶额叶后部。前扣带回是某个神经网络的关键结构，该神经网络负责错误监测功能，以及对认知过程（如 Stroop 任务）和情绪过程的调节功能，这样就能实现对行为有意识的自主控制。

重要基础。[①]

越来越多的研究证据表明，情绪调控也许是情绪智力中最重要的成分，而情绪智力是压力情境下与人进行有效交流的必要条件。儿童怎样才能学会处理紧张的、负面的人际关系？这不仅需要学会处理自己的痛苦和愤怒情绪，也需要学会处理他人的负面情绪。这种能力对社会关系的发展和维持是非常重要的（Eisenberg and Fabes，1992）。迄今为止，大部分有关自我情绪调控能力的发展研究都是以婴儿和幼儿为对象的，究其原因可能主要是因为这个年龄认知功能的发展速度最快（Calkins，2004）。在儿童早期时，学会处理家庭以外的社会关系和与同伴的关系，是至关重要的。儿童的社会能力非常重要，它可以预测社会关系和学业成绩（如入学准备成绩）的好坏（Carlton and Winsler，1999）。一项对学前儿童社会能力的研究显示，情绪调控有助于儿童在同伴中建立并维持良好的关系（Denham and Button，2003）。

Michael Posner（OECD，2002b）提出了“努力控制”（effortful control）的概念，表示在学校或家里，儿童对自己行为的自我管理能力。[②]努力控制的测量方法是：向父母询问孩子的专心程度（注意集中程度）、自我克制力（抑制控制）、对低强度刺激的爱好以及对周围环境细微变化的觉察能力，并对这些问题的答案进行综合分析。

情绪和生理之间的联系十分密切，各个不同部分都联系在一起，共

---

① 神经成像研究表明，在视觉表象和知觉过程中，至少2/3的激活脑区是相同的。物体和事件的心理表象与相应的知觉活动所涉及的许多加工过程是相同的。厌恶刺激的视觉表象（如烧焦的身体、被打烂的面孔）会引起皮肤电和心率的变化。因此，心理表象能够影响人的身体。某些脑区受厌恶刺激表象的激活程度比中性刺激（如山羊、椅子的照片）更强。其中一个被激活的脑区是前脑岛，该脑区与身体自主活动的状态记录有关。这些研究发现说明，人们可以通过构建特定心理表象的方法来改变情绪状态。一些研究者声称，这种方法可以影响许多身体功能，包括与内分泌系统和免疫系统有关的功能。这类神经成像研究还可以进一步深入，验证各种心理表象技术，用于克服焦虑、营造积极的学习环境、促进学习等，并对教育情境中的实际应用提供启示。

② 一项追踪研究表明，延迟满足和教育成就有关。实验任务是这样的，4岁大的儿童独自待在一间屋子里（屋子是空的），面前放着一颗果浆软糖。孩子如果能够忍住不吃，等主试回来后，就能得到两颗果浆软糖。如果儿童能够抵抗诱惑、忍住想吃第一颗果浆软糖的冲动，那么他们就更有可能在以后的学业上取得更大的成绩。这种能力是通过对应对失败的能力、应对压力的能力、坚持能力和专心能力的测量获得的（OECD，2002a）。

同组成人的心理和身体。因此，为了提高对情绪十分敏感的那些脑学习功能，可以从生理因素着手。但是，由于二者的内部联系异常复杂，因此我们可以预期它们之间不可能是一种简单的因果关系。举例来说，通过心跳节律训练，使心跳变得更加有规律，会同时在生理层面和心理层面提高情绪调节功能。①

理解神经功能的内在机制和加工过程，可以设计出适宜的教育方案，促进情绪智力的发展和脑学习能力的提高。理解了脑成熟和情绪之间的规律，可以制定适合年龄的情绪管理策略。为了让孩子能够理解和表达自己的情绪，家长应当为孩子创建一个安定的情绪环境。另外，我们之所以要研究儿童情绪管理的脑加工过程，其中一个原因是，可以帮助我们识别各种情绪障碍，并对它们进行预测和预防。

框3.4　音乐

演奏音乐不仅需要运动技能，还需要对听力输入和运动控制的协调技能，以及脑对躯体触觉的理解能力。多数音乐家同时运用双手的能力的确比普通人强。也许人们会想到，两半球运动区域的协调能力提高了，会引起解剖结构的一定变化。的确，音乐家的前扣带回比非音乐家更大，而前扣带回中就含有联系两半球运动区的纤维束（Weinberger，2004）。

音乐还能影响脑的各种学习能力，以及扩大听觉皮层和运动皮层的范围。因为当脑储存的信息非常重要时，有一个办法就是调用

① 一项在英国南安普顿开展的有关情绪的初步计划就采用了这种方法，该计划向人们传授节律呼吸法，以调节心跳的节律；该计划还开展了一系列的干预方法，稳定个体的生理状态，帮助人们达到和谐的情绪状态（OECD，2003b）。此外，有些计划更为公开地采用这种方法来解决暴力问题——在如今的校园里，暴力问题正日益加重。例如，Rosenberg（1998）开发的非暴力交流方法在许多国家都非常盛行，并已建立了多所基于这种教学方法的学校。Rosenberg的方法主要就是让学生了解自己的需求，并帮助他们提高交流技能，把这种需要表达出来，因为缺乏交流往往是发生暴力行为的主要原因。在中国，成千上万的青少年都存在各种学习和行为问题，而这可能与情绪发展不良有关；中国政府正在寻求提高情绪智力的方法，以改善心理平衡，提高生活质量，培养积极的社会交往能力（OECD，2002c）。

更多的脑细胞来对它进行加工。对音乐家的研究表明，他们还具有一些其他的特征，特别是在一些高度发展的特定脑区，但我们还不清楚这些特征会不会促进其他技能的学习。学习能够塑造大脑，增强神经细胞的反应能力，增加对重要声音产生强烈反应的神经细胞数量（Weinberger, 2004）。德国一项采用脑磁图技术（MEG）的研究发现，音乐家听到钢琴音调时，听觉皮层激活的范围比非音乐家更大；并且，接受音乐训练的时间越早，激活范围就会越大（Pantev et al. , 1998）。研究还发现，小提琴手的左手手指对应的运动皮层电反应更强（Pantev, 2003）。音乐家的运动区域和听觉区域范围比一般人更大，也说明了长时间训练能够改变神经系统的结构（Schalaug, 2003）。

研究音乐可以告诉我们很有价值的信息，让我们了解脑工作的原理。越来越多的研究发现，知觉、加工和演奏音乐等活动是由不同的脑区负责的。在实际情况中，演奏音乐、聆听音乐和创作音乐都需要这几种认知功能的参与。研究告诉我们，积极的情绪可以影响学习，因而音乐也可能会促进学习。这是未来研究的另一课题，包括音乐学习的迁移作用。

动机

无用的知识能给人许多快乐。

——罗素

对成功学习来说，动机是很重要的一部分，因为它与理解和情绪有关。动机可以看成是所有情绪成分的综合效应，它反映了机体的一种准备状态，是一种身体和心理高度集中的状态。因此，动机与情绪的关系是十分密切的，而情绪决定了脑是否对事件作出反应——高兴时主动反应，不高兴时回避反应。因此，我们可以得出这样的假设，动机是由情绪系统产生的。

外部动机（与外在因素有关）和内部动机（与内在因素有关）是完全不同的两种动机。外部动机从外部影响行为——如奖励或惩罚，包括具体性的和象征性的（McGraw，1978）——而内部动机反映的是个人实现内部需求和心愿的倾向。传统教育看重人的外部动机，一般采用惩罚和奖励的手段；目前的神经科学研究也比较重视外部动机在学习中的作用，因为内部动机的机制还没有完全理解清楚，很难用神经成像技术来研究这个问题。但是，许多学习过程都依靠内在动机，而不是外在因素，因而神经科学也必须对内部动机系统进行深入研究。

框 3.5 游戏

游戏对动机有着很大的影响。在教学情境中，采用讲故事的方式，或采用激发想象力的活动，对动机的影响是不同的。有研究者就曾利用游戏来激励儿童，让他们完成由大量题目构成的标准化测验，而这种测验对一般人来说都是非常枯燥的。儿童比较喜欢传统游戏道具，如木偶等，也很容易受它们激励。利用游戏，教师能够营造出一个积极的学习环境，克服一般的学习障碍——如反抗行为、消极情绪、对立态度。

一项采用近红外光学成像技术（near-infrared Optical Topography）对“游戏中的脑”进行的研究发现，与采用常规方法完成某种活动相比，采用木偶游戏的方法会使血流量显著增加（Peyton et al．，2005）。Nussbaum 等人（1999）的一项研究让 300 名学校儿童玩多种 Gameboy 游戏，结果发现儿童的动机明显提高。无论对于熟悉这种游戏的儿童，还是除了在学校平时接触不到这些游戏的儿童，情况都是一样。McFarlane，Sparrowhawk 和 Heald（2002）研究了老师对电子游戏优缺点的看法，结果发现，老师们对冒险游戏的态度是正面的。多数老师承认，游戏有利于促进各种策略的发展，而这些策略对学习有着举足轻重的作用（Gros，2003）。

MIT 媒体实验室设计了一个名叫 Sam 的人物角色，这个角色善于交谈，是为了促进儿童语言发展设计的。Sam 让孩子们用真实物体进行讲故事的游戏，同时会有一个虚拟玩伴参与进来，他也使用相同的物体。这个程序让孩子们通过与电脑的互动来提高讲故事的能力。与自己一个人玩相比，采用这种方法，孩子们讲的故事更富有想象力，叙述方式也更复杂（Cassell et al.，2000）。

因此，游戏不仅可以增强动机，还能帮助提高学生的想象力；游戏还能对人的技能、能力和策略产生积极影响。但是，许多学校却不断占用和减少休息时间，增加测验的强度，留给娱乐、游戏的时间少之又少。另外，家长也应当负部分责任。因为他们总是让孩子参加各种课外学习活动，为的是提高学业成绩，但这样孩子玩的时间就更少了，有的甚至根本没有玩的时间。在现在这个社会，学习任务那么繁重，需要投入的时间越来越多，想要在课堂上加入游戏的内容，几乎是难以实现的。

小的时候，大部分人都应当体验过高效学习背后的内部动机。很多人一直都保持这种能力，Csikszentmihalyi （1990）称之为“舒畅感”（flow）①——个体努力追求自己真正快乐的状态，而它并不需要明确的外部奖励。许多因素都能激发人的学习动机，如渴望赞扬和认同等，但其中最有力的一种（如果不是唯一一种）是理解时的喜悦感。脑对这种感觉有着明确的反应。例如，在人们突然有一种“我明白了！”（eurêka）的感觉时，脑会突然产生一些神经联结，并觉察到所有信息之间的内部联系。②这是一种最快乐的脑体验，至少在学习情境中如此，真可谓是一

① Csikszentmihalyi (1990) 把“舒畅感”描述为一个人发自内心想要学习的状态，表现出精神高度集中、百分之百参与和尽善尽美。

② 来自隆德大学（瑞典）的 Peter Gärdenfors 在参加 2004 年 11 月由教育研究与创新中心和丹麦学习实验室在哥本哈根联合举办的一次会议上，提出将“Eurê ka”作为得到理解的特定“识别模式”。为了说明这个问题，可以举一个小孩玩游戏的例子。游戏是让孩子们将看似散乱的小点用笔一个一个连接起来。孩子们从第 1 个点开始连线，随着连线的越来越多，孩子们会发现表面上看起来杂乱无章的小点，竟然连成了一个认识的物体。换一个说法，即“理解是将信息转变成知识的过程”（B. della Chiesa）。

种“心智的极度快感”（intellectual orgasm）（B. della Chiesa）。人一旦有过这种体验，就会再想拥有。早期教育的主要目标之一就应当让儿童尽早获得这种体验。这样，孩子们就会知道，学习是一件多么美妙的事情！

框3.6 电子游戏

为什么玩电子游戏会影响儿童的健康状态、认知能力、社会能力和行为技能？其影响的方式如何？奇怪的是，这些问题我们知之甚少；虽然电子技术的更新日新月异，但研究并未跟上这个节奏。

在德国乌尔姆市的神经科学与学习转化中心（Transfer Centre for Neuroscience and Learning）（见框7.7），研究者们已经开始调查媒体消费对儿童心理和生理健康的影响。与此类似，罗彻斯特大学的研究发现，投入大量时间玩快节奏的电子游戏的年轻人比不玩这种游戏的人视觉能力更好，而且注意复杂视觉环境的能力也明显更强。他们“能够同时注意到的物体也更多，而且能更有效地加工快速变化的视觉信息”（Green & Bavelier，2003）。最新一代电脑游戏很看重画面的三维和动态效果，不仅需要玩家将注意力同时分配在画面的不同部分，还需要提高视觉和注意技能。

但是，大多数流行电脑游戏都充满了暴力，这一点是不容忽视的。一些研究表明，画面的情绪成分过多，可能会增加玩家的反社会行为（Anderson，2004）。电子游戏会引起多种情绪反应——危险、暴力和对抗——它们都说明游戏可以唤起太多的情绪成分。游戏有害吗？它会不会增强孩子的攻击性？或者还会引起其他更为严重的后果？一些反对游戏的人指出，新近研究显示，暴力游戏和攻击行为之间存在直接关系；一些研究者还指出，电子游戏激发的脑暴力反应模式与真实攻击行为的模式是相同的。例如，德国亚琛大学的一项研究让男性被试玩一种游戏，要求他们杀死歹徒，营救人质。在这个游戏中，许多处理情绪的脑区，如杏仁核、前扣带回都发生了激活（Weber et al.，2006）。研究者在扫描大脑想象攻击行为时，也发现了相同的激活模式。德国蒂宾根（Tübingen）大学的Birbaumer提出，人们玩电子游戏的时候，这些神经回路通常都会得到强化，因此当人们面对类似的真实情境时，攻击性就会被启动（Motluk，2005）。

虽然目前研究告诉我们的信息还不够明晰，我们还不知道玩电子游戏对儿童是好还是坏。但是，玩游戏至少可以使儿童增加电脑知识，因为在如今这个社会，电脑知识是非常重要的。为了揭示媒体对儿童认知和情绪发展的影响，还有待进行更多研究。在下面这几个方面，需要引入现代技术：利用虚拟技术模拟真实情境；独立完成任务，避免因为当众出错而引发不安情绪；增加游戏和动机要素。对于学校政策制定者和执行者来说，对这个领域的深入理解都是很有好处的——不仅仅是理解众所周知的、早期教育的重要性，而且还有利于把游戏确立成一种“自然学习资源”，以改善当今教育所面临的许多系统性的问题。

虽然神经科学已经取得了一些成绩，理解了某些促进学习进步的动机过程，但是为了把它与教育体系联系起来，我们还有很多工作要做。大多数人都认为，学校里并不总是充满欢乐；有些人甚至会说，学校总是约束学生，打击学习的积极性。研究这个问题的同时，人们也会更好地理解各种外部因素和内部因素是如何相互作用而对脑产生激励作用的。但最大的困难是，我们怎样才能制订合理的学习目的，如何才能鼓励学生产生学习的内部动机。这个领域如果能够汇集神经科学的研究，就可能会对教育事业产生直接的、重要的促进作用。

睡眠和学习

睡眠的作用一直是一个令科学家十分着迷的话题，至今它仍是一个生物之谜。关于睡眠，许多基本问题都还不清楚。从神经生理学的角度来看，它是脑警觉的一种特殊形态。① 无需脑科学研究我们也知道，充足的睡眠是人保持警觉和清醒的必要条件。很显然，对于生命来说睡眠是至关重要的。② 研究者们一致认为，许多身体功能都能在清醒状态下得到恢复，但脑皮层功能只有通过睡眠才能恢复（Horne，2000）。睡眠质量与人的健康密切相关，睡眠不佳会对心情（Poelstra，1984）和行为（Dahl and Puig-Antich，1990）产生负面影响。在某些案例中，潜伏性睡眠障碍会引起多种心理病症（Reite，1998）。成人嗜睡症会导致工作失败、社会生活变差、疾病增多以及危险增加，如机动车车祸等（Ohayon et al．，1997）。

从行为层面到分子层面的研究都表明，睡眠有利于人类和其他哺乳动物记忆的形成（Maquet，2001）。动物研究最早发现，睡眠与学习和神经可塑性有关，其中快速眼动睡眠（REM）的时间与学习任务的成绩存在相关（Smith，1996）③。最近的人类研究也发现，慢波睡眠和相应的 EEG 慢波对记忆巩固及其神经可塑性有非常关键的作用（Huber et al．，2004；Marshall et al．，2006）。许多采用人类功能成像技术（记录较大神经网络的活动）、基因技术和神经药理学技术的脑科学研究都表明，在某些睡眠阶段（慢波睡眠和 REM 睡眠），记忆痕迹会发生重加工，记忆内容会得到巩固，这在不同种属和不同学习任务中都是如此（Stickgold，2003）。REM 睡眠可能对技能记忆的巩固效果最好，而慢波睡眠对依赖海马的外显陈述性记忆的巩固作用最强。大量睡眠剥夺研究也证明，睡眠能够巩固习得的记忆内容。对动物和人类的实验证据表明，人在睡眠之中能对最近的经验重新进行“离线”加工，这也是记忆巩固的内在原因（Ji & Wilson，2007；Rasch et al．，2007）。并且，

---

① 1953 年，杰出科学家 Nathaniel Kleitman 颠覆了人们的一贯看法，指出睡眠时并非所有脑活动都会停止。

② 睡眠缺失之后会导致睡眠反弹，长期剥夺老鼠的睡眠（两到三个星期）最终会导致其死亡（Miyamoto and Hensch，2003）。

③ REM 睡眠阶段时人会做梦，其大脑活动模式与清醒时非常相似。REM 睡眠的功能到底是什么，迄今为止还没有统一意见。科学家们对 REM 睡眠与程序性学习之间的关系进行了研究和探讨，但并未得出 REM 睡眠时间和学习时间之间的确定关系（Nelson，2004）。

人们在对丘脑皮层系统进行分析后，发现了一种互惠的现象：即睡眠本身也具有可塑性，它受到清醒时经验的影响（Miyamoto and Hensch, 2003）。另一种假设认为，睡眠对神经可塑性起着非常关键的作用。也就是说，睡眠有利于维持神经元间的有效联结，强化突触间的主要神经联结，剪除次要神经联结。有研究者提出，睡眠中大脑皮层都会经历神经可塑性的过程，因为它会不断"更新"现实经验，特别是前一天发生的事情（Kavanau, 1997）。

研究显示，儿童睡眠障碍与许多运动障碍、神经疾病和情绪行为障碍有关，如活动过度，学习困难等（Ferber and Kryger, 1995）。在儿童中，睡眠障碍的发生率很高，而且非常稳定，这是一个非常普遍的问题。流行病学研究表明，约有 1/3 的儿童存在睡眠障碍（Simonds & Parraga, 1984；Kahn et al., 1989；Blader et al., 1997；Rona, Gulliford and Chinn, 1998）。对儿科医生的一项调查发现，睡眠障碍是父母担心的第五大问题（仅次于疾病、饮食、行为问题和身体畸形）（Mindell et al., 1994）。

虽然每个年龄段都存在普遍的睡眠障碍（Wiggs and Stores, 2001），但随着青春期的变化，也会出现一些年龄特异性模式。一项对 25 000 名 10—90 岁被访者的睡眠习惯进行问卷调查的研究发现，儿童一般起得比较早，但进入青春期后，睡觉时间就会越来越晚（见第二部分，文章 B）；在大约 20 岁的时候，睡得最晚，之后睡眠时间又会逐渐提早（Abbott, 2005）。一般来说，青春期时白天睡觉的时间总会增多，无论总体睡眠时间有没有增加，都表明了青春期对睡眠的生理需求并不会下降（Carskadon et al., 1980）。

最近的一些研究指出，睡眠剥夺和睡眠困难与学业成绩不良有关：睡得越少，成绩越差（Wolfson and Carskadon, 1998）。许多儿童长期处在慢性睡眠剥夺状态，这对于正在发育的大脑来说，确实会产生潜在的危害。由于存在伦理问题，对儿童进行睡眠剥夺实验是比较少的，仅有的几项研究考察了睡眠剥夺给认知功能所带来的后果。早期的一项研究发现，完全剥夺一个晚上的睡眠后，11—14 岁的儿童所受的影响与之前得出的有关成人研究的结果相同（Carskadon，Harvey and Dement，1981）。研究发现，部分限制睡眠也会损伤人的认知功能。但是，人的一般行为能力并不会受到影响，就算一个晚上完全不睡也一样（Randazzo et al．，1998）。研究还指出，睡眠时间过短会导致短时记忆任务的成绩下降（Steenari et al．，2003）。

近些年来，越来越多的研究指出，儿童睡眠障碍和各种心理症状有关，如抑郁症、行为障碍等（Morrison，McGee and Stanton，1992；Chervin et al．，1997；Dagan et al．，1997；Corkum，Tannock & Moldofsky，1998；Dahl，1998；Marcotte et al．，1998；Aronen et al．，2000；Smedje，Broman and Hetta，2001）。注意力缺陷多动障碍（ADHD）是一种神经心理障碍，患有此障碍的儿童会经常出现睡眠障碍。多篇研究报道也指出，ADHD 儿童出现睡眠问题的比率比一般儿童高（Chervin et al．，1997；Marcotte et al．，1998；Stein，1999；Owens et al．，1998）。与控制组儿童相比，父母报告的 ADHD 儿童不愿睡觉、入睡困难、睡眠焦虑、白日嗜睡、异样睡眠障碍（parasomnias）和睡眠时间短等问题也明显更多（Owens et al．，2000b）。另外，研究还发现，睡眠障碍也与某些环境因素有关。例如，电视看得太多，特别是在应该睡觉的时候，也会对睡眠产生负面影响（Owens et al．，2000a）。此外，也有研究发现，入睡困难还与不愿睡觉（Blader et al．，1997；Smedje，Broman and Hetta，1998）和与父母同床有一定关系（Lozoff，Wolf and Davis，1984；Madansky and Edelbrock，1990；Latz，Wolf and Lozoff，1999）。

框 3.7　声压强度

在课堂上，听觉是非常重要的：信息源源不断地通过这条通道输入。声压强度会影响孩子们的学业成绩。伦敦南岸大学的一项研究测量了伦敦 142 所小学上课时学校周围的噪声水平，并将这些学校学生的国家标准考试成绩与其他已经发布的 7—11 岁学生的成绩进行比较。结果发现，环境噪声越大，学生成绩就越差，即便控制了导致成绩较差的其他可能因素后，如社会经济地位水平等，结果还是一样（Shield and Dockrell，2004）。

根据世界卫生组织（WHO）的《社区噪声指南》（Guidelines for Community Noise）可以得知，学校噪声会产生很多重要的影响，包括干扰言语、阻碍理解、破坏信息交流、令人烦躁等。《指南》对教室噪声水平的规定是这样的，为了保证课堂上学生能够听清并理解所讲的内容，教学时背景噪声不应该超过35分贝。对于听力缺损的儿童来说，则需要更低的噪音标准：在室外操场上，外界噪声水平不应当超过55分贝，这与居民区白天室外的标准相同。

只要谈到睡眠剥夺或睡眠减少问题，人们就会问："睡多长时间才算够？"其实每个人需要的睡眠量相差很大，因此没有一个人人适用的简单标准[①]。有研究发现，睡眠不足、白日嗜睡及学业成绩较差与上学时间太早有关系（Carskadon et al.，1998）。与上学时间较晚的学生相比，这类学生普遍抱怨从早到晚都很累，很难集中注意和专心学习（Epstein，Chillag and Lavie，1998）。目前的上学时间是不是太早了？这仍是一个存在争议的问题。在作出明确结论以前，仍需要开展更多的研究，考察可能带来的影响；同时结合实验研究，深入理解睡眠和学习（如记忆巩固）之间的关系。另外，有证据表明，学习一项任务后睡一小会儿可以改善学习效果。因此，人们常说的"Let's sleep on it（让我考虑一下）"并不是一句谚语式的神经神话（neuromyth）（见第六章）。Robert Stickgold（2003）的一项研究以哈佛大学的一群学生为对象，让他们完成一项需要注意力高度集中的复杂任务。结果发现，睡了30—60分钟后，被试的任务成绩就能恢复到实验初期水平。

睡眠不足在儿童当中是一种十分普遍的现象，需要更多研究来调查睡眠障碍的现状，同时也需要更多实验研究的介入，以帮助我们理解睡

---

① 已有证据表明，长期服用安眠药，"帮助"自己增加睡眠时间，并不一定会促进身体健康，实际上还可能会缩短人的寿命（Siegel，2003；另见第七章）。

眠不足与心理疾病和认知下降之间的关系。另外，纵向研究还能帮助我们理解不同生命阶段睡眠的变化规律，让我们知道每个阶段需要多少睡眠才能保持脑健康和情绪稳定。我们还应当对睡眠的内在机制和演化进程进行深入研究，它能告诉我们睡觉时脑需要什么，哪种学习过程得到了最多的促进，以及必要的睡眠量是多少。对于各种学校课程、技能培训和专题会议来说，在制订计划安排时，如果能够参考有关睡眠的科学结论，就能起到事半功倍的效果。例如，教师可以把青少年的上课时间安排得更晚一些，并且建议学生早上醒来温习功课，因为这样效率会更高。家长也能起到非常重要的作用，只要保证孩子们的充足睡眠，别让他们睡觉之前用脑过度（如打电脑游戏），就能促进孩子脑的健康成长。

结论

有关脑科学的研究表明，营养对学习过程起着非常关键的作用；这些研究还让我们了解到良好学习环境的特点。许多有益于脑功能发展的环境因素其实都是一些日常事件——社会环境与交流的质量、营养条件、身体锻炼以及睡眠等。这些因素看起来太过平常，因而人们很容易忽视它们对教育的影响。对它们的研究需要采用整体分析法，重视身体和心理健康之间密切的相互依赖关系，以及情绪和认知功能之间的相互影响关系。

如今，越来越多的证据表明，情绪能够重塑脑组织。处于巨大压力或极端恐惧的情境中，人的社会判断能力和认知能力都会受到影响，这是由情绪调节的神经机制引起的。为了应对困难，一定的压力是必要的。但超过一定水平时，就会产生相反的效果。在众多积极情绪中，学习活动最强大的奖励因素是掌握新概念时所产生的愉快感——脑对这种体验有明显的反应。早期教育的一个主要目标就是，尽早让儿童体验到这种“启蒙”，让他们体验到学习的乐趣有多奇妙。情绪管理是成为成功学习者的重要条件；在社会环境中，无论儿童还是成人，自我监控都是最重要的一种技能。

参考文献

Abbott, A. (2005), "Physiology: An End to Adolescence", *Nature*, Vol. 433, No. 7021, p. 27.

Anderson, C. (2004), "Violence in the Media: Its Effects on Children", An edited transcript of a seminar presented in Melbourne, Australia, Young Media Australia, Glenelg, South Australia and the Victorian Parenting Centre, Melbourne, Victoria, 11 September.

Aronen, E. T., E. J. Paavonen, M. Fjällberg, M. Soininen and J. Törrönen (2000), "Sleep and Psychiatric Symptoms in School-age Children", *Journal of the American Academy of Child and Adolescent Psychiatry*, Vol. 39, pp. 502 – 508.

Blader, J. C., H. S. Koplewicz, H. Abikoff and C. Foley (1997), "Sleep Problems of Elementary School Children: A Community Survey", *Archives of Pediatrics and Adolescent Medicine*, Vol. 151, pp. 473 – 480.

Blakemore, S. J., J. Winston and U. Frith (2004), "Social Neuroscience: Where Are We Heading?", *TRENDS in Cognitive Sciences*, Vol. 8, No. 5, pp. 216 – 222.

Calkins, S. D. (2004), "Temperament and Emotional Regulation: Multiple Models of Early Development", in Mario Beauregard (ed.), *Consciousness, Emotional Self-Regulation and the Brain. Advances in Consciousness Research* 54, John Benjamins Publishing Company, Amsterdam, pp. 35 – 39.

Carlton, M. P. and A. Winsler (1999), "School Readiness: The Need for a Paradigm Shift", *School Psychology Review*, Vol. 28, No. 3, pp. 338 – 352.

Carskadon, M. A. and C. Acebo (2002), "Regulation of Sleepiness in Adolescence: Update, Insights, and Speculation", *Sleep*, Vol. 25, pp. 606 – 614.

Carskadon, M. A., K. Harvey and W. C. Dement (1981), "Sleep Loss in Young Adolescents", *Sleep*, Vol. 4, pp. 299 – 312.

Carskadon, M. A., K. Harvey, P. Duke, T. F. Anders, I. F. Litt and W. C. Dement (1980), "Pubertal Changes in Daytime Sleepiness", *Sleep*, Vol. 2, pp. 453 – 460.

Carskadon, M. A., A. R. Wolfson, C. Acebo, O. Tzischinsky and R. Seifer (1998), "Adolescent Sleep Patterns, Circadian Timing, and Sleepiness at a Transition to Early School Days", *Sleep*, Vol. 21, pp. 871 – 881.

Cassell, J., M. Ananny, A. Basu, T. Bickmore, P. Chong, D. Mellis, K. Ryokai, J. Smith, H. Vilhjálmsson and H. Yan (2000), "Shared Reality: Physical Collaboration with a Virtual Peer?", in *Proceedings of the ACM SIGCHI Conference on Human Factors in Computing Systems (CHI)*, Amsterdam, 4 – 9 April, pp. 259 – 260.

Chervin, R. D., J. E. Dillon, C. Bassetti, D. A. Ganoczy and K. J. Pituch (1997), "Symptoms of Sleep Disorders, Inattention, and Hyperactivity in Children", *Sleep*,

Vol. 20, pp. 1185 – 1192.

Colcombe, S. J., K. I. Erickson, N. Raz, A. G. Webb, N. J. Cohen, E. McAuley and A. F. Kramer (2003), "Aerobic Fitness Reduces Brain Tissue Loss in Aging Humans", *Journal of Gerontology*, Vol. 58A, No. 2, pp. 176 – 180.

Colcombe, S. J. and A. F. Kramer (2004), "Fitness Effects on the Cognitive Function of Older Adults: A Meta-analytic Study", *Psychological Science*, Vol. 14, No. 2, pp. 125 – 130.

Colcombe, S. J., A. F. Kramer, K. I. Erickson, P. Scalf, E. McAuley, N. J. Cohen, A. G. Webb, G. J. Jerome, D. X. Marquez and S. Elavsky (2004), "Cardiovascular Fitness, Cortical Plasticity, and Aging", *Proceedings of the National Academy of Sciences*, Vol. 101, No. 9, pp. 3316 – 3321.

Cole, P. M., S. E. Martin and T. A. Dennis (2004), "Emotion Regulation as s Scientific Construct: Methodological Challenges and Directions for Child Development Research", *Child Development*, Vol. 75, No. 2, pp. 317 – 333.

Corkum, P., R. Tannock and H. Moldofsky (1998), "Sleep Disturbances in Children with Attention-Deficit/Hyperactivity Disorder", *Journal of the American Academy of Child and Adolescent Psychiatry*, Vol. 37, pp. 637 – 646.

Csikszentmihalyi, M. (1990), *Flow: The Psychology of Optimal Experience*, Harper and Row, New York.

Dagan, Y., S. Zeevi-Luria, Y. Sever, D. Hallis, I. Yovel, A. Sadeh and E. Dolev (1997), "Sleep Quality in Children with Attention Deficit Hyperactivity Disorder: An Actigraphic Study", *Psychiatry and Clinical Neurosciences*, Vol. 51, pp. 383 – 386.

Dahl, R. E. (1998), "The Development and Disorders of Sleep", *Advances in Pediatrics*, Vol. 45, pp. 73 – 90.

Dahl, R. E. and J. Puig-Antich (1990), "Sleep Disturbances in Child and Adolescent Psychiatric Disorders", *Pediatrician*, Vol. 17, pp. 32 – 37.

Damasio, A. R. (1994), *Descartes' Error: Emotion, Reason, and the Human Brain*, G. P. Putnam, New York.

Denham, S. A. and R. Burton (2003), *Social and Emotional Prevention and Intervention Programming for Preschoolers*, Kluwer-Plenum, New York.

Eippert, F., R. Veit, N. Weiskopf, M. Erb, N. Birbaumer and S. Anders (2006), "Regulation of Emotional Responses Elicited by Threat-related Stimuli", *Hum Brain Mapp*, 28 November.

Eisenberg, N. and R. A. Fabes (eds.) (1992), *Emotion and Its Regulation in Early Development: New Directions for Child and Adolescent Development*, Jossey-Bass/Pfeiffer, San Francisco, CA.

Epstein, R., N. Chillag and P. Lavie (1998), "Starting Times of School: Effects on

Daytime Functioning of Fifth-grade Children in Israel", *Sleep*, Vol. 21, pp. 250 – 256.

Fadiga, L., L. Fogassi, G. Pavesi and G. Rizzolatti (1995), "Motor Facilitation during Action Observation: A Magnetic Stimulation Study", *Journal of Neurophysiology*, Vol. 73, No. 6, pp. 2608 – 2611.

Ferber, R. and M. Kryger (eds.) (1995), *Principles and Practice of Sleep Medicine in the Child*, W. B. Saunders Company, Philadelphia.

Fries, A. B., T. E. Ziegler, J. R. Kurian, S. Jacoris and S. D. Pollak (2005), "Early Experience in Humans is Associated with Changes in Neuropeptides Critical for Regulating Social Behaviour", *Proceedings of the National Academy of Sciences*, Vol. 102, No. 47, pp. 17237 – 17240.

Gesch, C. B., S. M. Hammond, S. E. Hampson, A. Eves and M. J. Crowder (2002), "Influence of Supplementary Vitamins, Minerals and Essential Fatty Acids on the Antisocial Behaviour of Young Adult Prisoners: Randomised, Placebo-Controlled Trial", *British Journal of Psychiatry*, Vol. 181, No. 1, pp. 22 – 28.

Green, C. and D. Bavelier (2003), "Action Video Game Modifies Visual Selective Attention", *Nature*, Vol. 423, pp. 534 – 537.

Gros, B. (2003), "The Impact of Digital Games in Education", *First Monday—Peer-reviewed Journal*.

Gross, J. J. and O. P. John (2003), "Individual Differences in Two Emotion Regulation Processes: Implications for Affect, Relationships, and Well-being", *Journal of Personality and Social Psychology*, Vol. 85, pp. 348 – 362.

Horne, J. A. (2000), "REM Sleep—By Default?", *Neuroscience and Biobehavioral Reviews*, Vol. 24, No. 8, pp. 777 – 797.

Huber, R., M. F. Ghilardi, M. Massimini and G. Tononi (2004), "Local Sleep and Learning", *Nature*, Vol. 430, No. 6695, pp. 78 – 81.

Ji, D. and M. A. Wilson (2007), "Co-ordinated Memory Replay in the Visual Cortex and Hippocampus during Sleep", *Nature Neuroscience*, Vol. 10, No. 1, pp. 100 – 107.

Johnson, S. (2004), "Thinking Faster: Are the Brain's Emotional Circuits Hardwired for Speed?", *Discover*, Vol. 25, No. 5, May.

Kahn, A., C. Van de Merckt, E. Rebuffat, M. J. Mozin, M. Sottiaux, D. Blum and P. Hennart (1989), "Sleep Problems in Healthy Preadolescents", *Pediatrics*, Vol. 84, pp. 542 – 546.

Kavanau, J. L. (1997), "Memory, Sleep and the Evolution of Mechanisms of Synaptic Efficacy Maintenance", *Neuroscience*, Vol. 79, No. 1, pp. 7 – 44.

Latz, S., A. W. Wolf and B. Lozoff (1999), "Cosleeping in Context: Sleep Practices and Problems in Young Children in Japan and the United States", *Archives of Pediatrics and Adolescent Medicine*, Vol. 153, pp. 339 – 346.

LeDoux, J. E. (2000), "Emotion Circuits in the Brain", *Annual Review of Neuroscience*, Vol. 23, pp. 155 – 184.

Lewis, M. D. and J. Stieben (2004), "Emotion Regulation in the Brain: Conceptual Issues and Directions for Developmental Research", *Child Development*, Vol. 75, No. 2, March, pp. 371 – 376.

Lozoff, B., A. W. Wolf and N. S. Davis (1984), "Cosleeping in Urban Families with Young Children in the United States", *Pediatrics*, Vol. 74, pp. 171 – 182.

Madansky, D. and C. Edelbrock (1990), "Cosleeping in a Community Sample of 2-and 3-year-old Children", *Pediatrics*, Vol. 86, pp. 197 – 203.

Maquet, P. (2001), "The Role of Sleep in Learning and Memory", *Science*, Vol. 294, No. 5544, pp. 1048 – 1052.

Marcotte, A. C., P. V. Thacher, M. Butters, J. Bortz, C. Acebo and M. A. Carskadon (1998), "Parental Report of Sleep Problems in Children with Attentional and Learning Disorders", *Journal of Developmental and Behavioral Pediatrics*, Vol. 19, pp. 178 – 186.

Marshall, L., H. Helgadottir, M. Molle and J. Born (2006), "Boosting Slow Oscillations during Sleep Potentiates Memory", Vol. 444, No. 7119, pp. 610 – 613.

McEwen, B. S. and R. M. Sapolsky (1995), "Stress and Cognitive Function", *Curr Opin Neurobiol*, Vol. 5, pp. 205 – 216.

McFarlane, A., A. Sparrowhawk and Y. Heald (2002), *Report on the Educational Use of Games*, TEEM, Cambridge, *www. teem. org. uk/publications/teem—gamesined—full. pdf.*

McGraw, K. O. (1978), "The Detrimental Effects of Reward on Performance: A Literature Review and a Prediction Model", in M. R. Lepper and D. Greene (eds.), *The Hidden Costs of Reward: New Perspectives on the Psychology of Human Motivation*, Lawrence Erlbaum, Hillsdale, NJ, pp. 33 – 60.

Meyers, A. F., A. E. Sampson, M. Weitzman, M. L. Rogers and H. Kayne (1989), "School Breakfast Program and School Performance", *American Journal of Diseases of Children*, Vol. 143, No. 10, pp. 1234 – 1239.

Mindell, J. A., M. L. Moline, S. M. Zendell, L. W. Brown and J. M. Fry (1994), "Pediatricians and Sleep Disorders: Training and Practice", *Pediatrics*, Vol. 94, pp. 194 – 200.

Minnesota Department of Children, Families and Learning (1998), *School Breakfast Programs Energizing the Classroom*, Minnesota Department of Children, Families and Learning, Roseville, MN.

Miyamoto, H. and T. K. Hensch (2003), "Reciprocal Interaction of Sleep and Synaptic Plasticity", *Molecular Interventions*, Vol. 3, No. 7, pp. 404 – 407.

Molteni, R., A. Wu, S. Vaynman, Z. Ying, R. J. Barnard and F. Gomez-Pinilla (2004),

"Exercise Reverses the Harmful Effects of Consumption of a High-fat Diet on Synaptic and Behavioral Plasticity Associated to the Action of Brain-derived Neurotrophic Factor", *Neuroscience*, Vol. 123, No. 2, pp. 429 – 440.

Morrison, D. N., R. McGee and W. R. Stanton (1992), "Sleep Problems in Adolescence", *Journal of the American Academy of Child and Adolescent Psychiatry*, Vol. 31, pp. 94 – 99.

Moser, T. (2001), "Sprechen ist Silber, Bewegen ist Gold? Zum Zusammenhang zwischen Sprache und Bewegung aus psychomotorischer und handlungstheoretischer Sicht", in J. R. Nitsch and H. Allmer (eds.), *Denken-Sprechen-Bewegen. Bericht über die* 32. *Tagung der Arbeitsgemeinschaft für Sportpsychologie vom* 1. 3. *Juni* 2000 *in Köln*, Köln, pp. 168 – 174.

Moser, T. (2004), "The Significance of Physical Activity for the Psychosocial Domain: A Crash between Myths and Empirical Reality?", in P. Jørgensen and N. Vogensen (eds.), *What's Going on in the Gym? Learning, Teaching and Research in Physical Education*, University of Southern Denmark, Odense, pp. 50 – 71.

Motluk, A. (2005), "Do Games Prime Brain (Sic) for Violence?", *New Scientist*, Vol. 186, No. 2505, 25 June, p. 10.

Mourão-Miranda, J., E. Volchan, J. Moll, R. de Oliveira-Souza, L. Oliveira, I. Bramati, R. Gattass and L. Pessoa (2003), "Contributions of Stimulus Valence and Arousal to Visual Activation during Emotional Perception", *Neuroimage*, Vol. 20, No. 4, pp. 1955 – 1963.

Nelson, L. (2004), "While You Were Sleeping", *Nature*, Vol. 430, No. 7003, pp. 962 – 964.

Nicolson, R. I., A. J. Fawcett and P. Dean (1995), "Time Estimation Deficits in Developmental Dyslexia: Evidence of Cerebellar Involvement", *Proceedings. Biological sciences*, Vol. 259, No. 1354, pp. 43 – 47.

Nussbaum, M. C. (2001), *Upheavals of Thought: the Intelligence of Emotions*, Cambridge University Press, Cambridge, p. 751.

Nussbaum, M., R. Rosas, P. Rodríguez, Y. Sun and V. Valdivia (1999), "Diseño, desarrollo y evaluaciòn de video juegos portàtiles educativos y autorregulados", *Ciencia al Día Internacional*, Vol. 2, No. 3, pp. 1 – 20.

Ochsner, K. N., R. D. Ray, J. C. Cooper, E. R. Robertson, S. Chopra, J. D. Gabrieli and J. J. Gross (2004), "For Better or for Worse: Neural Systems Supporting the Cognitive down-and up-regulation of Negative Emotion", *Neuroimage*, Vol. 23 (2), pp. 483 – 499.

O'Connor, T. G., D. Bredenkamp and M. Rutter (1999), "Attachment Disturbances and Disorders in Children Exposed to Early Severe Deprivation", *Infant Mental Health Journal*, Vol. 20, No. 10, pp. 10 – 29.

OECD (2002a), First High Level Forum on Brain Mechanisms and Early Learning, New

York, *www. oecd. org/dataoecd/40/18/15300896. pdf.*

OECD (2002b), *Understanding the Brain: Towards a New Learning Science*, OECD, Paris.

OECD (2002c), "Learning Sciences and Brain Research: Report of the Launching Meeting of Phase Ⅱ", Royal Institution, London, 29 – 30 April, pp. 7 – 8, *www. oecd. org/dataoecd/40/36/15304667. pdf.*

OECD (2003a), "A Report of the Brain Research and Learning Sciences Mini-symposium on the Design of Rehabilitation Software for Dyscalculia", INSERM Cognitive Neuroimagery Unit, Orsay, France, 20 September, *www. oecd. org/dataoecd/50/39/18268884. pdf.*

OECD (2003b), "A Report of the Brain Research and Learning Sciences Emotions and Learning Planning Symposium", Psychiatric Hospital, University of Ulm, Germany, 3 December, *www. oecd. org/dataoecd/57/49/23452767. pdf.*

Ohayon, M. M., M. Caulet, P. Philip, C. Guilleminault and R. G. Priest (1997), "How Sleep and Mental Disorders are Related to Complaints of Daytime Sleepiness", *Archives of Internal Medicine*, Vol. 157, pp. 2645 – 2652.

Owens, J. A., R. Maxim, C. Nobile, M. McGuinn and M. Msall (2000a), "Parental and Self-report of Sleep in Children with Attention Deficit/Hyperactivity Disorder", *Archives of Pediatrics and Adolescent Medicine*, Vol. 154, pp. 549 – 555.

Owens, J. A., A. Spirito and M. McGuinn (2000b), "The Children's Sleep Habits Questionnaire (CSHQ): Psychometric Properties of a Survey Instrument for School-aged Children", *Sleep*, Vol. 23, pp. 1043 – 1051.

Pantev, C. (2003), "Representational Cortex in Musicians", in I. Peretz and R. J. Zatorre (eds.), *The Cognitive Neuroscience of Music*, Oxford University Press, New York, pp. 382 – 395.

Pantev, C., R. Oostenveld, A. Engelien, B. Ross, L. E. Roberts and M. Hoke (1998), "Increased Auditory Cortical Representation in Musicians", *Nature*, Vol. 392, No. 6678, pp. 811 – 813.

Peyton, J. L., W. T. Bass, B. L. Burke and L. M. Frank (2005), "Novel Motor and Somatosensory Activity is Associated with Increased Cerebral Cortical Blood Volume Measured by Near-infrared Optical Topography", *Journal of Child Neurology*, Vol. 10, pp. 817 – 821.

Poelstra, P. A. (1984), "Relationship between Physical, Psychological, Social, and Environmental Variables and Subjective Sleep Quality", *Sleep*, Vol. 7, pp. 255 – 260.

Randazzo, A. C., M. J. Muehlbach, P. K. Schweitzer and J. K. Walsh (1998), "Cognitive Function Following Acute Sleep Restriction in Children Ages 10 – 14", *Sleep*, Vol. 21, pp. 861 – 868.

Rasch, B., C. Büchel, S. Gais and J. Born (2007), "Odor Cues During Slow-Wave Sleep Prompt Declarative Memory Consolidation", *Science*.

Reite, M. (1998), "Sleep Disorders Presenting as Psychiatric Disorders", *Psychiatric Clinics of North America*, Vol. 21, pp. 591 - 607.

Richardson, A. J. and P. Montgomery (2005), "The Oxford-Durham Study: A Randomized Controlled Trial of Dietary Supplementation with Fatty Acids in Children with Developmental Co-ordination Disorder", *Pediatrics*, Vol. 115, No. 5, pp. 1360 - 1366.

Rimmele, U., B. Costa Zellweger, B. Marti, R. Seiler, C. Mohiyedinni, U. Ehlert and M. Heinrichs (2007a), "Elite Sportsmen Show Lower Cortisol, Heart Rate and Psychological Responses to a Psychosocial Stressor Compared with Untrained Men", *Psychoneuroendocrinology*.

Rimmele, U. et al. (2007b), "Blunted Stress Reactivity of Elite Sportsmen to Mental Stress".

Rintala, P., K. Pienimäki, T. Ahonen, M. Cantell and L. Kooistra (1998), "The Effects of Psychomotor Training Programme on Motor Skill Development in Children with Developmental Language Disorders", *Human Movement Science*, Vol. 17, No. 4 - 5, pp. 721 - 737.

Rona, R. J., L. Li, M. C. Gulliford and S. Chinn (1998), "Disturbed Sleep: Effects of Sociocultural Factors and Illness", *Archives of Disease in Childhood*, Vol. 78, pp. 20 - 25.

Rosenberg, M. (1999), "Non-Violent Communication: A Language of Compassion", Puddle-Dancer Press, Encinitas, California.

Roth, K. and R. Winter (1994), "Entwicklung Koordinativer Fähigkeiten", in J. Baur, K. Bös and R. Singer (eds.), *Motorische Entwicklung—Ein Handbuch*, Verlag Karl Hofmann, Schorndorf, pp. 191 - 216.

Rudel, R. G. (1985), "The Definition of Dyslexia: Language and Motor Deficits", in Frank H. Duffy (ed.), *Dyslexia: A Neuroscientific Approach to Clinical Evaluation*, Little Brown, Boston, Massachussetts, pp. 33 - 53.

Ruoho, K. (1990), *Zum Stellenwert der Verbosensomotorik im Konzept prophylaktischer Diagnostik der Lernfähigkeit bei finnischen Vorschulkindern im Alter von sechs Jahren*, University of Joensuu, Joensuu.

Schlaug, G. (2003), "The Brain of Musicians", in I. Peretz and R. J. Zatorre (eds.), *The Cognitive Neuroscience of Music*, Oxford University Press, Oxford, pp. 366 - 381.

Shield, B. M. and J. E. Dockrell (2004), "External and Internal Noise Surveys of London Primary Schools", *Journal of the Acoustical Society of America*, Vol. 115, pp. 730 - 738.

Siegel, J. (2003), "Why We Sleep", *Scientific American*, November.

Simonds, J. F and H. Parraga (1984), "Sleep Behaviors and Disorders in Children and

Adolescents Evaluated at Psychiatric Clinics", *Journal of Developmental and Behavioral Pediatrics*, Vol. 5, pp. 6 – 10.

Singer, T., B. Seymour, J. O'Doherty, H. Kaube, R. J. Dolan and C. D. Frith (2004), "Empathy for Pain Involves the Affective but Not Sensory Components of Pain", *Science*, Vol. 303, No. 5661, pp. 1157 – 1162.

Smedje, H., J. E. Broman and J. Hetta (1998), "Sleep Disturbances in Swedish Pre-school Children and their Parents", *Nordic Journal of Psychiatry*, Vol. 52, pp. 59 – 67.

Smedje, H., J. E. Broman and J. Hetta (2001), "Associations between Disturbed Sleep and Behavioural Difficulties in 635 Children Aged Six to Eight Years: A Study Based on Parents' Perceptions", *European Child and Adolescent Psychiatry*, Vol. 10, pp. 1 – 9.

Smith, C. (1996), "Sleep States, Memory Processes and Synaptic Plasticity", *Behavioural Brain Research*, Vol. 78, No. 1, pp. 49 – 56.

Steenari, M. R., V. Vuontela, E. J. Paavonen, S. Carlson, M. Fjällberg and E. Aronen (2003), "Working Memory and Sleep in 6-to 13-year-old Schoolchildren", *Journal of the American Academy of Child and Adolescent Psychiatry*, Vol. 42, pp. 85 – 92.

Stein, M. A. (1999), "Unravelling Sleep Problems in Treated and Untreated Children with ADHD", *Journal of Child and Adolescent Psychopharmacology*, Vol. 9, pp. 157 – 168.

Stickgold, R. (2003), "Human Studies of Sleep and Off-Line Memory Reprocessing", in P. Maquet, C. Smith and R. Stickgold (eds.), *Sleep and Brain Plasticity*, Oxford University Press, New York, pp. 42 – 63.

Thompson, R. A. (1994), "Emotional Regulation: A Theme in Search of a Definition", in N. A. Fox (ed.), *The Development of Emotion Regulation: Biological and Behavioural Considerations. Monographs of the Society for Research in Child Development*, Serial No. 240, Vol. 59, No. 2 – 3, University of Chicago Press, Chicago, Illinois, pp. 25 – 52.

Weber, R., U. Ritterfeld and K. Mathiak (2006), "Does Playing Violent Video Games Induce Aggression? Empirical Evidence of a Functional Magnetic Resonance Imaging Study", *Media Psychology*, Vol. 8, No. 1, pp. 39 – 60.

Weinberger, N. M. (2004), "Music and the Brain", *Scientific American*, November, pp. 67 – 73.

Wesnes, K. A., C. Pincock, D. Richardson, G. Helm and S. Hails (2003), "Breakfast Reduces Declines in Attention and Memory Over the Morning in Schoolchildren", *Appetite*, Vol. 41, No. 3, pp. 329 – 331.

Wiggs, L. and G. Stores (2001), "Sleeplessness", in G. Stores and L. Wiggs (eds.), *Sleep Disturbance in Children and Adolescents with Disorders of Development: its Significance and Management. Clinics in Developmental Medicine*, Cambridge University Press, Vol. 155, pp. 24 – 29.

Winter, R. and K. Roth (1994), "Entwicklung motorischer Fertigkeiten", in J. Baur, K. Bös and R. Singer (eds.), *Motorische Entwicklung—Ein Handbuch*, Verlag Karl Hofmann, Schorndorf, pp. 217 – 237.

Wolfson, A. R. and M. A. Carskadon (1998), "Sleep Schedules and Daytime Functioning in Adolescents", *Child Development*, Vol. 69, No. 4, pp. 875 – 887.

Wright, E. (2004), *Generation Kill*, Bantam Press, London.

第四章 读写能力与脑

我们中的一些人能读会写，
也会一些数学，但是这并不意味
着我们能征服宇宙。
——库尔特·冯内古特（Kurt Vonnegut）

这一章将介绍一些与语言和阅读相关的脑功能知识。本章将帮助我们解决如下一些问题：读写能力在什么时候以什么样的方式习得是最好的，获得读写能力的理想环境是什么？这些信息对于那些负责提高语言和阅读教育质量的政策制定者很有帮助，对于那些正在思考怎样更好地与孩子一起阅读的家长们也非常有帮助。本章还特别关注了“深”正字法语言（例如英语）和“浅”正字法语言（例如芬兰语）之间的区别。本章还特别讨论了阅读障碍，并考察了支持潜在的矫正策略的依据。

当你快速浏览这页文字和图形时，你在不知不觉中就与巴黎的某个人在过去的一个寒冷的下午所产生的思想建立了联系。这种非凡的文字力量可以超越时空的限制，促进文化的不断进步。当你阅读本页文字时，你不仅同某个人在巴黎某天所产生的思想建立起联系，而且还间接地与这些思想背后的文化历史中所积淀的集体智慧进行了交流（Tomasello，1999）。如果没有文字这种跨越时空传递信息的机制，人类思想依靠自身而发展的能力就会受到极大的限制——文字对于人类的进步来说至关重要。

学会阅读需要掌握一系列的复杂技能。首先，形态学知识——字母表里的字母、音节符号或者表意符号等形式——是必须掌握的。其次，必须理解正字法符号，它们是语言的标签——拼写可以与语音对应起来。如果没有正字法符号，本页上的字母符号就成了一些无意义的形状。此外，对语音的了解——将文字和声音对应起来——也十分重要，但对于文字编码来说，仅仅了解语音却是不够的。在有些拼音语言中，正字法规则十分复杂，比如英语或法语[①]，字符和音素的组合变化多样。英语的表征方式被认为是拼音文字中最“不规则的”——至少有上千种可能的字母组合来表现该语言中的 42 种发音。对于阅读，特别是在复杂正字法的语言中，除了根据语音规则将符号编码成语音，还需要运用一些辅助策略。这些策略包括利用上下文线索，识别整字，注意部件类比，如“late”和“gate”中都有 ate。此外，文字得到编码之后，还需要掌握其他技能，才能理解文章的意义。文字有其意义，即语义知识。不仅如此，语言的句法规则控制着文字的排列方式，显示出文字之间的彼此关系，这对理解文字的意义也很重要：“Orsino Loves Olivia”所指的意思与“Olivia Loves Orsino”并不相同。还有一点，每个词都必须

---

① 正字法“复杂”的语言其发音和字母之间的匹配方式变化多端。在这些语言中，如果脱离了整体文字的上下文信息，想要分辨“字母—发音”的联系通常是很困难的。试想一下，例如，英语中以下字母的组合：ghoti。如果其中的 gh 按照 laugh 中 gh 来发音，o 按照 women 中的 o 来发音，ti 按照 nation 中的 ti 来发音，那么这个词读起来就像 fish 一样。相比之下，在那些正字法“浅显”的语言里，字母和发音之间的联系近乎一一对应。例如，芬兰语有 23 种匹配方式，与 23 个字母正好一致。

与它前面的词整合起来，这需要不同功能的协作，还需要工作记忆系统的参与。

读写能力需要许多技能，而其内在的神经通路受到脑和经验的交互作用和协同作用的影响，因此，可以运用动态发展系统（例如，技能理论）来理解读写能力（Fischer，Immordino-Yang & Waber，2007）。技能理论指出，阅读能力可通过多种发展途径得以提高。从这一观点来看，神经科学的研究可以设计出更有效、更全面的阅读教学。

语言与发展敏感期

脑在生理上为语言的获得做好了准备。Chomsky（1959）提出，脑装备了一套方法，可以将声音序列编码为意义表征符号，就像脑中将视觉信息转译成物体表征系统一样。也就是说，经过进化，脑变得能够根据通用的语言规则对特定刺激进行处理。脑中确实有专门负责语言功能的结构：研究已确定了左侧额下回以及左侧颞中回后部的功能（分别为布洛卡区和威尔尼克区，见图2.3）。一直以来，人们都认为布洛卡区与语言产出功能有关，如今人们认为它与更多的语言功能有关（Bookheimer，2002）。威尔尼克区跟语义功能相关（Bookheimer et al.，1998；Thompson-Schill et al.，1999）。重要的是，由于这些结构负责的是高级加工功能，所以它们不仅局限于对简单听觉刺激——即听觉——的加工。语言功能同样能够处理视觉信息，比如手语。

虽然脑的某些结构在生理上为语言做好了准备，但是语言习得需要经验的催化。在个体发展的特定阶段，语言发展存在着敏感期（即第一章讲到的发展机遇期），敏感期内语言功能回路最容易发生经验依赖性的变化。婴儿天生就有一种能力，能够识别连续音域中细微的语音变化，但最初10个月的特定语言经验会使大脑对与该种语言有关的语音很敏感（Copnik，Meltzoff & Kuhl，1999）。例如，辅音/r/和/l/位于同一连续音阶上，所有新生儿都是这样感知这两个音的。然而，对于生长在英语环境中的婴儿来说，其脑会渐渐发生变化，将这个连续的音阶识别为两个不同类别，/r/和/l/。每个音位发展出独特的原型表征，外界的声音与这些表征进行匹配，就能识别为/r/或者/l/。相比而言，由于日语中不存在/r/和/l/的区别，生长在日语环境中的婴儿就不会形成这些原型，而会形成与日语有关的原型。实际上到 10 个月大的时候就失去了区分/r/和/l/这种语音对的能力。这种现象是由于不同语言之间不同的发音类型导致的（Gopnik，Meltzoff & Kuhl，1999）。因此，从出生到 10 个月，脑最容易获得所处语言环境中的语音原型。①

语法学习同样存在着发展敏感期：语言学习越早，脑就能越有效地掌握这门语言的语法（Neville and Bruer，2001）。如果在 1—3 岁的时候将小孩放在外语环境中，脑就会运用左半球加工语法信息，就像母语者一样；但只要将时间往后推到 4—6 岁学习外语，就意味着脑要通过两个半球来加工语法信息。当孩子在 11 岁、12 岁或 13 岁的时候才第一次接触外语时，也就是说在上中学的时候开始接触外语，脑成像研究发现其激活模式已经发生异常。因此，延迟接触语言会导致脑使用不同的策略来加工语法信息。这与行为实验结果是一致的。行为实验结果显示，较晚接触第二语言会导致语法加工能力的严重缺陷（Fledge & Fletcher，1992）。如此看来，语法学习模式表现为，早期接触语法可以形成高效的语法加工策略，而晚期接触语法则形成效率较差的加工策略。

另外，口音的获得也有敏感期（Neville and Bruer，2001）。这种语音加工知识在 12 岁前学习更有效。虽然每种语言功能都有发展的敏感期，但有些语音能力的某些方面却似乎没有。

总的来说，语言学习的许多方面都存在效率和年龄相反的关系——一般而言，越早接触语言，就能学得更好。这与大多数国家外语教学在青少年时才开始的教育政策是不一致的。要形成语言学习各个方面发展敏感期的完整图景，我们还需要开展进一步的研究，但我们也很清楚现阶段研究结果对我们的启示：

---

① 这并不意味着成年人就不能学会区别语音。McClelland，Fiez 和 McCandliss（2002）已经发现，在突出语音对比的环境下，日本成年人也能够学会区分英语中/r/和/l/这种语音对，尽管这种语音对在日语中是没有的。

外语教学开展得越早，学习的效率和效果就越好。

但是，早期教育如果想获得好的效果，就必须适合年龄特征。如果将根据大龄学生的学习规律而制定的方法生搬硬套地应用到幼儿教学中，势必得不到良好的效果。也就是说，早期外语教学设计必须适合年幼的儿童。

虽然早期语言学习效率最高、效果最好，但是需要指出的是，人的一生都有学习语言的能力：尽管青少年和成年人学习外语的困难较大，但是也可以学会。他们如果沉浸于一个全新的语言环境，也能把这门语言学得“很好”，虽然某些方面比如口音①将永远无法学得像早学习者那样好。个人之间也存在着差异，如发展敏感期的强度和持续时间对于每个人来说都是不同的。一些人即便到了成年也能熟练掌握外语。

脑的读写能力

和语言不同，脑没有为获得读写能力而进化出特定结构。经验并不能像在学习语言时那样引发一系列的生理导向机制来帮助人们获得读写能力。相反，经验是通过日积月累的神经元的变化逐渐在脑中创造读写能力的，就像 Pinker (1995) 说的，“儿童的脑是为声音而连接的，但印刷品也是必要的一部分，必须非常刻苦才能学会”。学习印刷文字的经验会逐渐在大脑中建立起支持阅读的通路。

在建立能够支持阅读的神经通路这一过程中，经验起着至关重要的作用，因此我们必须注意到，早期家庭环境为早期阅读能力的发展所奠定的基础非常重要。例如，Hart 和 Risley (2003) 报告指出，贫穷社会经济背景的美国儿童在 3 岁之前接触到的词汇总数比非贫穷社会经济背景儿童所接触的词汇总数少3 000万个。接触词汇如此有限，可能会

① 对于外语学习者来说，获得“母语使用者口音”的好处还不是很清楚。只要能让别人听懂自己在说什么，用“外地口音”又有什么错呢？即使从发音角度来说，教育系统仍然认为外语学习者的最终目标是（或应该是）“达到母语使用者的水平”。（那么，到底哪一个是母语使用者呢？）

导致脑早期读写能力发展滞后，从而长期影响后期阅读技能的形成。这些儿童也许能够通过以后的学习追赶上来，但事实上他们通常做不到（Wolf，2007）。因此，从这篇文章可以引出如下相关政策：

应当努力保证所有儿童在儿童早期拥有充足的机会来发展他们的早期阅读能力。

虽然脑在生物机制上并没有为阅读能力的获得做好准备，但是脑在生物机制上为经验的适应做好了准备。比如，脑中先天具有的语言通路能够加工视觉输入。脑的可塑性使得来自外界的经验刺激能够利用语言结构来建构支持阅读能力的神经通路。这就是通常所说的阅读是建立在语言"之上"的。用维果茨基的经典比喻来说，语言结构为阅读能力在脑中的构建提供了脚手架（Vygotsdy，1978）。

既然读写能力在一定程度上是以语言通路为基础建立起来的，那么今后的研究就应该关注语言学习某些方面的发展敏感期是否会影响阅读能力中不同方面技能的获得。如果证明确实存在这种影响，那么将给教育政策和教学实践带来一定的启示，为不同的阅读技能制订教学时间表，并凸显在儿童早期发展早期阅读能力的重要性。

现在，越来越多的研究试图找出负责阅读的脑皮层区。到目前为止，理解最透彻、受到最广泛认同的阅读模型是"双通道"理论（Jobard，Crivello and Tzourio-Mazoyer，2003）。双通道理论的基本框架是在词汇水平上描述脑的阅读能力。当你看到这页上的词汇时，该刺激首先得到初级视觉皮层的处理。接着，在左侧颞枕结合部进行词汇预处理。双通道理论认为，接下来的处理要经过两条补充通道之一。其中，聚合通道（assembled pathway）有一个形音转换的中间步骤——即将字母或单词转换成声音——这发生于左侧颞叶和额叶区域，包括布洛卡区。而提取通道（addressed pathway）中的信息是直接从前词汇加工到语义（语义通达）的直接转换。这两条通路的终点可能位于左侧颞底区（left basal temporal area）、左侧额下回（left interior frontal gyrus）、左侧中央后回（left posterior middle gyrus）或威尔尼克区。受直接通达语义通路的启发，人们提出了“视觉字形区”（visual word form area，VWFA），位于枕叶和颞叶联结区的腹侧。人们最早提出这个区域时，认为其中包含一个视觉词典（或称词汇集合），它的功能是当我们看到词汇的时候，就能立即辨认出来。最近的研究提出了一个修正的结论，认为这个区实际上包含大量毗邻的区域，它们对字符串的许多方面都十分敏感，如词汇长度、词汇顺序等。从视觉加工（看见）到语义提取（理解）的整个过程非常迅速，大概不到600毫秒。

理解脑的读写能力有利于指导阅读教育。一种观点认为，脑的语音加工是双重的，另一种观点则认为，语义（或意思）加工是直接通达的，这就引发了“自上而下”还是“自下而上”的经典争论——应该是“整体语言”学习呢，还是先培养语音技能？脑内同时存在这两种加工过程告诉我们：

要同时注重语音技能的培养和“整体语言”的学习，二者平衡发展才是最有效的方法。阅读能力需要有一个在语音教学和“整体语言”之间平衡的方法来发展，这样效果最好。[①]

为了支持这一观点，美国国家阅读研究小组（United States' National Reading Panel）（2000）和国家研究委员会（National Research Council）（Snow，Burns and Griffin，1998）发表的报告肯定了这种平衡的阅读教学法对教育的益处。阅读的相关研究越多，基于意识形态、个人信仰或统计数据的围绕阅读指导（读写能力习得的教学/学习模型）的争论就会越来越少，讨论的内容就会越来越多地以科学证据为依据。

目前，神经科学家对整句水平的阅读研究才刚刚开始。初步研究结果显示，分析句子结构的加工过程、这些过程如何通达句子的意思以

---

① 这个结论要在一定条件下才成立，因为支持双通道理论的研究主要是由英语母语者参加的，而且这些人学习阅读的过程都是遵循正常发展轨迹的。因此，对于学习其他语言或者遵循非典型发展轨迹的儿童来说，这个结论可能不太适用。特别要强调的是，不同语言之间正字法复杂程度不一，而且有的是拼音语言，有的是非拼音语言，研究结果是否具有可迁移性是值得怀疑的。有趣的是，大多数盎格鲁－撒克逊（Anglo-Saxon）语言的研究都非常极端，好像都没有考虑这个重要的方面。直到现在一些研究者才开始意识到这个问题。

及支持这些过程的工作记忆系统都包含听觉和视觉在内的神经通路(Caplan, 2004)。这表明，句子的阅读需要利用这些负责语言功能的脑结构。

以语言为媒介的阅读能力的发展

虽然不同语言阅读能力的内在神经回路都是相同的，但还是有一些重要的差别。其中关于脑和阅读的中心话题是通过利用脑结构建立读写能力的方式，这些脑区包括语言功能区和负责其他功能的结构。语义、句法以及工作记忆等说话和写字的共同操作过程会征用负责语言功能的脑区，以及一些跨语言的生物学结构。读写能力所需的其他语言功能是由哪些脑区负责的呢？它取决于生物学限制的影响。因此，不同语言的许多阅读功能回路都是共同的。虽然如此，不同语言的读写能力有时候也需要不同的功能，如编码或字词识别的策略等。在这种情况下，通常需要调用完全不同的脑结构来负责阅读能力中语言特异性的功能。

因此，由于双通道理论主要是基于英语母语者的研究提出来的，对于那些拼音规则和正字法特征不复杂的语言来说，其阅读模型可能需要做一些修改，而且这个理论只能部分适用于非字母语言。相对于有着复杂正字法的语言比如英语，在正字法较简单的语言如意大利语中，不借助语音而通达语义的直接提取通路就显得不那么重要了。有关脑的研究也支持这一假设，即认为加工通路会因为正字法结构复杂程度的不同而不同。英语母语者可以使用“视觉字形区”(枕部—颞叶，VWFA)分析英语的非语音特征，从而识别出单词的意思，但对于意大利母语者来说，就不太可能这样(Paulesu et al. ,2001a)。事实上，初步研究结果表明，与英语母语者相比，意大利语母语者在阅读文章时脑会使用更有效的策略。令人惊奇的是，意大利语母语者即使在阅读英文文章时也会使用这种策略。这说明意大利语母语者阅读功能的内在脑回路与英语母语者的发展方式是不同的。

最近，心理语言学的“粒度”（grain-sized）理论指出，阅读策略会因为语言正字法复杂程度的不同而不同。[①]该理论认为，从对小粒度的单个语音（音素）的简单解码，到对包含更大粒度的单元——包括词语的前缀、韵脚、音节，一直到整字和音位——所进行的混合解码，所有这些策略是一个连续体。该理论认为，一门语言的正字法复杂程度决定了脑内形成的阅读策略。因而语言越是浅显，用于编码的平均粒度就越小——例如，粒度为字母声音而非整个单词。这个理论与行为数据是相符的，行为实验的结果显示，获得阅读能力的时间与语言正字法的复杂程度大致上是成比例的。这说明，特定教学方法的效果会因为语言正字法结构的不同而不同，也就是说：

对于不同的语言，语音技能培养和“整体语言”学习两种教学策略之间效果最好的平衡方式是不同的。

研究发现，语言的字形也会影响脑内读写能力的发展。脑成像研究发现，与英语母语者相比，汉语母语者阅读时需要征用更多的脑区，而且汉语母语者读英语的时候这些区域也会激活（Tan et al. ,2003）。特别需要指出的是，汉语母语者会用到左侧额中回和后顶叶区域，而这些区域通常与空间信息的处理和认知资源的协调有关。这些脑区之所以发挥作用，可能是因为汉语字形独特的空间表征方式（表意文字），并与音节水平的语音表征存在联系。虽然拼音语言和非拼音语言阅读功能的内在神经通路大部分都是相同的，但也有一些独立的结构，它们会对语言加工过程更加依赖聚合通道还是提取通道产生反应——这两条通路就是前面讲过的双通道理论（Yiping and Iverson, 2002）。结合正字法复杂度（复杂与浅显）和阅读策略的研究结果，我们发现，根据语言字形的不同，读写能力的某些方面在脑中建立起来的方式也截然不同。

---

① Usha Goswami and Johannes Ziegler (2005), “Learning to Read Workshop”, co-organized by CERI and Cambridge University, 29 – 30 September, 2005, Cambridge, UK.

以上所有这些都在强调从发展的角度来看待阅读的重要性。在儿童学习阅读的过程中，阅读的内在神经通路也在发生着变化。例如，Pugh[①] 证实，随着英文阅读者的发展，早期阅读能力内在神经结构的功能也会发生变化，从最初颞叶、额叶以及右半脑的多处激活逐渐发展到左侧颞—枕结合部更加稳定的反应模式。

人们对脑模式的发展进行了多变量分析，测查了年龄和阅读技能等因素，结果发现阅读技能水平是最重要的预测因素，这说明读写能力的发展是由经验决定的，而不仅仅取决于脑的成熟水平。既然脑读写能力的形成是一个逐步发展的过程，如果能够引入发展性评价的方法，将会对教学过程和学习过程带来巨大的好处，这也符合阅读的发展观。这对教学法有一定的启示：

阅读最适合用形成性评价来评估。

形成性评估，即利用发展性评价的方法来确定学生的学习需求，并对其进行反馈，这种方法能够有效地提升学生的成绩，提高学生学习的公平性，并提高学生学习的能力（OECD，2005）。

越来越多的研究发现，特定经验及其结果与脑内阅读通路的形成之间存在联系，这对教育的贡献也越来越大。例如，如果儿童早期接触简单正字法语言确实能够帮助儿童形成更有效的阅读策略，那么对于那些母语正字法很难的儿童，也许可以找出某种方法，帮助他们建立更加高效的阅读通路。比如，刚开始的时候教孩子们读一些对词语做了专门挑选的书籍，这些词汇的“字母—语音”匹配方式都一致。另外一种更激进的方法是，对正字法复杂的语言进行彻底的改革，使其字母和语音的组合更为一致。[②]

---

① First joint meeting of the CERI “Literacy” and “Numeracy” Networks meeting, 30 – 31 January, 2003, Brockton, MA, United States.

② 近来，有关正字法的改革有的不是非常成功（德语），有的完全没有成功（法语），但是这并不意味着正字法改革是不可能的。西班牙语和土耳其语的改革就证明了这一点。

发展性阅读障碍

虽然经验在脑读写能力的发展过程中发挥着重要的作用，但是我们也不能忽视脑本身生物学结构的重要性。想象一下，读写能力是建立在语言功能的生物结构基础上的，生物结构的不同会对阅读能力产生多大的影响？许多儿童虽然有充足的阅读教学资源，但想要学会阅读仍然十分困难，这是由脑皮层生物学结构的异常造成的。这些儿童所患的就是所谓的发展性阅读障碍。发展性阅读障碍是一种语言功能的神经生物性损伤，这种损伤并不是由于智力缺陷或长期动机不强造成的。[①]发展性阅读障碍的正式定义为：

> 阅读障碍是一种特殊的学习障碍，源于神经生物学特征的异常。其特征包括：字词识别不准确、不流利，拼写及编码能力差。这些困难通常是由于语言中语音成分缺失造成的，而这种缺陷与其他认知功能和有效的课堂教学的关系十分复杂，很难把握（Lyon，Shaywitz and Shaywitz，2003，p. 2）。

---

① 发现学习障碍是由“脑问题”引起的，这种发现的最初动力是人们认为它无法单纯地依靠教育手段来矫正。然而，我们可以反过来看，想一想当我们能够充分理解一项技能分解成哪些独立的信息处理步骤和功能模块时，借助认知神经科学的手段，我们就能设计出有效的矫正方法。这些正是 Bruce McCandliss 和 Isablle Beck 为阅读障碍所做的工作。他们根据阅读障碍儿童阅读能力的完整成分，提出了一种教单词发音的新方法。当然，深刻理解如何将一种技能分解成独立的认知步骤有助于人们设计更好的方法来对健康儿童进行教学。通过“词汇建构法”，McCandliss 和 Beck 证明了阅读障碍儿童是能够学会阅读的。帮助孩子们总结以往的阅读经验，可以让他们将以前学到的特定单词的知识迁移到新词汇中来。这些技能包含拼音解码和词汇构建，它们能够帮助阅读障碍儿童慢慢学会越来越多的词汇发音。这种方法教育他们，用很少的字母就能够组建大量的词汇。很多学龄儿童有阅读上的困难，我们应当积极关注这个问题，让其中很大一部分儿童都能加入最基本的语言交流中来，从而减少他们社会边缘化的可能性。其他研究者，最著名的如 Paula Tallal 博士和 Michael Merzenich，也报道了类似的结果，但所用的技术不同。虽然这些结论还存在不少争议，但他们的方法至少对有些儿童是有帮助的。然而，重要的不是哪种方法的效果更好，而是我们意识到确实存在许多理论和方法能够解决问题，并且还在不断改进。许多人——如 Emile Servan-Schreiber——预言，在不久的将来，阅读障碍的研究和治疗将会成为认知神经科学中最主要的“成就”之一。

阅读障碍非常普遍。[①]它是学习障碍中最普遍的一种亚类型。在不同文化、社会经济背景和语言环境中都会发生。在各种拼音语言中，语音功能缺陷是阅读障碍的共同特征；但是，这种缺陷的表现程度、对阅读的影响，则可能会因为这种语言的正字法规则不同而不同（Paulesu et al. ,2001）。此外，由于非拼音语言的阅读功能所用到的神经通路和拼音语言的神经通路不同，因而非拼音语言的阅读障碍可能会是一种完全不同的表现。因此，拼音语言阅读障碍的研究启示不能类推到非拼音语言中。

阅读障碍包括多个方面，有很多不同的表现。在拼音语言母语者的左侧颞顶结合部后侧和左侧颞枕结合部后侧，我们经常可以发现一些与这些表现有关的异常皮层特征（Shaywitz and Shaywitz，2005；Shaywitz et al. ,2001）。这些结构异常会造成语音处理功能的缺陷。患有发展性阅读障碍的儿童无法准确记录语音，音位提取和操作也非常困难。这些困难造成的语言学后果相对来说是次要的，主要包括发音困难、韵律不敏感、混淆发音相近的单字。但这些困难所引起的读写能力障碍非常明显，因为语音与正字法符号的转换是拼音文字阅读中最关键的环节。

近期研究发现，某些皮层结构特征异常会直接导致声音处理的缺陷，这一发现促进了针对性干预的发展。干预研究已经发现，这些神经通路具有非常好的适应性（可塑性）。针对性治疗能够让年轻人在左半球大脑后侧建立起完整的神经通路，让他们能够准确流畅地阅读（Shaywitz et al. ,2004）。对有阅读障碍的人来说，也有可能在其大脑右半球建立代偿通路，让他们能够准确但缓慢地阅读（Shaywitz，2003）。对左侧颞顶结合处后部和颞枕回存在异常的儿童来说，他们的语音能力

① 要考察不同国家阅读障碍的相对发生率是很困难的，因为不同国家对它的定义（大多数是基于经济因素而不是其他因素）也会不一样。如在2004年的会议（2004年4月3—4日在西班牙的El Escorial召开的教育研究与创新中心的第二次有关“读写能力”与“计算能力”网络的会议）上提出来、并在2005年由Kayoko Ishii的研究证实的对学习障碍（如阅读障碍和计算障碍）的科学定义能够帮助研究者（及政策制定者）确定国际认可的定义，便于国际间的比较。

似乎存在着发展的敏感期，因此早期干预的效果是最好的（Lyytinen et al. ,2005；Shaywitz，2003；Torgesen，1998）。这些结果表明：

针对语音能力发展的干预对于有阅读障碍的儿童学习阅读通常是有帮助的。①

阅读障碍的早期诊断非常重要，因为早期干预比晚期干预的效果更好。

除了特殊干预以外，神经科学还可以彻底地改变阅读障碍这个概念的内涵。如今，研究者已经开始确定阅读障碍的神经生物学基础，并不断进行验证。教育家们因此能够设计有效的、针对性的阅读干预方案，从而将阅读障碍从严重阻碍学习的障碍转变成另外一条达到相同目标的发展道路——让脑拥有读写能力。在课堂上，阅读障碍这层含义会产生许多正面效果，包括维护儿童自主阅读的能力，这种能力是与成功紧密相连的（Bandura，1993）。

更准确地说，应当把阅读障碍看作是另一条发展道路，而不是一种无法克服的学习障碍。

神经科学研究的价值在于有助于设计出治疗儿童语音障碍的有针对性的干预方案，这表明我们需要做更多的研究，以解决异常皮层特征所导致的其他缺陷问题。神经科学有助于教育工作者分辨学习问题的各种不同原因，虽然它们的结果看起来是很相似的。因此，神经科学也可用来测查阅读障碍令人困惑的神经表现形式，比如与命名速度相关的缺陷（Wolf，2007）。由于干预治疗的效果会随着年龄和阅读经验的不

① 但不是系统性的。到目前为止，在有关阅读障碍的早期诊断和矫正研究中，最令人吃惊的可能要数于韦斯屈莱大学（芬兰）Heikki Lyytinen 等人所得出的成果。但是 Lyytinen 和他的同事研究的是一种极其简单的语言。这些研究结果是否具有迁移性还有待于测量。

同而变化，因而我们需要继续研究，以便更好地从神经生物学的角度来了解阅读障碍的发展轨迹。未来的研究还需要考察各种语言间阅读障碍发展轨迹的差异，因为正字法结构的复杂程度以及单词或字母的表征方式都会影响阅读障碍的表现形式。①

结论

神经生物学研究从两个重要的方面改变了读写能力的含义。首先，神经科学让人们对读写能力有了更准确的理解。神经科学有助于人们更清晰地了解不同的阅读加工过程的内在神经回路。例如，语音加工和语义加工的双重重要性告诉我们，同时对这两个过程进行教学才是最有效的，至少对于那些运用正字法结构非常复杂的拼音语言并且沿着常规阅读学习的发展轨迹的儿童来说是这样。读写能力有着各种不同的含义，这使得人们能够在阅读能力的神经亚成分层面上来考察阅读困难的不同原因，从而增加有针对性的干预取得效果的可能性。

其次，神经科学作出的一个重要贡献是丰富了读写能力发展的概念。读写能力的内在神经回路包括许多具有可塑性的神经网络，这些神经网络是能够改变并发展的，并且需要一段时间才能建立。脑读写能力的形成并不局限于一条道路。跨语言研究和阅读障碍研究表明，实现脑读写能力的目标有许多可能的发展途径。由于环境或者生物学因素的限制，某些特定途径对某些儿童可能更加有效。一旦神经科学发现了特定干预方法和神经生物发展之间的关系，教育工作者就可以针对各种可能的发展道路设计出不同的教学方法。因此，神经科学可以推动那些适应个别差异的教学方法容纳更多类型的个体差异，营造一个更加文明的社会，这种社会是全纳性的而不是选择性的，富有潜力。美国最高法院著名的布朗诉教育委员会（Brown vs. Board of Education）案告诉我们，“荒废智力是一件非常可怕的事情”，更大的包容性可以为

① 虽然阅读障碍的主要类型都是基于语音的，但有些类型可能有其他一些复杂的原因。

我们提供更多的原始素材，来促进文化的不断进步，并最终推动人类的进步。

参考文献

Bandura, A. (1993), "Perceived Self-efficacy in Cognitive Development and Functioning", *Educational Psychologist*, Vol. 28, pp. 117 – 148.

Bookheimer, S. (2002), "Functional MRI of Language: New Approaches to Understanding the Cortical Organization of Semantic Processing", *Annu. Rev. Neurosci.*, Vol. 25, pp. 151 – 188.

Bookheimer, S. Y., T. A. Zeffiro, T. Blaxton, W. D. Gaillard, B. Malow and W. H. Theodore (1998), "Regional Cerebral Blood Flow during Auditory Responsive Naming: Evidence for Cross-Modality Neural Activation", *NeuroReport*, Vol. 9, pp. 2409 – 2413.

Caplan, D. (2004), "Functional Neuroimaging Studies of Written Sentence Comprehension", *Scientific Studies of Reading*, Vol. 8, No. 3, pp. 225 – 240.

Chomsky, N. A. (1959), "Review of B. F. Skinner's Verbal Behavior", *Language*, Vol. 38, No. 1, pp. 26 – 59.

Fischer, K. W., M. H. Immordino-Yang and D. Waber (2007), "Toward a Grounded Synthesis of Mind, Brain, and Education for Reading Disorders: An Introduction to the Field and this Book", in K. W. Fischer, J. H. Bernstein and M. H. Immordino-Yang (eds.), *Mind, Brain, and Education in Learning Disorders*, Cambridge University Press, MA, pp. 1 – 20.

Fledge, J. and K. Fletcher (1992), "Talker and Listener Effects on Degree of Perceived Foreign Accent", *Journal of the Acoustical Society of America*, Vol. 91, pp. 370 – 389.

Gopnik, A., A. N. Meltzoff and P. K. Kuhl (1999), *The Scientist in the Crib: What Early Learning Tells Us About the Mind*, HarperCollins Publishers Inc., NY.

Hart, B. and T. R. Risley (2003), "The Early Catastrophe: The 30 Million Word Gap", *American Educator*, Vol. 27, No. 1, pp. 4 – 9.

Ishii, K. (2005), "Strategies for Reading and Writing Learning Difficulties (Dyslexia)", in Science and Technology Trends, Quarterly Review No. 15, April 2005 (original in Japanese, 2004).

Jobard, G., F. Crivello and N. Tzourio-Mazoyer (2003), "Evaluation of the Dual Route Theory of Reading: A Metanalysis of 35 Neuroimaging Studies", *Neurolmage*, Vol. 20, pp. 693 – 712.

Lyon, G. R., S. E. Shaywitz and B. A. Shaywitz (2003), "A Definition of Dyslexia", *Ann Dyslexia*, Vol. 53, pp. 1 – 14.

Lyytinen, H., T. K. Guttorm, T. Huttunen, J. H. Paavo, H. T. Leppänen and M. Vesterinen (2005), "Psychophysiology of Developmental Dyslexia: A Review of Findings Including Studies of Children at Risk for Dyslexia", *Journal of Neurolinguistics*, Vol. 18, No. 2, pp. 167 – 195.

McClelland, J. L., J. A. Fiez and B. D. McCandliss (2002), "Teaching the/r/-/l/Discrimination to Japanese Adults: Behavioral and Neural Aspects", *Physiology and Behavior*, Vol. 77, pp. 657 – 662.

National Reading Panel (2000), "Teaching Children to Read: An Evidence-based Assessment of the Scientific Research Literature on Reading and its Implications for Reading Instruction", National Institute of Child Health and Human Development, Washington DC.

Neville, H. J. and J. T. Bruer (2001), "Language Processing: How Experience Affects Brain Organization", in D. B. Bailey, Jr., J. T. Bruer, F. J. Symons and J. W. Lichtman (eds.), *Critical Thinking about Critical Periods*, Paul H. Brookes Publishing, Baltimore, MD, pp. 151 – 172.

OECD (2005), *Formative Assessment: Improving Learning in Secondary Classrooms*, OECD, Paris.

Paulesu, E., J. Démonet, F. Fazio, E. McCrory, V. Chanoine, N. Brunswick, S. F. Cappa, G. Cossu, M. Habib, C. D. Frith and U. Frith (2001), "Dyslexia: Cultural Diversity and Biological Unity", *Science*, Vol. 291, No. 5511, pp. 2165 – 2167.

Pinker, S. (1995), "The Language Instinct. How the Mind Creates Language", Harper Collins, New York.

Shaywitz, S. E. (2003), *Overcoming Dyslexia*, Random House Inc., NY.

Shaywitz, S. E. and B. A. Shaywitz (2005), "Dyslexia", *Biological Psychiatry*, Vol. 57, No. 11, pp. 1301 – 1309.

Shaywitz, B. A., S. E. Shaywitz, B. A. Blachman, K. R. Pugh, R. K. Fulbright, P. Skudlarski, W. E. Mencl, R. T. Constable, J. M. Holahan, K. E. Marchione, J. M. Fletcher, G. R. Lyon and J. C. Gore (2004), "Development of Left Occipito-temporal Systems for Skilled Reading in Children after a Phonologically-based Intervention", *Biol. Psychiatry*, Vol. 55, pp. 926 – 933.

Shaywitz, B. A., S. E. Shaywitz, K. R. Pugh, R. K. Fulbright, W. E. Mencl, R. T. Constable, P. Skudlarski, J. M. Fletcher, G. Reid and J. C. Gore (2001), "The Neurobiology of Dyslexia", *Clinical Neuroscience Research*, Vol. 1, No. 4, pp. 291 – 299.

Snow, G. E., M. S. Burns and P. Griffin (eds.) (1998), "Preventing Reading Difficulties in Young Children", Committee on the Prevention of Reading Difficulties in Young Children, Washington DC.

Tan, L. H., J. A. Spinks, C. M. Feng, W. T. Siok, C. A. Perfetti, J. Xiong et al. (2003), "Neural Systems of Second Language Reading are Shaped by Native Language", *Human*

Brain Mapping, Vol. 18, pp. 158 – 166.

Thompson-Schill, S. L. , G. Aguirre, M. D'Esposito and M. J. Farah (1999), "A Neural Basis for Category and Modality Specifics of Semantic Knowledge", *Neuropsychologia*, Vol. 37, pp. 671 – 676.

Tomasello, M. (1999), "The Cultural Origins of Human Cognition", Harvard University Press, MA.

Torgesen, J. K. (1998), "Catch them before they Fall: Identification and Assessment to Prevent Reading Failure in Young Children", *American Educator*, Vol. 22, pp. 32 – 39.

Vygotsky, L. S. (1978), "Mind and Society: The Development of Higher Mental Processes", Cambridge, MA: Havard University Press.

Wolf, M. (2007), "A Triptych of the Reading Brain: Evolution, Development, Pathology and its Interventions", in K. W. Fischer, J. H. Bernstein and M. H. Immordino-Yang (eds.), *Mind, Brain, and Education in Learning Disorders*, Cambridge University Press, MA, pp. 1 – 20.

Yiping, C. , F. Shimin and D. Iversen (2002), "Testing for Dual Brain Processing Routes in Reading: A Direct Contrast of Chinese Character and Pinyin Reading Using fMRI", *Journal of Cognitive Neuroscience*, Vol. 14, pp. 1088 – 1098.

第五章　数学素养和脑

……就开平方根和立方根而言，计算科学也是不可或缺的。就二次方程式和对数的使用而言，代数在日常生活中常常有着重要的价值：但这些范围之外的数学知识都只是奢侈品；确实是美好的奢侈品；迫于生计的人是不会沉迷其中的。

——托马斯·杰斐逊（Thomas Jefferson）

本章描述了人们发展数学素养时脑的复杂机制，数学素养包括理解数的概念、简单算式运算和代数的初步知识。这可以对数学教学提供有益的启示。本章也描述了数学学习障碍，这种障碍有神经基础（也称为计算障碍）。本章对理解数学素养和数学教育感兴趣的家长、教师和政策制定者有一定的启示。

神经科学可以回答与数学教育有关的问题。例如，它可以解决诸如此类的问题：学习高等数学是否会对脑产生某种影响，而这种影响是否支持对大多数人进行非实用性数学的教学这一观点。目前，并没有很强的证据支持或反对教所有学生高等数学，例如微积分或三角函数。尽管这样，经济合作与发展组织成员国及其他国家都把在标准课程中包括高等数学看作是正常现象。现代社会积累了大量的知识，而且有限的在校时间又牢牢束缚了课程，高等数学是否应该在标准课程中占如此多的时间成了一个很重要的问题。[①]将来的神经科学研究能有助于回答这个问题。

当前，大多数的神经科学研究都集中在基础数学上。这些工作给数学教学提供了重要的启示。与高等数学不同，基础数学对所有学生都至关重要，这是毫无疑问的，因为只有掌握了基础数学才能在现代社会生存，才能认识时间、烹饪和管理钱财等。

培养数学素养

就像读写能力一样，数学素养是通过生物学基础和经验的协同作用在脑中创造出来的。就如在进化过程中有些脑结构为语言而设计，也有类似的结构为数量意识而设计。但是，就像读写能力一样，脑中遗传决定的数量意识结构并不能完成数学加工。这些结构的活动要同辅助神经回路相协调。辅助神经回路并不专门用于数学素养，而是受到经验的塑造来适应这一功能。这些遗传上不是专门用于数学素养的神经回路被逐渐地塑造以适应数量加工的功能，Dehaene （1997）将这一过程称为“神经元的再利用”（neuronal recycling）。虽然经验在形成这些辅助回路上发挥了至关重要的作用，但这一过程也受生物学基础的限制。辅助回路不可能来自脑的任意区域：一定的神经结构可以被用于

① 需要特别指出的是，这里提到的问题不是是否要教高等数学的问题，而是是教所有学生还是少数数学专业及相关专业学生的问题。

数学，是因为它们具有足够的可塑性，并且具有有利于加工数量的属性。因此，数学加工需要由遗传决定的数量加工结构与在经验的作用下形成的相应的生物学结构组成的神经网络协同作用。

由于支持数学的神经回路由生物和环境因素共同塑造，神经科学至少可以从两个主要方面为数学教学的建构提供支持：首先，理解生物学因素的影响有助于设计与生物学因素和先天倾向作用相一致的数学教学法；其次，研究者可以追踪各种教学的神经生物学效应，描绘出数学知识的内在学习通路。一旦这样的通路被描绘出来，教育者就可以有策略地提高教学，发展别的适应个体差异的教学方法。因此，神经科学可以使我们设计出更有效、更全面的数学教学。

婴儿计算

婴儿有着柔软的面颊和摇摆的脑袋，似乎是好写好画的白板。确实，长期以来，人们认为婴儿出生时并没有数量能力，通过笨拙的感官探索来了解世界。许多有影响的理论都低估了幼儿对数量的理解，包括皮亚杰（Piaget，1952）的认知发展理论。

近期的研究已经发现，婴儿的脑具有数量意识（Ferigenson，Dehaene and Spelke，2004；Wynn，1998）。婴儿拥有两种核心数量系统使他们能够处理数量（Xu，2003）。其中一个系统支持“一”、“二”和“三”的概念。婴儿能精确地把这些数量相互区分开来，也能把这些数量同大数量区分开来。而且，他们可能掌握了这些数量的抽象概念，这种抽象概念不受形态的影响，因为他们似乎把“二”与两个声音和两个物体等同起来（Starkey，Spelke and Gelman，1990）。另一个核心数量系统是近似值。它使婴儿能把比率足够高的大数量区分开来。例如，婴儿能区分 8 和 16，但不能区分 8 和 9。

有证据表明婴儿能用这些数量进行数学运算。两个物体先后放在屏风后面，当屏风移开时，婴儿期望看到两个物体，表明他们知道一加一等于二（Wynn，1992）。他们也能进行估算。例如，计算五加五大约等于十（McCrink and Wynn，2004）。

与认为婴儿是笨拙的白板这个幼稚的观念不同，这些研究表明婴儿在对世界进行有目的的数量建构。婴儿似乎在进化中获得了数感，用作知觉工具去数量化地解释这个世界。也就是说，婴儿生而带有用数量去理解世界的直觉倾向，并且在童年早期中都在这种理解的基础上成长。

所以，幼儿在正规教育之前就有了理解数量的坚实基础。目前，许多数学教学法都是基于低估幼儿能力的过时理论。不顾幼儿具有数量理解基础的教学会忽视大量的支架。这些早期知识基础可用于促进理解正式的数学概念。而且，在符号数学同真实世界的理解之间建立对应关系有助于形成程序性知识和概念性知识之间的联结，这种联结对于在数学上取得成功非常重要（Siegler，2003）。总之，这些研究非常强烈地表明，数学教育应该建立在儿童非正式的和直觉的数量理解基础之上。

脑的数学素养

研究已开始揭示数学素养的基本神经回路。婴儿遗传带来的数量意识很可能位于顶叶。数学建立在遗传决定的数量结构之上，其方式类似于阅读素养建立在语言结构之上的方式。虽然数学能力随着教育变得成熟很多，但是基本的内在数量加工机制保持不变，因为在人的一生中，数量认知基本上都是相似的。例如，婴儿、儿童和成人三者都表现出相同的根据比率来区分数字信号的方式（Cantlon et al. ,2006）。此外，最近的一项 fMRI 研究显示，成人和还没开始接受正式教育的儿童的非符号数量加工的神经基础都在顶内沟（Cantlon et al. ,2006）。因此，虽然随着正规教育而获得的文化、语言和符号的数量训练改变了数学素养所涉及的神经网络，顶内沟可能还是成熟的数学神经网络的核心。

顶叶确实在各种各样的数学运算中发挥了根本性的作用。这个区域的损坏会对数学能力造成巨大的破坏。例如，顶叶损伤的病人不能回答简单到3和5之间是什么数的问题。但是，他们回答其他领域的类似问题没有困难，例如指出介于六月和八月之间的月份，或者哪个音符介于哆和咪之间。[①]而且，对于某些问题，他们能解答这些问题的具体形式，但不能解答它们的抽象形式。如他们知道上午9点至上午11点有两个小时，但他们不能在符号算式中完成11减9的运算。

这些结果模式说明了脑中关于数学的两个原则。首先，数学和其他认知领域是分离的。其次，数学领域包含的能力之间也能互相分离。第一条原则支持了多元智力的观点。它至少指出个别领域的缺陷或天赋并不一定意味着其他领域的缺陷或天赋。例如，一个儿童可能在阅读方面有困难，但其数学能力却非常优秀。因此，对于教师来说，提供获取数学知识的多种途径很重要，如呈现和评价方式、方法的多样化。如果没有这种灵活性，其他领域的困难可能会毫无必要地干扰数学学习。例如，有阅读障碍的儿童学习数学。这些儿童从印刷的教材上获取数学知识会有困难，在纸笔测验中也很难显示出他们的知识。这些阻碍学习、掩盖数学能力的问题是可以避免的。如果给予学生其他呈现和评价的方式，诸如带有文本转语音软件的电子文本，有阅读障碍的儿童就不会在数学上落后，同时他们的阅读技能也得到发展。这些例子说明了为学生提供多种途径来获取数学知识的重要性。从更宽泛的角度来说，这表明：

数学教师应该提供多种呈现方式和评价方式。

而且，数学领域内的能力也可以相互分离：教师不能假定某个数学领域的困难或天赋意味着整个数学能力也如此。某一方面的数学能力不一定能预测另一方面的数学能力，这提出了把儿童分为不同能力组的标准是否有效的问题。因为课程的顺序并没依据脑中哪些能力是独特的这种知识来制定，某个儿童可能在某项定为高级的技能上很优秀，

① 哆和咪分别相当于C和E。

但在较低级的技能上有困难。结果，这个儿童可能被错误地分到低能力组，因而埋没了潜能。将来的神经科学研究可能会建构出脑中数学能力的区分图。但是，在这到来之前：

数学上用于分组的标准是否有效值得怀疑。

由于数学能力分布在脑的不同部位，非常简单的数量运算都需要多个脑区的共同协作。仅就数量表征而言，也涉及复杂的神经回路。三重编码模型描述了三个层面的数量加工：数量、视觉和文字（Dehaene and Cohen, 1995）。例如"threeness"（3）的抽象数量表征依赖下顶叶回路，而视觉表征涉及下枕—颞叶皮层。"3"的数字表征需要下枕—颞叶的双侧表征，而"three"（3）的语言表征则只依赖于左半球的下枕—颞叶。言语表征需要左半球的外侧裂区域。因此，简单的数量表征涉及许多不同的脑区，包括数学素养的核心区域——下顶叶。

计算也需调用分布式网络（Dehaene, 1997）。减法主要依赖下顶叶回路，而加法和乘法涉及另外的网络，包括左半球含有基底核的皮层和皮层下回路。目前关于高级数学的研究还很少，但似乎更高水平的运算所用回路至少有部分不同。研究结果表明，保存代数知识的神经回路与心算的回路很大程度上是相互独立的（Hittmair-Delazer, Sailer and Benke, 1995）。此外，数学知识的组织还涉及别的神经网络，包括前额叶和前扣带回。图 5.1 为已知与数量加工有关的脑区示意图。

虽然揭示数学所依赖的神经回路还处于初始阶段，但数学涉及高度离散的脑结构网络，这一点已经很明确了。即使是简单到两个数字相乘的运算也需要分布在许多脑区上的几百万个神经元的协作。由于数量知识依赖于如此广泛分布的脑回路，学生必须学会协调执行各式各样运算和概念的不同脑区活动，这意味着：

正规数学教育的一个任务是为数学知识带来一致性和熟练性。

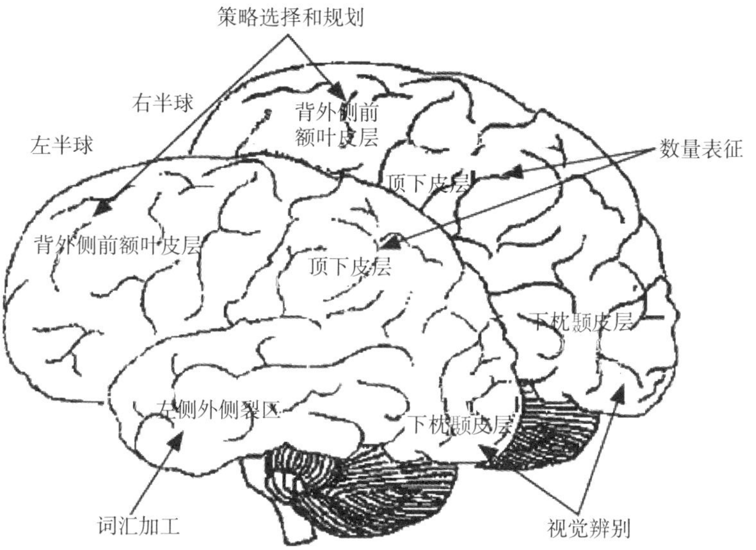

来源：Dehaene, S. and L. Cohen (1995), Mathematical Cognition, Vol. 1.

图 5.1　大脑区域

这对于教育来说非常合适，因为数学具有不同的特性：它通过经验把分布式的、部分可分离的、不同的网络协调起来。

数量和空间

数学素养特别依赖的顶叶回路也参与空间表征，且这两个功能互相作用、互相影响（Dehaene，1997）。例如，许多有计算障碍的病人也有空间能力的困难，诸如区分左右（Mayer et al. ,1999）。幼儿在正式学习数轴之前对数量的概念普遍具有空间方向性。实际上，把数量和空间联系起来很可能有生物学倾向。因此，基于数字与空间隐喻的教学方法是对直觉概念的正式表征，并给抽象概念提供了具体模型。因此，诸如数轴和具体空间操作（也就是积木块、杆、桌面游戏、测量工具等）的教学工具可以强化和巩固儿童的直观数学理解。脑中数量和空间功能密切相关意味着：

把数量和空间联系起来的教学方法是有效的教学工具。

教育研究确认了这种技术的价值。由 Griffin, Case and Siegler (1994) 实施的重点关注数量和空间之间关系的干预项目取得了明显的成功。这个项目使用数轴和各种将数量和空间联系起来的具体运算。结果令人震惊：40 次每段 20 分钟的干预使落后学生成为班上的优秀学生。

教学的作用

正如 Griffin, Case and Siegler (1994) 的干预项目所证明的，教学对数学成就有显著的影响。这些成就的获得很可能反映了神经机制的改变，因为最近的研究表明，学习新的数学知识能显著地改变脑的活动模式 (Delazer et al. ,2003, 2004) 。这些改变的发生似乎是教学方法和教学内容共同作用的结果。

学习不同的数学运算会引起脑激活方式的明显变化。Ischebeck 等 (2006) 研究了由乘法或减法训练导致的激活变化。在两种条件下，训练均导致下额叶区域激活的降低，这表明对诸如工作记忆和执行功能等一般功能需求程度的降低。然而，在乘法而不是减法中，训练也导致从下顶内沟的激活转换到左角回的激活，这表明基于数量的加工被更自动化的提取所替代。因此，减法的训练加快了速度和准确性，而乘法的训练导致新的策略。由于两者的训练方式是相同的，因此，这些结果表明，数学学习的神经生物学效应部分依赖于学习内容。

数学学习的神经生物学效应也受到教学方法的调节。Delazer 等 (2005) 发现，通过死记硬背的方法来学习，也就是背诵两个数字运算结果的方法，与通过策略来学习的方法不同，背诵的方法以不同的神经机制来进行编码，而策略学习的方法包括一系列数学运算的应用。死记硬背学习后的提取更强地激活了中顶叶区域，并扩展到左角回，而策略学习后的提取与楔前叶的激活相联系。这些结果证明，不同的教学方法能为相同的数学知识创造不同的神经通路。例如，两个儿童都回答10 加10 等于20，但如果一个儿童是记住这个事实而另一个儿童是用两位数相加的策略，则他们运用了不同的神经回路。

这些结果对学生的评价有很重要的启示。因为知识编码的过程影响它的神经基础或回路，运用非对即错的评价方式来对学生的知识理解程度进行评估是不适当的，因为这种方式不能区分诸如被编码为事实的知识和通过策略来编码的知识。评估学生对知识的理解，必须有更敏感的评价方法。Stevenson 和Stigler（1992）已经发现了更有效地评估内在过程的数学评价方法。这种亚洲的数学老师常常使用的方法涉及过程性评价，这种评价可以详细地描述学习的过程。这种评价方法强调描绘学习的过程而不只是鉴别答案的正确或错误。事实上，错误可用来发现学习的漏洞和提高理解的机会。这种类型的评价区分了被编码为事实的知识和通过策略来编码的知识，这说明：

关注过程的评价能提供比正误反应的两分法更为准确的知识表征。

此外，Delazer 等（2005）发现策略学习导致比死记硬背学习更高的准确率和迁移性。这些结果表明，死记硬背学习的神经通路比策略学习的神经通路效率更低。虽然需要通过各种类型的问题进一步研究去检验这个结论，但是这个结果已经可以说明：

与死记硬背的教学方式相比，策略教学可以对数学知识产生更牢固的神经编码。

这些发现表明，不同的教学方法能产生不同效率的神经通路，这强调了教学的重要作用。还需要进一步的研究来证明不同类型的教学所产生的神经生物学影响。还需要评估不同的教学技术对不同人群的影响，因为个体差异常常具有重要的中介作用。

性别和数学

性别是数学方面个体差异的来源之一。这种性别差异同特定空间任务上的性别差异是一致的。例如，男性一般在心理旋转能力上好于女性。这很可能是受生物学条件的限制而产生的效应，因为这种差异很大（d＝0.6－1.0），而且在幼儿的测验中就体现出来，也不随时间的推移而降低（Newcombe，Mathason and Terlecki，2002）。然而，成绩受到生物学因素影响的现象并不能排除经验因素也是影响成绩的原因之一。事实上，训练能显著提高男性和女性的心理旋转能力，并有可能最终消除性别差异（Newcombe，Mathason and Terlecki，2002）。所有有关空间任务方面性别差异的文献似乎都随着训练而改变（Newcombe，Mathason and Terlecki，2002）。因此，从关注与性别有关的能力排名转向关注寻找能使所有学生的空间能力都得到提高的教学方式是有用的。

认为男性在总体数学能力上高于女性是常见的误解。事实上，结果与情景有关：虽然在标准化测验中，男性平均成绩高于女性，但是女性在学校的数学测验中成绩好于男性（Newcombe，Mathason and Terlecki，2002）。此结果模式很可能是由于运用不同的策略模式而导致的。女生倾向于坚持教师所教的算法，而男生更倾向于突破教师所教的算法，尝试新的方法（De Lisi and McGillicuddy-De Lisi，2002）。因此，男生在标准化测验中表现优秀，因为该测验包括了很多需要非算术的方法来解决的问题；而女生在课堂测验中表现更好，因为课堂测验常常需要依赖教师所教的计算方法。这些性别间的策略差异强调了数学知识发展中不同途径的重要性，以适应个体差异。

数学学习障碍

有些儿童即使接受了足够的教学但是在数学上仍然有困难，这是因为他们有计算障碍，与阅读中的阅读障碍类似。计算障碍最可能是由数感——对用数字表示的量及其关系的早期理解——的损伤而导致的（Landerl, Bevan and Butterworth, 2004）。科学家才刚开始研究计算障碍的神经基础。近来的神经成像研究已经揭示了计算障碍儿童顶内沟的特殊结构和功能特征。例如，Isaacs 等（2001）比较了两组青少年的灰质密度，两组人早产的程度相同，差别在于有无计算障碍。在全脑水平上，有计算障碍的青少年在左侧顶内沟区域上的灰质较少，这个区域正是做算术时激活的区域。虽然需要进一步的研究来阐明计算障碍的神经基础，与选择性数学损伤有关的解剖结构特征的发现支持数学并不完全来自文化建构过程的观点：它需要特定脑结构的充分运行与整合，来为学习提供概念基础。

计算障碍的神经回路缺陷有望被阐释清楚并通过目标干预得到矫正，因为数学回路似乎具有可塑性。学习新的数量事实或策略能改变脑的活动（Delazer et al. ,2003；Delazer et al. ,2004）；数学有缺陷的脑损伤病人能康复；许多病人在对缺陷方面进行集中的专门训练后能重新获得相当的数学能力（Girelli et al. ,1996）。这些结果表明计算障碍个体能被很好地治疗并得以康复。需要进一步的研究来确定计算障碍的神经基础以设计出更有效的目标干预方式。这种干预方式同已经开发出来的阅读障碍的干预方式类似。

数学困难也涉及情绪。与数学有关的恐惧是相对普遍的体验，这种情况称为数学焦虑（Ashcraft, 2002）。这种情绪状态能干扰认知策略和工作记忆（Ashcraft and Kirk, 2001）。这是数学教育中需要进一步研究来找出合适解决方法的问题之一。①

---

① 正如 Butterworth 所说，计算障碍除这些之外还有多米诺骨牌效应。教师、其他学生、家长，甚至有计算障碍的个体本身，仅仅因为数学上的学习困难而给这个儿童贴上“愚蠢的”的标签。这样的标签将会导致个体在所有科目上学习成绩不良，因为它对自尊具有毁灭性的影响。

结论

虽然数学神经科学还处于婴儿期，但是这个领域已经在过去的十年中迈出了很大一步。科学家已经开始揭示相关的生物学模式，例如数量和空间的联系，并且把它同迅速发展的遗传学领域联系起来。研究者刚开始研究数学教学对脑的作用，这需要动态的、发展的观点，以便描绘出多种内在通路。就像读写能力，从生物学的角度来理解数学神经机制的发展通路能使我们设计出适用于高度多样化的学习者的不同教学模型。

当前，大部分神经科学研究关注基础数学，为数学教学提供了重要的启示。不同于高等数学，基础数学对所有学生都至关重要，这是毫无疑问的，因为掌握基础数学才能在现代社会生存，才会进行认识时间、烹饪和管理钱财等实用活动。

一方面，随着数学对脑的影响得到更好的理解，它将为应该给所有的学生传授多少数学知识这个关键问题提供解决思路。例如，如果发现学习高等数学使得脑能够支持有用的思考方式，这将为在标准课程中包括高等数学提供支持的理由。另一方面，如果学习高等数学的影响局限于获得更高水平的数学技能，那么就需要考虑这种水平的数学是否只需要传授给那些将进一步学习数学的人才有用。这样，神经科学研究就可以为小学中该如何教数学提供有价值的观点，并对中学数学课程和教学产生巨大影响。

参考文献

Ashcraft, M. H. (2002), "Math Anxiety: Personal, Educational, and Cognitive Consequences", *Current Directions in Psychological Science*, Vol. 11, pp. 181 - 185.

Ashcraft, M. H. and E. P. Kirk (2001), "The Relationships among Working Memory, Math Anxiety, and Performance", *J Exp Psychol Gen*, Vol. 11, pp. 224 - 237.

Cantlon, J., E. Brannon, E. Carter and K. Pelphrey (2006), "Functional Imaging of Numerical Processing in Adults and 4-y-old Children", *PLoS Biology*, Vol. 4, No. 5, pp. 844 – 845.

Dehaene, S. (1997), *The Number Sense*, Oxford University Press, NY.

Dehaene, S. and L. Cohen (1995), *Mathematical Cognition*, Vol. 1, pp. 83 – 120.

Delazer, M., F. Domahs, L. Bartha, C. Brennis, A. Lochy and T. Trieb et al. (2003), "Learning Complex Arithmetic—An fMRI Study", *Brain Res Cogn Brain Res*, Vol. 18, No. 1, pp. 76 – 88.

Delazer, M., F. Domahs, L. Bartha, C. Brennis, A. Lochy and T. Trieb et al. (2004), "The Acquisition of Arithmetric Knowledge—An fMRI Study", *Cortex*, Vol. 40, No. 1, pp. 166 – 167.

Delazer, M., A. Ischebeck, F. Domahs, L. Zamarian, F. Koppelstaetter, C. M. Siedentopf, L. Kaufmann, T. Benke and S. Felber (2005), "Learning by Strategies and Learning by Drill-Evidence from an fMRI Study", *Neuroimage*, Vol. 25, pp. 838 – 849.

Ferigenson, L., S. Dehaene and E. Spelke (2004), "Core Systems of Number", *Trends in Cognitive Neuroscience*, Vol. 8, No. 7, pp. 1 – 8.

Girelli, L., M. Delazer, C. Semenza and G. Denes (1996), "The Representation of Arithmetical Facts: Evidence from Two Rehabilitation Studies", *Cortex*, Vol. 32, No. 1, pp. 49 – 66.

Griffin, S. A., R. Case and R. S. Siegler (1994), "Rightstart: Providing the Central Conceptual Prerequisites for First Formal Learning of Arithmetic to Students at Risk for School Failure", in K. McGilly (ed.), *Classroom Lessons: Integrating Cognitive Theory and Classroom Practice*, MIT Press, Cambridge.

Hittmair-Delazer, M., U. Sailer and T. Benke (1995), "Impaired Arithmetic Facts but Intact Conceptual Knowledge—A Single Case Study of Dyscalculia", *Cortex*, Vol. 31, pp. 139 – 147.

Isaacs, E. B., C. J. Edmonds, A. Lucas and D. G. Gadian (2001), "Calculation Difficulties in Children of Very Low Birthweight: A Neural Correlate", *Brain*, Vol. 124, pp. 1701 – 1707.

Ischebeck, A., L. Zamarian, C. Siedentopf, F. Koppelsätter, T. Benke, S. Felber and M. Delzer (2006), "How Specifically do we Learn? Imaging the Learning of Multiplication and Subtraction", *NeuroImage*, Vol. 30, pp. 1365 – 1375.

Landerl, K., A. Bevan and B. Butterworth (2004), *Developmental Dyscalculia and Basic Numerical Capacities: A Study of 8-9-Year-Old Students. Cognition*, Vol. 93, No. 2, pp. 99 – 125.

De Lisi, R. and A. McGillicuddy-De Lisi (2002), "Sex Differences in Mathematical Abilities and Achievement", in A. McGillicuddy-De Lisi and R. De Lisi (eds.), *Biology, Society, and Behavior: The Development of Sex Differences in Cognition*, Alex Publishing, London, pp. 155 – 181.

Mayer, E. , M. Martory, A. Pegna, T. Landis, J. Delavelle and J. Annoni (1999), "A Pure Case of Gestmann Syndrome with a Subangular Lesion", *Brain*, Vol. 122, pp. 1170 – 1120.

McCrink, K. and K. Wynn (2004), "Large-number Addition and Subtraction by 9-Month-Old Infants", *Psychol. Sci*, Vol. 15, No. 11, pp. 776 – 781.

Newcombe, N. , L. Mathason and M. Terlecki (2002), "Sex Differences in Mathematical Abilities and Achievement", in A. McGillicuddy-De Lisi and R. De Lisi (eds.), *Biology, Society, and Behavior: The Development of Sex Differences in Cognition*, Alex Publishing, London, pp. 155 – 181.

Piaget, J. (1952), *The Child's Conception of Number*, Norton, NY.

Siegler, R. S. (2003), "Implications of Cognitive Science Research for Mathematics Education", in J. Kilpatrick, W. B. Martin and D. E. Schifter (eds.), *A Research Companion to Principles and Standards for School Mathematics*, National Council of Teachers of Mathematics, Reston, VA, pp. 219 – 233.

Starkey, P. , E. S. Spelke and R. Gelman (1990), "Numerical Abstraction by Human Infant", *Cognition*, Vol. 36, pp. 97 – 127.

Stevenson, H. W. and J. W. Stigler (1992), *The Learning Gap: Why our Schools are Failing and What We can Learn from Japanese and Chinese Education*, Summit Books, New York.

Wynn, K. (1992), "Addition and Subtraction by Human Infants", *Nature*, Vol. 358, pp. 749 – 750.

Wynn, K. (1998), "Numerical Competence in Infants", in C. Donlan (ed.), *The Development of Mathematical Skills*, Psychology Press, East Sussex, UK, pp. 1 – 25.

Xu, F. (2003), "Numerosity Discrimination in Infants: Evidence for Two Systems of Representations", *Cognition*, Vol. 89, No. 1, pp. 15 – 25.

第六章　消除“神经神话”

在面对真理的时候，有三种人：

渴望者人数最少；

不在乎者最快乐；

已经拥有者最危险。

——佚名

本章论述了在神经科学与教育之间进行错误的或者毫无根据的连接时出现的危险，并概述与驳斥了一些“神经神话”（Neuromyths），包括与左右脑思维、婴儿发展决定论、性别差异以及多语言学习有关的一些没有根据的观点。本章对关注学习尤其是致力于消除没有科学根据的流行趋势的那些人具有重要的意义。

什么是“神经神话”

科学是在试误过程中不断取得进步的。科学研究者在观察的基础上构建理论，而其他现象或者证实、或者改变、或者驳斥这些观察结果：新理论在补充或者批判前一个理论的基础上建立起来。这一过程周而复始，持续不断。科学的这种曲折进步是不可避免的，但是也有其缺陷。其中之一是，已经证明无效的假设却留下踪迹，如果这些假设切合了比较广泛的想象力，那么“神话”因此而生。这些观念可以通过科学而铲除，但是它们却根深蒂固，通过各种媒体传入大众的脑海中。

神经科学不可避免地陷入这种现象中。在英语中，有些表达证明了这一点：例如，由德国解剖学家和生理学家 Franz Joseph Gall（1758—1828）的研究而得到的“数感”一词。Gall 通过观察活的罪犯的头颅以及解剖死囚的脑，建立了颅像学理论：某种能力过分生长会使颅骨隆起变形。Gall 通过扪摸头颅，宣称他能够将罪犯与诚实的人区别开来，将擅长“数学”的人与擅长“文学的人”区别开来。虽然颅相学早已臭名昭著，并已经被取代，但是脑的某些区域更擅长于某些功能的观点已经成为不争的事实。与 Gall 所确定的脑区不同的是，这些脑区是功能性的，如想象的形成、词汇的产生、触觉的灵敏性等，而不是如仁慈、好战等具有道德特征的脑区。①

这些神话的产生并不只是科学本身而造成的。要理解一个研究结果的所有细微之处常常非常困难，而尤为困难的是其研究方案与方法的细微之处。然而，满足于简单快捷而明确的解释常常是人类的本性。②这不可避免地会导致错误的解释、武断的推论，进而造成错误观点的产生。③

---

① Gall 也推测存在着语言与数学的脑区。

② 大众媒体对舆论具有重要的影响，这些媒体尤为崇尚简化的处理方法（关于这一点，见 Bourdieu, *On Television*, New Press, 1998）。

③ 但是科学家是绝对不能受到这种趋势影响的。虽然人们期望科学家在各自的领域中严谨求实，但是在面对非专业的听众演讲时，他们也显示出人类的本性，难免受到主观感觉与情绪的影响。

本章按照顺序来考察人们对脑科学的一些错误理解，特别关注与学习方法最相关的那些神经神话。本章从历史的角度来解释每一个神经神话是如何扎根下来的，然后概述当前有关这一主题的科学研究。略有讽刺意味的是，有些神话实际上对教育产生了一些有益的影响，因为它们说明了教育多样化的“合理性”。但是，大多数神经神话带来的是不良后果，因此必须清除。

“时不我待，因为在3岁时脑的重要方面就已经决定好了”

如果您在电脑的搜索引擎中输入“0—3岁”这个关键词，您就会搜到大量的网站。这些网站主要解释孩子“0—3岁”这段时间对于他未来的发展至关重要，这段时间决定了他的一切。您还会找到适用于“0—3岁”这个重要阶段的、激发孩子智力的无数商业产品。

脑发育中的一些生理现象确实使人们认为“0—3岁”是个重要的学习阶段。但是这很容易被夸大与曲解。某些决策者、教育者、玩具商以及家长过分强调这些现象，让新生儿做体操，在婴儿床上播放刺激性的音乐磁带和CD，这些过度的做法形成了神经神话。研究所揭示的与这些观念有关的生理现象有哪些呢？

脑中信息加工的基本要素是神经细胞或者神经元。人脑包括1 000亿个神经元，每一个神经元都可以与几千个其他神经元联结起来，使神经信息同时向多个方向集中传递。通过神经元（突触）之间的联系，神经脉冲从一个神经元传递到另一个神经元，促进技能与学习能力的形成。学习就是新突触的形成，或者已有突触的增强与削减。与成人相比，新生儿的突触数量很少。出生后2个月，脑的突触密度呈几何级数的速度增加，超过成人的突触密度（在10个月时达到顶峰），接着开始稳步下降，这个过程一直持续到10岁，达到“成人的突触水平”，然后保持相对稳定的状态。突触大量产生的过程称为突触发生（synaptogenesis）。突触下降的过程称为修剪（pruning）。这是生长与发育所必需的自然机制。

很长时间以来，科学界认为，神经元数量在出生时最多。但是，与其他细胞不一样的是，人们认为神经元是不可再生的，每个人一生中有规律地失去神经元。同样，脑损伤后，损坏的神经细胞不会再生。过去20年来，科学研究所揭示的现象无可辩驳地改变了这个观点：人的一生中都可以产生新的神经元，至少在人的一生中，神经元的数量不是波动的。

突触发生集中在人类生命的早期。如果学习是由新突触的产生而形成的（这种观点在直觉上是正确的），那么人们就容易得出这样的结论：儿童早期的学习能力最强。另外一种观点是，婴幼儿必须在2—3岁时不断得到刺激，以强化他们的学习能力，促进以后的发展，这种观点目前在欧洲非常普遍。事实上，这些观点是毫无科学证据的。

20年前所做的一个实验可能造成了这个神经神话的流传。用大鼠所做的实验研究表明，在丰富环境中生长的大鼠其突触的密度会增加。在这个案例中，丰富环境是指笼子里有其他大鼠以及一些探究的玩具。这些大鼠在后来的迷宫学习测验中，比在控制组以及在“贫乏”或者“孤独”环境中生活的大鼠表现更好，速度更快（Diamond，2001）。其结论是，由于生活在“丰富”环境中的大鼠的突触密度增加了，因此在学习任务中的表现更好。

这样，产生神经神话的要素就有了：一个可靠的实验，虽然很难操作，但是很容易理解，研究结果证实了预期的结果。但是实验室中的这个实验是在人为的环境中进行的①，研究的对象是大鼠。非专业人士曲解了大鼠的实验数据（这些数据毫无疑问是科学严谨的），并将它与人

① 在野外，大鼠生活在刺激丰富的环境中（如码头、管道等），具有生存所需要的突触数量；而在人为的贫乏环境中，它们脑的突触密度适合于这个环境。简而言之，它们只需要生活于实验室笼子中的聪明程度即可。这一推理同样可以类推到人类，但是还需要事实来证明。在这一案例中，许多人的脑都对适度丰富的环境进行调整。研究已经表明，即使生活于所谓的刺激贫乏环境（例如犹太人区）中的孩子，在一段时间以后也会逐渐在学校表现优秀，并继续接受高等教育。在界定适合大多数学生的“丰富”环境时有太多因素需要考虑，因此很难预测智力。因此，目前像这样的研究结果对于教育而言是没有应用价值的。

类发展的观点联系起来，得出结论说，教育干预要有效应该与突触发生的时间协调一致。另外，他们还建议说，“丰富”环境可以避免婴儿期的突触修剪，甚至能够形成新的突触，因此，可以提高智力与学习能力。这个例子运用有效研究所证实的事实来推断结论，而这些结论与原始研究相距甚远。

该例子的局限性以及教训是显而易见的。预测生命早期突触密度与学习能力提高之间关系的人类神经科学数据几乎没有。同样，也没有预测儿童与成人的突触密度之间关系的数据。无论是对动物还是人类，还没有直接的神经科学证据将成人的突触密度与更高的学习能力联系起来。所有这一切并不表明大脑的可塑性尤其是突触的发生，与学习没有关系，但是根据已有的证据，认为0—3 岁在发展中起决定性作用的假设不成立。

读者要进一步了解，可以参考 John Bruer 的著作《0 到 3 岁的神话》(2000）。他是第一个系统地驳斥这个神话的人，他认为这个神话“植根于我们关于儿童与儿童期的文化观念、我们对心智—脑研究的热爱以及我们多年来寻找疑难问题的确定答案的需求”。Bruer 回溯到 18 世纪来寻找其源头：那时就已经认为，母亲的教育是描绘孩子未来生活，决定孩子命运的最强大力量，成功的孩子是那些善于与家庭互动的孩子。他根据人们对早期突触发生的错误解释一个一个地消除这些神话。

“必须传授与学习某些事物的关键期是存在的”

生命早期突触密度快速增长对成年脑的影响还不知道，但是已经知道的是成人学习某些事物的能力不强。例如，任何晚学外语的人很可能带有“外国口音”；晚学乐器的人艺术鉴赏能力可能永远都无法达到从 5 岁开始练习同样乐器的孩子的水平。这是否意味着生命的某些时刻再也无法学习某些任务？或者某些任务在不同的时间段会学得更慢，或者以不同的方式来学习？

长期以来，人们认为，随着年龄的增长，脑的神经元会逐渐减少，但是由于新技术的发明而开始的测量对这一观点的确定性提出了挑战。Terry 及其同事表明，在脑皮层的每一个区域，总的神经元数量并不受年龄影响，只有“大”的神经元的数量受年龄影响。神经细胞的萎缩，导致小的神经元数量增加，但是神经元的总数是一致的。最近的研究发现，脑的某些部位，如海马，在人的一生中都可以产生新的神经元。海马有多种功能，其中之一是参与空间记忆与导航过程（Burgess and O'Keefe，1996）。有研究比较了伦敦出租车司机与随机抽取的其他市民，结果表明，一方面，海马的相对大小与激活之间具有很强的关系；另一方面，海马具有很好的导航能力。听觉皮层的扩大与音乐能力的发展之间呈正相关。随着手指运动的高强度训练，脑运动皮层增大。在后一个案例中，与学习有关的神经元网络结构的改变在训练的第 5 天，即在非常短的学习时间之后就可以运用脑成像的方法检测到。

塑造脑的过程——神经元的发生、修剪、发展与修饰——都属于同一个术语“脑可塑性”。无数研究表明，从神经元与突触方面来说，脑终身具有可塑性。技能的获得不仅是训练与某些联结加强的结果，而且也是对某些联结的修剪而导致的。需要区别两种类型的突触发生：其一是在生命早期自然形成的；其二是由于一生中处于丰富环境而形成的。研究者将前者称为“经验期待型学习”，将后者称为“经验依赖型学习”。语法学习在大约 16 岁前都可以又快又容易地学习，而词汇学习终身都可以提高（Neville，2000）。语法学习是敏感期的一个例子，是一种经验期待学习：要让学习不过于困难，理想的情况是必须在一定时间段（敏感期）内进行学习。因此，经验期待学习在生命的某个阶段学习最理想。不依赖于敏感期的学习如词汇的获得是“经验依赖学习”：学习的发生不受年龄或者时间的限制，这种类型的学习甚至可以随着年龄的增加而提高（见第二章）。

是否存在着“关键期”这样的独特阶段，在这一阶段某种类型的学习一定能成功地发生？某种技能或者知识是否只能在相对较短的“机遇期”获得，然后“机遇期”将在脑发展的一个确定阶段永远地关上了？“关键期”的概念可以回溯到20世纪70年代习性学家Konrad Lorenz所做的一系列实验，相对而言，普通大众对这些实验比较熟悉。他观察到刚孵出的小鸡、小鹅等对环境中明显移动的物体产生永久的依恋。一般而言，这个移动的物体是它们的母亲，Lorenz将它称为“印刻”。Lorenz通过取代它们的母亲的方式，让小鸡、小鹅等对他产生依恋。他走到哪里，小鸡、小鹅就跟到哪里。这种依恋产生的时间非常短暂（就在孵出以后）。这种依恋产生后，就不可能改变依恋的物体，小鸡、小鹅等永久地跟随这个替代物而不是其母亲。“关键期”的术语适合于这种情况，在具体的某个阶段一个事件的存在或者缺失，会产生不可逆的影响。①

目前还没有发现人类学习的关键期（尽管也许存在这种关键期）。将某种学习更容易发生的这种阶段称为“敏感期”更合适。科学界承认存在着敏感期，尤其是在语言学习中，并且确定了一些语言学习的敏感期（有些敏感期在成年阶段）。一个重要的研究问题是，教育系统的课程方案是否与敏感期阶段相匹配，脑成像研究可以为这些阶段的生物过程提供新的解释。

语言学习提供了非常好的“敏感期”的例子。在出生时，孩子可以区别语言中的所有语音，甚至那些与他们父母的母语很不一样的语言。例如，日本成人区别r和l很困难，他们将这两个音看作是一样的，而日本的婴儿却能够区别它们。婴儿在出生后的前12个月，他们的语音知觉能力很快受到语音环境的影响，以后他们就不能识别出环境中没有的语音。在6—12个月这段时间内辨别外语语音能力逐渐下降，这期间脑也产生了变化，孩子也能非常流利地说出母语。由于儿童感知过全部的母语语音时不需要识别新的语音，这样也就“失去”了学习没有

① 在任何情况下，都必须十分谨慎地对待动物研究（需要顺便指出的是，Lorenz和其他人有时似乎忘记了）。从大鼠的实验研究中推出这样一种观念，为学生提供刺激丰富的环境，将会增加他们脑中的联结，从而培养出更好的学生，因此，教师（与家长）应该提供丰富多彩的、有趣的、有意义的环境，来保证培养出聪明的孩子。从大鼠需要“丰富环境”的数据而推论出儿童教育的观点是不合理的（如听莫扎特音乐，看彩色的移动物体），尤其是考虑到还没有开展类似的有关复杂或者贫乏环境对人脑影响的神经科学研究。

感知过的、没有发过的语音的能力，因此我们可以假设，这个过程是由于对突触连续的修剪而完成的。为什么人们喜欢将人类学习的这个方面称为“敏感期”而不是“关键期”，一个重要原因在于敏感期是指信息的丧失而不是增加。不管如何描述，毫无疑问，在语言能力中，发出语音的能力，如语音和口音，以及有效整合语法的能力在儿童期是最理想的，只有获得词汇的能力在整个一生中都同样好。

20 世纪后半叶的发展过程中，皮亚杰的研究对学校体系的组织产生了重要的影响。皮亚杰的基本发展观是，儿童经历特定的认知发展阶段，因此，他们在某个相对固定的年龄阶段之前不能学习某些技能。这个观点可以运用到阅读与计算中，运用到经济合作与发展组织成员国的学校体系中，这些国家没有正式对 6—7 岁之前的儿童传授阅读、写作与数学。皮亚杰和同事提出，儿童来到这个世界时没有关于数字的先验概念。但是最近关于脑运行的研究表明，儿童天生就有数感（Dehaene，1997）。这里并不是对皮亚杰的所有研究都持怀疑的态度，他正确地确定了敏感期的重要性。但是孩子出生时比研究者长期以来所认为的更“聪明”（Gopnik，Meltzoff and Kuhl，2005）。这就是为什么皮亚杰那具有影响力的理论必须用这种研究来进行证实。

“我在什么地方读到过，说我们只用了脑的 10%”

人们常说人类只用了脑的 10%（有时是 20%）。这个错误观点从何而来？有人说它来自爱因斯坦，他在一次回答记者的问题时说，他只用了脑的 10%。早期对脑的研究可能支持了这个错误。在 20 世纪 30 年代，Karl Lashley 运用电击的方法来研究脑。由于脑的许多脑区对这种电击没有反应，他认为这些脑区没有功能。“静息皮层”这一术语就是这样流传起来的。现在人们认为这一理论是不正确的。对脑功能的不确定性解释也促进了这一错误的流传。

今天由于脑成像技术的发展可以精确地描述脑的功能区。每一种感觉与一种或者几种主要功能区相对应：初级视觉区通过眼睛来接受信息，初级听觉区通过耳朵来接受信息等。一些区域与语言的产生与理解有关。生理学家有时分别描述这些脑区，而记住这些局部性描述的大众可能会产生这样的印象，脑功能是一个区域一个区域地发挥作用的。在任何时候，这都与人们的想象是一致的：脑只有一小部分是活跃的，但是实际情况并不是这样。次级区域围绕着初级区域，因此，通过眼睛获得的图像传递到初级视觉皮层，然后在次级视觉区加工，形成被感知物体的三维结构。来自物体记忆的信息在脑中传递，脑就能够识别物体；来自语言区的语义信息发挥作用，人就能够快速地命名所见到的物体。同时在全身的神经信号的作用下，脑处理身体姿势与运动的脑区开始激活，可以让人们知道自己是坐着还是站着，头是朝向左边还是右边。因此，对脑区的局部与片面性描述会导致对脑运行方式的错误解释。

这个错误的另外一个起源可能在于脑中每个神经元都有 10 个以上的胶质细胞组成的这一事实。胶质细胞具有营养作用，支持神经细胞，但是它们并不传递信息。只有神经细胞才能够传递神经冲动（这类细胞占脑的 10%），因此，这提供了另一个对 10% 论断误解的来源。但是这种细胞功能的观点非常简单：胶质细胞发挥的作用不同于神经细胞，但是对于整个脑的功能发挥着同样重要的作用。

神经科学的发现表明，100% 的脑都发挥着作用。在神经外科手术中，有可能在病人麻醉的情况下观察到脑的功能。电刺激显示，即使在没有运动、感觉或者情绪的状况下，整个脑也活跃着。即使在睡眠状态，也不存在不活动的脑区；如果有不活动的脑区，则可能表明有严重的功能障碍。同样，损失少量的脑组织会导致严重的后果，因为脑区的损伤会导致身体或者精神障碍。脑中弹或者同样的伤害后仍然能够存活多年的原因并不表明脑中有“无用的区域”。如果可以从这种伤害中完全恢复，则表明脑具有非凡的可塑性：神经元（或者神经网络）可以取代那些受伤的区域，在这种情况下脑进行重组来克服这种缺陷。

从生理的角度来说，这个观点也是不符合事实的。人脑的进化不允许浪费的存在。脑是通过自然选择而塑造的，与其他器官相比可能有过之而无不及。它占据了人类身体重量的2%，却消耗了20%的能量。在进化进程中不可能允许消耗如此高能量而90%都无用的器官得到发展。

“我是左脑人，她是右脑人”

脑是由神经网络构成的，其功能区之间相互作用。脑由左右半球构成，每个半球都更擅长于某些独特的功能。这些事实是否证明了日常生活中经常听到的观点“我是左脑人”、“女性更倾向于右脑”？真的有左脑人与右脑人吗？这里需要快速地回顾一下这一观点的来源，以确定它们是对事实的回应，还是又一次对科学数据进行了毫无根据的推测。但是在考察之前，需要强调的是，这两个半球不是分开来发挥作用的，也不是分开的两个实体（anatomic entities）：神经结构将它们连接起来（胼胝体），一个半球的许多神经细胞伸展到另一个半球中。就这一点也会引起人们的许多遐想。

据说，“左脑”是理性思维、智慧思维、分析与语言之所。它也通过逻辑推理的方式来加工数字信息，通过分析、辨别，将信息分解开来，通过线性地安排数据将整体的各部分组织起来。左半球最适合处理与语言（阅读与写作）、代数、数学问题解决、逻辑运算有关的任务。因此，可以认为那些理性的、智慧的、逻辑的、擅长分析的人“更喜欢运用他们的‘左脑’，往往会成为数学家、工程师与研究者”。

“右脑”被认为是直觉的、情绪的、非语言思维的综合思维之所，可以表征空间、创造性与情绪。右脑往往可以综合与再创造三维形式，注意相同点而忽略不同点，理解复杂的结构。它识别面孔、感知空间。从这些观点中滋生出这样一种神话，即倾向于直觉的、情绪的、富于想象的、容易找到路的人“喜欢运用‘右脑’，从事的往往是艺术与创造类的职业”。

“左脑与右脑”这种对立的观点最早来源于神经生理学研究。智力能力常常被分为两类：其一是批判性与分析性的倾向，其二是创造性与综合性的倾向。19 世纪神经生理学的一个主要教条是将每一个阶层与脑半球联系起来。1844 年，Arthur Ladbroke Wigan 发表《精神错乱的新观点：思维的双元性》（*A New View of Insanity：Duality of the Mind*）。他把大脑两个半球描述为独立的、具有独立意志与思维方式的半球：这两个半球常常共同运作，在一些疾病中相互对立。这个观点与 Robert Louis Stevenson 1866 年出版的著名的《代身博士》（*The Strange Case of Jekyll and Mister Hyde*）一书中的观点一致。该书阐述了这样的观点：要培养大脑左半球，因为，左半球与直觉的、情绪的右半球不同，右半球容易失去所有的控制。法国生理学家 Paul Broca 与人们所认为的不同，他对左右半球的不同作用进行定位。1860 年，他检查了 20 个语言区受到损坏的病人死后的脑。他观察到，在所有被检查的脑中都是左半球前额叶受到损伤而右半球完好无损。他因此而得出结论：口语的产生定位于左半球的前额叶。几年以后，德国生理学家 Wernicke 也对患有语言发展障碍的病人进行尸检，提出理解语言的能力位于左半球的颞叶。因此 Broca 和 Wernicke 都将脑的左半球与语言加工中的两个重要因素——语言的理解与口语的产出联系起来。

20 世纪 60 年代以前，观察大脑左半球在语言运用与加工中的主要作用的方法（语言一侧化）都是基于脑损伤病人尸体的研究。有些神经生理学家认为，语言可能不完全是左脑的功能，因为不可能得出这样的结论：语言受到损坏的人，右脑没有损伤却不能发挥作用。损伤仅在左侧可能是随机的。这个直觉性的观点得到了“裂脑人”研究的证实。为了阻止癫痫从一侧脑扩散到另一侧脑，医生把这些病人的胼胝体切断。虽然这个手术的主要目的是减少癫痫病的发作，但是研究人员同时也能够研究这些病人每一侧脑的作用。第一例研究是在 20 世纪 60—70 年代做的，加利福尼亚技术研究所的诺贝尔医学奖获得者 Roger Sperry 及其团队发挥了重要的作用。他们让“裂脑人”分别用不同的手而不用眼睛来辨别物体，从而成功地获得了这些病人脑一侧半球的信息。这个实验方法是建立在这样的事实基础上的：基本感觉与运动功能在脑的两个半球是对称分布的，左侧脑接受与控制身体右侧的感觉与运动信息，而右侧脑则接受与控制身体左侧的感觉与运动信息。左侧脑接受来自右手的感觉信息，右侧脑接受左手的信息。当病人用右手摸到一个物体时，他们可以非常容易地命名物体，但是用左手摸的时候则不能。这证明左侧脑主要发挥语言功能。

语言功能的不均衡分布形成了左半球为语言半球、右半球为非语言半球的观点。由于语言常常被看作是人类最高级的功能，因此人们认为左半球“占主导地位”。

其他类似病人的实验有助于澄清右半球的功能。Sperry 与 Gazzaniga 关于裂脑人 W. J. 的录像令人惊奇地展示了右半球是空间视觉的优势半球。他们给病人一些骰子，每个骰子有两个红色的面，两个白色的面，另外两个面是红白相间的斜条纹。病人的任务是根据卡片上呈现的模式来排列这些骰子。录像的开始显示，W. J. 用左手很快就按照要求的模式搭好了骰子（由右脑控制与记忆）。但是用右手则很难完成该任务——他缓慢而优柔寡断地移动这些骰子。但是左手干预后，他又快又准确。研究人员阻止左手的行动时他又变得优柔寡断。Sperry（1969）等人的其他研究证实了右脑在空间视觉的主导作用。该作用后来又得到了临床病例研究的支持。有的病人右脑损伤后不能识别熟悉的面孔；有的病人则会遇到空间定位困难。

有些右脑损伤的病人表现为在判断词的情绪语调、识别情绪性面部表情方面有困难。行为研究支持了该病例的研究：左耳接受语音时脑能够很好地感知语言的韵律，这样该信息传入右半球，而左视野看到的图像则引起更强烈的情绪反应。从这个研究中人们得出结论：右半球也参与与情绪有关的加工过程。

这一系列的研究结果足以形成神经神话。1970 年 Robert Ornstein 在《意识心理学》一书中假设“西方人”主要用左脑，由于他们关注语言与逻辑思维，因此他们的左半球发达。但是他们忽视了右半球，因而也忽视了情绪与直觉思维。Ornstein 将脑的左半球与“西方人”的逻辑性和分析性思维联系起来，将右半球与“东方人”的情绪性和直觉性思维联系起来。传统的智力与直觉的二元分析法由此有了生理学依据：

这是由于大脑两个半球之间的差异而造成的。Ornstein 的观点除了存在种族主义的问题，还存在对已有科学研究成果的错误理解与歪曲。

另外一个没有科学基础但是却广泛流传的观念认为，左半球倾向于加工快速变化的刺激，分析刺激的细节与特征；而右半球加工同时发生的一般特征的刺激。这个观点完全是杜撰的。从语言半球（左脑）与非语言半球（右脑）之间的差异开始，越来越多的有关思维功能与两个半球的抽象概念及两者之间的关系的观点涌现出来，演绎出一个又一个神经神话，也越来越偏离科学研究成果。

神经神话逐渐增多。这些神经神话认为，大脑两个半球不仅与两种思维方式有关，而且还显示出两种类型的个性特征。“左脑思维”与“右脑思维”以及优势半球的概念共同形成了这样的观点：即每一个人都依赖不同的优势半球，认知风格迥然不同。他们把具有理性与分析特征的人称为“左脑人”，把具有直觉与情绪特征的人称为“右脑人”。这些认知风格通过媒体如杂志、自我认知类书籍、会议而流行起来，并出现了有关它们在教育中的运用等问题。根据学习者脑半球的这种假设特征来想象适合某个半球的教学方法是否必要？学校课程是采用运用整个脑的教学方法，还是重点关注数学与语言的教学，学校课程是否过分集中于“左脑”？

西方社会仅仅关注脑半球思维能力（“我们的左脑思维”）而忽视另一半球思维能力（“我们的右脑思维”）的观点广为流传，有些教育家与教育系统甚至建议学校根据脑的左右半球概念来改变教学方法。如 M. Hunter 和E. P. Torrance 等教育家声称教育计划主要是为“左脑”设计的，崇尚的是依赖于左脑的活动，如总是让学生坐在课堂里或者学习代数，而不喜欢让学生进行活动、学习几何等这类右脑活动，因此设计出让学生运用两个半球或者强调与右脑有关的活动的教学方法。这种例子是“展示与讲述”型的，而不仅仅是让学生阅读文本（左脑活动），教师也呈现图像与表格（右脑活动）。其他方法如运用音乐、比喻、角色扮演、沉思或者绘画等，这一切都是为了促进大脑两半球的协同活动，其目的在于通过方法的多样化来提高教育。虽然它们借用了脑科学的理论，但这些理论建立在对脑科学的错误理解的基础之上，因为脑的两个半球不可能如此明确地分离开来。

事实上，并没有科学证据表明创造性水平与右半球的活动之间存在着相关性。最近对65个脑成像与情绪加工的分析表明，这种加工并不是右半球的独特功能。同样，没有科学证明分析性与逻辑性思维依赖于左脑，或者左脑是专门负责数学与阅读的。Dehaene（1997）发现，在识别阿拉伯数字时，脑的两半球都激活（如1、2、5）。其他研究表明，在分析阅读过程的要素时（如阅读文本等高级加工中，对书面文字的解码或者识别语音等），脑的两个半球的子系统都激活。有证据证明，即使主要与右脑有关的能力——空间关系解码的能力——也是两个半球的能力，但是不同的情况有不同的方式。脑左半球更擅长于对空间“分类”关系进行解码（即高/低或左/右），而脑右半球更擅长于对空间距离关系进行解码（即连续的距离）。脑成像研究表明，即使在这两种特例中，脑的两个半球都激活，共同活动。也许更令人惊奇的发现是，语言优势半球并不像以往所认为的那样一定与右利手有关。一个广泛流传的观点是，右利手的人语言区在脑的左半球，而左利手的人语言区在脑的右半球，但是5%的右利手人脑的语言区在右半球，近1/3的左利手人脑的语言区在左半球。

根据最近的研究结果，**科学家们认为，虽然脑的两个半球的功能存在着不对称性，但是并不是分开来运行的，而是共同完成所有的认知任务**。作为一个高度整合的系统，大脑单独的脑区很少独立工作。有些任务，如面孔识别与语言的产生主要由特定的脑半球负责，但是大部分认知任务需要两个半球的系统工作。这证明了“左脑”与“右脑”概念是错误的。即使“左脑”、“右脑”这类概念由于支持丰富多样的教育方法而带来了一些益处，但是根据脑优势半球来给学生分类，或者对文化进行分类的做法在科学上是值得怀疑的，在社会上是有害的，在伦理上是令人质疑的。因此，这是一个需要避免的严重错误。

“让我们来面对它——男性脑与女性脑的不同”

2003 年的 PISA 研究是唯一一个解释与性别有关的学习与教育成绩差异的研究。最令人质疑的是最近几年出现的一些研究声称，科学研究已经明确地表明，由于脑的发育不同，男性和女性的思维方式是不同的。如《为什么男性不会倾听，女性不会阅读地图》等图书成为热门读物。它到底有多少科学的依据？有无“男性脑”与“女性脑”？教学方式应该根据性别来改变吗？

男性脑与女性脑之间存在着功能与形态的差异。例如，男性脑更大，脑的语言区比女性激活的程度更强。但是确定这些差异的意义却非常困难。**迄今为止，还没有研究表明，性别特异性的加工过程参与了建立学习神经网络的过程**；这是另外一个需要进一步研究的问题。

“女性脑”与“男性脑”这两个术语指的是用认知术语来描述的“存在方式”，而不是指任何生物性的现实。Baron-Cohen 运用这些术语来描述孤独症以及相关的障碍（2003），认为男性更倾向于“方法”（理解机制系统的能力），女性更擅长交流（交流的能力与理解他人的能力）。他认为，孤独症可以理解为“男性脑”的极端形式。但是他并没有提出男性与女性脑的根本不同，也没有表明女性孤独症患者拥有男性脑。他运用“男性脑”与“女性脑”来指特定的认知侧面，不幸的是，这只不过是一种术语的选择，如果这种术语的选择对脑运行概念的这种曲解发挥了作用的话。

即使平均来说，女孩的脑使她学习数学的能力较差的这个观点是确定的，那么能否以此为基础来提出建议，要求教育关注这些差异？如果教育的目标是培养非常专业的人，那么问题至少可以值得考虑，但是只要教育最重要的作用仍然是培养具有基本文化知识的公民，那么这个问题就失去了与教育政策的相关性。如果有差异，则平均来说这些差异也很小。因此，更重要的个别差异研究是，排除了解女孩（随机来说）在学习某一特定科目上的能力是否不如男孩（随机来说）强的这种可能性。

“幼儿的脑一次只能学习一种语言”

今天，世界一半的人口至少会说两种语言，人们一般将会说多种语言的能力看作是一种优势。然而在很长时间里，许多人认为学习一种新的语言对于母语来说是有问题的。这种观点常常根据错误的脑语言表征观，这种脑语言表征观现在已经完全消失了。一种错误的观点是，新语言学习得越深入，就越有可能失去另一种语言。另外一种设想是，两种语言分别占领不同脑区，没有连接的点，因此用一种语言所获得的知识不能够迁移到另一种语言中。从这些观点来看，假设在婴儿时期同时学习两种语言，将使脑中的这两种语言混合起来，减缓儿童的发展速度。这种推论的错误是，必须“正确地”学习母语，才能开始学习另外一种语言。

错误来自多种因素的交互作用。语言无论是从文化上还是从政治上来说都很重要，这使许多观点带有偏见，来支持“官方”语言而诋毁另一种语言，包括脑科学研究成果。某种医学观察也发挥了作用：在中风之后，双语或者多语病人完全忘记一种语言，而另一种语言却一点也没有受到影响。这种观察有助于形成这样一种观点，即不同的语言在脑中占据不同的脑区。20 世纪初有关双语个体“智力”低下[①]的研究在方法上是有缺陷的，这些研究主要针对移民的孩子。这些孩子常常营养不良，文化背景不同、社会条件不同。这种研究应该考虑到，他们中的许多人在五六岁时才开始学习移民国家的语言，语言的掌握程度不好，学习其他科目有困难。简而言之，我们不能将来自富裕家庭的单语儿童与主要来自处境不利的环境、家庭并对移民国语言知识了解有限的多语儿童进行有意义的比较。

---

① 人们在运用“智力”一词时须谨慎，该词还没有真正科学的定义。

最近的研究揭示，熟练掌握一种以上语言的人脑语言区重叠。①这个观点可能会由于脑只有“有限的空间”来储存与语言有关的信息这一错误认识而被曲解。有关双语的其他研究还表明，两种语言分别激活不同的脑区，两者之间相差几毫米。该研究让被试用母语来描述当天做了些什么，再用后来学习的语言来进行描述（Kim，1997）。多语言个体的“语言区”问题还没有得到解决。由于这一问题还没有得到解决，因此，认为母语的熟练掌握程度会由于学习第二语言而受到削弱的观点是错误的。大量多语言专家的例子提供了活生生的证据来表明事实并非如此。在学校学习外语的学生并没有削弱母语，而是两者都得到了提高。②

“一门语言中获得的知识无法运用于另外一种语言或者迁移到另外一种语言中”是另一个神经神话，一个与直觉相反的神话。学习一门语言中难理解的概念的任何人——例如进化的概念——都可以在另外一种语言中得到理解。如果无法用第二语言来解释这个概念，则是由于缺乏词汇而造成的，而不是由于知识的不足而造成的。实验发现，用不同语言获得的知识越多，就越需要存储在远离语言的脑区：不仅用词的形式来存储，而且还以图像的形式来存储。多语言个体可能不再记得他们是用哪种语言获得知识的——如果他们阅读了特定的文章或者看了一部特定的电影，一段时间以后他们可能会忘记这篇文章或者电影是运用的哪种语言，是用法语、德语还是英语？

当前的研究否定了人必须先熟练地掌握母语，然后才能学习第二语言的错误认识。该研究表明，掌握两种语言的儿童能够理解每一种语言的结构，并有意识地运用这些结构特征。因此，多语言的学习有助于培养与语言有关的其他能力。第二语言学得早，这些积极影响就更

---

①　创造这种重叠的条件还没有得到解决。一种理论提出，儿童在幼年学习语言时脑的语言区重叠，但是晚学习第二语言或者其他语言，不同语言激活的脑区就不重叠。另一种理论提出，两种语言都掌握了，则脑的语言区才重叠。

②　1990 年对在联邦德国接受了正规的教育的土耳其移民孩子进行的研究发现，他们在土耳其语和德语这两种语言中所犯的错误都减少了。

明显。多语言教育并没有导致语言发展的延缓，有时，幼儿可能会混淆语言，但是除非获得语言的能力方面有缺陷（如语音辨别能力差），否则这种现象以后会消失。

关于双语和多语的理论主要基于认知理论。未来学校的语言学习方案应该依靠成功的教学实践范例。目前或者未来，可以借鉴脑科学有关最佳学习年龄（敏感期）的研究成果。

“提高你的记忆”

记忆是学习中的重要功能，也是各种想象与曲解的对象。“提高你的记忆”、“增加你的记忆能力”、“如何快速地获得超常的记忆”等都是市场上推销书籍和药品的口号。在考试时期这些口号更是得到坚决的推进。目前我们掌握了足够的知识来理解记忆的过程、来想象创造产品或者提高记忆的方法了吗？今天我们是否需要与50或者100年以前技能与专业都完全不同的那个世界所要求的相同的记忆形式？我们能否谈论不同的记忆——如视觉、词汇或者情绪记忆？当前的学习方法是否以50年前一样的方式来运用记忆的？这些都是这个情境中相关的问题。

最近一些年来，对记忆的理解有了发展。我们已经知道记忆不仅仅对现象的类型作出反应，也不仅仅局限于脑的某个部分。但是与大众的观念所不同的是，记忆并不是无限的，这是因为信息是储存在神经网络中的，而神经网络的数量（虽然数量很多）是有限的。没有人能够记住《大英百科全书》的全部内容。研究也发现，遗忘是良好记忆中所必需的。关于这一点，神经心理学家 Alexander Luri 的一个病例非常有启发：病人的记忆能力似乎无限，但是没有遗忘的能力。除了诸如“记忆冠军”这类工作，他无法找到稳定的工作。或许儿童的遗忘率是建立有效记忆的理想比率（Anderson，1990）。

那些拥有如同照相机般的视觉记忆力的人，那些特别擅长记忆一长串随机数字的人，或者那些能够蒙住眼睛同时下几盘棋的人，他们的记忆力如何？研究者将这些能力归于特殊的思维方式，而不是特殊类型的视觉记忆。DeGroot（1965）对著名的棋师很感兴趣，让他们合作参与实验，实验中快速呈现棋局，然后让这些优秀的棋手重新摆出这些棋局。他们出色地完成了这种富有挑战性的任务，除非所呈现的棋局在真正的下棋比赛中不可能出现。DeGroot 得出的结论是，这些优秀棋手重新摆出棋局的能力不是由于视觉记忆能力，而是由于他们在心理上组织比赛中的棋局信息的能力。根据这种观点，由于情境知识的深度不同，人们对相同的刺激的感知与理解程度是不同的。

虽然这项研究的结论是这样，但是有些人确实拥有超常的视觉记忆力，能够非常完整地保持图像。这是一种“逼真记忆”。例如，有些人用很短的时间看一遍就可以拼出整页不认识的语言。逼真图像不是像图像那样在大脑中形成的——不是复制的而是建构的。这种能力的形成需要时间，拥有这种类型记忆的人看着图像至少 3—5 秒钟才能够看清楚每一个点。在脑中形成这个图像之后，被试能够描述他们所看到的，就像他们是看着图像来描述的一样。相比而言，没有逼真记忆的正常被试在描述时常常举棋不定。有趣的是（可能不确定），孩子拥有逼真记忆的比率大于成人，似乎是学习或者年龄弱化了这种能力（Haber and Haber，1988）。这些研究者也表明 2%—15% 的小学生有逼真记忆。Leask 和同事（1969）发现，在观察图像的时候，词语化过程干扰了对图像的逼真记忆，因此提出了随着年龄的增加逼真记忆消失的一种可能解释。Kosslyn（1980）也力图来解释这种视觉记忆与年龄之间的负相关。他根据研究得出的解释是：成人可以运用词语来进行编码，而儿童没有充分发展词语能力。目前仍然缺乏科学证据来证实或者驳斥这些解释。因此，需要对这个问题进行脑成像研究。

有大量可以提高记忆的技术，但是这些技术往往针对特定类型的记忆，或者通过遗忘，或者对相同刺激不断重复，或者创建概念图（为了更容易记忆，给事物赋予原本没有的意义）等。Joseph Novak 在概念图方面做了大量的研究（Novak，2003），他注意到，学习高中物理的学生通过运用这些概念图而显著提高了能力。这些研究仍然缺乏脑成像研究来确定不同加工过程中脑的激活区。但是，有人观察到不同的脑区激活取决于被试是否是相关学科的新手。[①]因此，仍然需要神经科学的研究来理解记忆是如何运行的。在记忆方面存在着相当多的个体差异。在人的一生中，由于年龄不同，同一个体将以不同的方式来运用记忆。如第三章所述，科学证实了锻炼身体、主动运用脑、平衡的饮食（包括脂肪酸）在形成记忆、预防退行性疾病方面的作用。

经济合作与发展组织国家的教育系统中，将可能根据新的神经科学的发现来重新思考在目前的教学方法中运用记忆的有关问题，尤其是记忆在学生评价和认证方面的重要作用。许多这样的方案更多地依赖记忆而不是理解。“学会学习不是更好吗？”这样的问题虽然不可能通过神经科学来回答，但是这类问题是高度相关的。

“边睡觉边学习”

边睡觉边学习——多么迷人的概念！快速、毫不费力地学习是我们许多人的梦想。但是，即使是最热情的倡导者仍然认识到，如果可以边睡觉边获得知识，那么就没有学会如何运用这些知识。那么，“边睡觉边学习”完全是神话，还是其中有一些科学的基础？

在标榜这种学习的方法中，通过磁带或者 CD 播放机持续反复地向正在睡觉的人播放文本的信息。商业产品保证可以取得非凡功效，声称边睡觉边学习不仅可能，甚至比清醒时的学习更有效。这种观念在第二次世界大战以后流行起来，当时人们认为间谍可以用这种方法很快地学会派往国家的方言、口音、习惯、风俗等。这种学习观来自科幻小说。第一次提出是在 Hugo Gernsback 1911 年出版的《拉尔夫 124 C41 +：2660 年浪漫史》。几乎在 20 年以后，Aldous Huxley 在《美丽新世界》一书中描述了孩子边睡觉边学习的故事。这些边睡觉边学习的乌托邦似的故事开始在真实世界流行开来。人们提出了“不同的理论”来解释这种学习方式是如何发挥作用的，但是这些理论常常模糊不清，而

① 这证实了有关专家知识及其反映在脑结构中的方式的一些发现。

且相互矛盾。有人提出，学习行为总是开始于无意识的过程，因此睡着时的学习比清醒时的学习更有效。但是迄今为止，没有严谨的科学研究来证实这个观点的合理性。

但是，苏联以及东欧的一些研究试图阐释边睡觉边学习的成功例子，这些研究值得进一步考虑。Kulikov（1968）向正常睡着的孩子读托尔斯泰的小说，12 个被试中有一个醒来时记住了文本的内容。第二组，Kulikov 先通过播放句子如“您在安稳的睡觉，不要醒来”，与睡着的实验对象建立联系。播放完这些句子后，开始播放故事，然后播放要求他们记住课文继续安稳地睡觉的指导语。这些指导语似乎对被试回忆文本的能力产生了真正的影响。睡着时播放文本的被试与清醒时播放文本的被试记忆的内容相等。苏联和东欧所实施的其他更长时间的研究总是在睡着之前给予指导语（见 Hoskovec，1966；Rubin，1968）。在这些研究的基础上，20 世纪 50 年代和 60 年代，边睡觉边学习的做法在苏联等国家得到了广泛的实施。他们认为语言可以边睡觉边学习，因此，不仅在个体中实施，而且还通过夜间广播在整个村庄实施（Bootzin，Kihlstrom and Schacter，1990）。

但是这些研究有许多缺陷，由此人们对边睡觉边学习的真正效果提出了质疑。研究者常常提示，这种学习在“敏感”的被试身上可以发挥作用，但是他们并没有清楚地界定什么是“敏感”，敏感的意义范围很宽，从“对催眠敏感”的被试，到“被边睡觉边学习而说服的被试”。另外的缺陷是，这些实验对睡眠的状态控制很差——是否有些被试醒着？一般而言，这些试验中，需要保持的信息不是在深睡眠状态下阅读的，而且也没有像西方的一些研究那样，根据脑电图（EEG）来控制睡眠状态。这些实验是在被试刚刚睡着后就开始进行的，或者是在 EEG 记录到阿尔法波后进行的（Aarons，1976）。如果是这样，阅读时，被试不可能在深睡眠状态，而是在“浅睡眠”阶段，即有意识的状态下。这种因素有助于解释许多东欧早期研究所得出的那些积极结果，但是这并没有增强这些观点的可信度。

西方研究者发现，没有证据支持边睡觉边学习获得成功的观点，但是他们可以确定麻醉状态下的效果（Schacter，1996）。传统上，人们将麻醉状态下的病人看作是睡着了，不能感知任何东西。20 世纪 60 年代所做的实验中，病人在麻醉状态下做急诊手术。病人醒来后，询问他们关于手术的情况时，有些人表现得非常痛苦。这个实验的结论是，病人一定是记住了他们睡着时所进行的手术（Levinson，1965）。其他研究中，如果病人在一般麻醉状态下被告知他们将很快恢复，则病人从手术中恢复得更好。

但是，这些研究也有缺陷。一方面，麻醉状态不是睡眠状态，因此不能直接进行比较。一旦醒来，病人不能明确地记住他们在手术期间所进行的或者听到的内容。痛苦与恢复不是评价记忆的敏感标准。麻醉的性质与效果在记忆过程中可能导致差异（Schacter，1996）。最后，后续的研究并没有成功地重复出相同的结果。这似乎表明，不管病人有意识还是无意识都不可能记住手术中的事件。**总之，在西方国家中，在运用 EEG 对睡眠状态进行严格控制的前提下所开展的边睡觉边学习的研究，没有一项能够得出有学习发生的证据**（Bootzin，Kihlstrom and Schacter，1990；Wood，1992）。

因此，我们应该可以得出结论，许多有关边睡觉边学习的陈述是不真实的。虽然睡眠的精确作用仍然是一个谜，但是最近的研究发现，睡眠在脑的发育及其功能中发挥着不同的作用。它有助于加强运动学习等技能，例如，一段时间的睡眠之后，可以提高记住特定的手指敲击顺序的成绩（Kuriyama，Stickgold and Walker，2004；Walker et al. ,2002）。前半夜的睡眠支持事实性的记忆，而后半夜的睡眠支持技能性的记忆（Gais and Born，2004）。

迄今为止，许多研究已发现，睡眠可以提高睡觉前所记忆的内容（Gais and Born，2004）。很长时间以来，人们发现，对于事实的学习，短故事和无意义音节在睡前记忆的效果最好（Jenkins and Dallenbach，1924；van Ormer，1933）。条件反射——即两种刺激之间的联系：条件刺激（CS）（比如铃声）与无条件刺激同时呈现，或者在无条件刺激（UCS）（比如对手指进行电击）之前呈现——也可以在睡觉的过程中学会。无条件刺激一般会引起很强的反应，如电击之后手指的退缩等。在几次实验后，被试学会了将这两种刺激联系起来，即使在只有条件刺激的情况下也能够作出反应，这样被试在听到铃声后会马上抽回手指，而不管是否有电击。研究表明，条件反应可以在睡着时学会，在醒来后仍然保持（Ikeda and Morotomi，1996，Behand Barratt，1965）。其他研究发现，醒着时学会的条件反应也可以在被试睡着后保持（McDonald et al. ,1975）。

总之，没有科学证据支持边睡觉边学习的观点。不管是否睡着，人们不能依赖简单的重复来学习。学习外语、自然科学、物理等都需要有意识的努力。有人试图在睡觉时播放 CD 来提高学习、戒烟、减肥等，但都没有得到科学证据的支持。也许并不是 CD 使人戒烟或者减肥，而是动机使然。边睡觉边学习仍然是一个神话，我们也不可能有那么一天会看到学校或者大学的课程来推荐这种方法。

结论

脑科学非常时髦。媒体用不同的方式不断地利用这个“黑匣子”之谜。这个话题之所以广受欢迎，部分是因为这个话题对大多数人来说具有内在的兴趣（“你谈论我的脑就是在谈论我”），部分是因为神经科学的新发现非常丰富，使得其本身成为媒体报道的对象。这种大众化的诉求会带来危险。过去几年来，关于脑的错误概念不断增多，广泛流传，被人们称为“神经神话”。虽然这些神经神话各有区别，但是它们有着共同的特征。

大多数神经神话，包括本章所描述的主要神经神话，都有共同的起源。它们几乎都是以一些严谨的科学研究为依据，这使得区分与驳斥它们变得更加困难。神经神话赖以存在的研究结果，或者是由于错误理解，或者是由于研究本身的不完整性，或者对研究进行了过分夸大，或者对证据作出了过度的推断，或者同时包括了所有这些方面。这种困难是科学发展过程中所固有的，在将科学转化为日常语言的简化过程中，这一切都太容易产生（由于媒体的性质而产生了更为严重的后果）。神经神话的出现可能是有意的或者是无意的。有些神经神话是偶然出现的，服务于不同的利益，但是大多数神经神话的产生可能都并非出于偶然，而常常受到商业利益的驱动。

每个人都有可能受到神经神话的影响，但是有些目标群体尤为重要。首先，所有的教育者——无论是家长、教师或者其他人——都是教育的直接消费者，因此这些观念可能会直接“推销”给他们。在充满不确定性的教育界，新的观念总是广受欢迎，尤其是，它们看起来如同万能药，实则却只能提供一种初步的解决方法。如果教育对其本身更有信心，那么半真半假的论断、屡试不爽的解决方案、疗效有限的万能药以及各种神话等滋生的机会就会大大减少。但是站在 21 世纪的门槛，教育理论与实践仍然太容易受到这种狂热的感染，所以神经神话可能仍然将持续到可以预见的将来。

这些年来，消除或者驳斥神经神话是经济合作与发展组织教育研究与创新中心的一项任务，但是这些任务充满了挑战。首先，揭露神经神话也将有效的脑科学研究成果置于被怀疑的境地，使人可以运用它来挑战任何运用于教育的神经科学研究。这也同样将反对神经神话而谨慎地运用神经科学研究证据的人置于受攻击的位置而遭到那些继续相信神经神话的人的攻击。这也可能使有些对神经科学的前景坚信不疑的教育者失望。

神经科学与教育之间的桥梁仍然还太少。本章对有关大脑运行规律的神话所做的分析清楚地表明，需要在两个领域之间建立更进一步的合作。任何真正服务于学生的教育改革都应该考虑到神经科学的研究，同时保持健康的客观性。同样，脑科学研究者也不应该使自己置身于教育界之外，同时也应当考虑其研究的更广泛的意义。他们必须尽可能以人们可以理解的话语来解释他们的研究成果。通过不同学科和不同群体（研究者、教师、领导者）之间的交流，有可能利用不断涌现的有关学习的知识来创造一种教育体系。这种教育体系既是个性化的，又与所有的人普遍相关。

参考文献

Aarons, L. (1976), "Sleep-assisted Instruction", *Psychological Bulletin*, Vol. 83, pp. 1-40.

Anderson, J. (1990), *The Adaptive Character of Thought*, Erlbaum, Hillsdale, NJ.

Baron-Cohen, S. (2003), *The Essential Difference: Men, Women and the Extreme Male Brain*, Allen-Lane, London.

Beh, H. C. and P. E. H. Barratt (1965), "Discrimination and Conditioning During Sleep as Indicated by the Electroencephalogram", *Science*, 19 March, Vol. 147, pp. 1470-1471.

Bootzin, R. R., J. F. Kihlstrom and D. L. Schacter (eds.) (1990), *Sleep and Cognition*, American Psychological Association, Washington.

Bruer, J. T. (2000), *The Myth of the First Three Years, a New Understanding of Early Brain Development and Lifelong Learning*, The Free Press, New York.

DeGroot, A. (1965), "Thought and Choices in Chess", Mouton Publishers, The Hague.

Dehaene, S. (1997), *The Number Sense: How the Mind Creates Mathematics, Allen Lane*, The Penguin Press, London.

Diamond, M. C. (2001), "Successful Ageing of the Healthy Brain", article presented at the Conference of the American Society on Aging and the National Council on the Aging, 10 March, New Orleans, LA.

Gabrieli, J. (2003), "Round Table Interview", *www. brainalicious. com.*

Gais, S. and J. Born (2004), "Declarative Memory Consolidation: Mechanisms Acting During Human Sleep", *Learning and Memory*, Nov-Dec, Vol. 11, No. 6, pp. 679-685.

Gernsback, H. (2000), *Ralph* 124*C* 41 +: *A Romance of the Year* 2660, Bison Books, University of Nebraska Press, Lincoln, NE.

Gopnik, A., A. Meltzoff and P. Kuhl (2005), *Comment pensent lesbébés?*, Le Pommier (traduction de Sarah Gurcel).

Guillot, A. (2005), "La bionique", *Graines de Sciences*, Vol. 7 (ouvrage collectif), Le Pommier, pp. 93-118.

Haber, R. N. and L. R. Haber (1988), "The Characteristics of Eidetic Imagery", in D. Fein and L. K. Obler (eds.), *The Exceptional Brain*, The Guilford Press, New York, pp. 218-241.

Hoskovec, J. (1966), "Hypnopaedia in the Soviet Union: A Critical Review of Recent Major Experiments", *International Journal of Clinical and Experimental Hypnosis*, Vol. 14, No. 4, pp. 308-315.

Huxley, A. (1998), *Brave New World* (Reprint edition), Perennial Classics, Harper-

Collins, New York.

Ikeda, K. and T. Morotomi (1996), "Classical Conditioning during Human NREM Sleep and Response Transfer to Wakefulness", *Sleep*, Vol. 19, No. 1, pp. 72 – 74.

Jenkins, J. G. and K. M. Dallenbach (1924), "Obliviscence during Sleep and Waking", *American Journal of Psychology*, Vol. 35, pp. 605 – 612.

Kim, K. H. et al. (1997), "Distinct Cortical Areas Associated with Native and Second Languages", *Nature*, Vol. 388, No. 6638, pp. 171 – 174.

Kosslyn, S. M. (1980), *Mental Imagery*, Harvard University Press, Cambridge, MA.

Kulikov, V. N. (1968), "The Question of Hypnopaedia", in F. Rubin (ed.), *Current Research in Hypnopaedia*, Elsevier, New York, pp. 132 – 144.

Kuriyama, K., R. Stickgold and M. P. Walker (2004), "Sleep-Dependent Learning and Motor-Skill Complexity", *Learning and Memory*, Vol. 11, No. 6, pp. 705 – 713.

Leask, J., R. N. Haber and R. B. Haber (1969), "Eidetic Imagery in Children: Longitudinal and Experimental Results", *Psychonomic Monograph Supplements*, Vol. 3, No. 3, pp. 25 – 48.

Levinson, B. W. (1965), "States of Awareness during General Anaesthesia: Preliminary Communication", *British Journal of Anaesthesia*, Vol. 37, No. 7, pp. 544 – 546.

Lorenz, K. (1970), *Studies in Animal and Human Behaviour*, Harvard University Press, Cambridge MA.

McDonald, D. G. et al. (1975), "Studies of Information Processing in Sleep", *Psychophysiology*, Vol. 12, No. 6, pp. 624 – 629.

Neville, H. J. (2000), "Brain Mechanisms of First and Second Language Acquisition", presentation at the Brain Mechanisms and Early Learning First High Level Forum, 17 June, Sackler Institute, New York City, USA.

Neville, H. J. and J. T. Bruer (2001), "Language Processing: How Experience Affects Brain Organisation", in D. B. Bailey et al. (eds.), *Critical Thinking About Critical Periods*, Paul H. Brookes Publishing Co., Baltimore, pp. 151 – 172.

Novak, J. D. (2003), "The Promise of New Ideas and New Technology for Improving Teaching and Learning", *Cell Biology Education*, Vol. 2, Summer, American Society for Cell Biology, Bethesda, MD, pp. 122 – 132.

OECD (2002), "Learning Seen from a Neuroscientific Approach", *Understanding the Brain: Towards a New Learning Science*, OECD, Paris, pp. 69 – 77.

OECD (2004), *Learning for Tomorrow's World—First Results from PISA* 2003, OECD, Paris, pp. 95 – 99, *www. pisa. oecd. org.*

van Ormer, E. B. (1933), "Sleep and Retention," *Psychological Bulletin*, Vol. 30, pp. 415 – 439.

Ornstein, R. (1972), *The Psychology of Consciousness*, Viking, New York.

Rubin, R. (1998), *Current Research in Hypnopaedia*, MacDonald, London.

Schacter, D. L. (1996), *Searching for Memory: The Brain, the Mind and the Past*, Basic Books, New York.

Scientific American (2004), "Do We Really Only Use 10 Per Cent of Our Brains?", *Scientific American*, June.

Sperry, R. W., M. S. Gazzaniga and J. E. Bogen (1969), "Interhemispheric Relationships: The Neocortical Commissures; Syndromes of Hemisphere Disconnection", in. P. J. Vincken and G. W. Bruyn (eds.), *Handbook of Clinical Neurology*, North-Holland Publishing Company, Amsterdam.

Walker, M. P. et al. (2002), "Practice with Sleep Makes Perfect: Sleep-Dependent Motor Skill Learning", *Neuron*, Vol. 35, No. 1, pp. 205 – 211.

Wood, J. et al. (1992), "Implicit and Explicit Memory for Verbal Information Presented during Sleep", *Psychological Science*, Vol. 3, pp. 236 – 239.

第七章　伦理与教育神经科学组织

没有良心的科学只是灵魂的沦丧。

——弗朗索瓦·拉伯雷（François Rabelais）

人类的历史越来越成为教育与灾难之间的竞赛。

——赫伯特·乔治·威尔斯（Herbert George Wells）

本章旨在解决教育神经科学领域本身的一些问题。本章描述了经济合作与发展组织教育研究与创新中心“学习科学与脑科学研究”项目是如何为这一多学科领域的出现作出贡献的。本章主要强调了大量已经建立的示范性超学科项目与机构，以及它们为构建这一新兴领域所发挥的积极作用。这一领域所涉及的研究及其应用也充满了伦理道德的挑战：本章毫无保留地呈现了这些挑战，并澄清了一些关键的选择。

要使教育神经科学成为一个对教育政策和教育实践具有重要意义的持久领域，我们必须解决该领域本身的发展问题，把它作为一种相关人员与利益群体创造与应用知识的人类活动。本章主要从两个方面来讨论这个问题：第一，讨论这个新领域的研究中出现的伦理问题，这些问题对当前与将来在教育中运用该领域的研究成果具有重要而深远的作用。第二，本章将讨论研究组织与方法的方向与进展。虽然教育神经科学的方法刚刚开始形成，但是在研究策略框架中已经出现了三个重要的方面：教育神经科学应该是跨学科的、双向的、国际性的。

教育神经科学所面临的伦理挑战

我们科学的力量已经超越了精神的力量。

我们成功制造了导弹，却误导了人。

——马丁·路德·金（Martin Luther King Jr.）

最近几十年，在脑成像研究中已经取得了巨大进展，使人们能够直观地观察脑的功能。这提出了一些基本的伦理问题：人脑可以无限制地研究吗？做这种研究的目的是什么？哪些人（哪些机构）应该拥有这种研究的权利？

从传统上来说，与人类生物医学研究有关的伦理规则是根据1949年的《纽伦堡公约》和1964年的《赫尔辛基宣言》制定的。它们的主要观点是：

- 人类被试绝对必须是自愿的，必须签署知情同意书；
- 对人类被试健康的考虑应该优先于科学与社会的利益；
- 在实验过程中，人类被试有权在任何时候终止实验；
- 在实验过程中，科研人员必须做好任何时候终止实验的准备。

现在，由于神经科学方面的科学研究进展，出现了一些新的伦理问题与进展，如：

- 如脑成像等新兴技术手段可以高分辨率地研究人脑及其功能；
- 物质可以选择性地改变人脑的功能，导致心理上的变化；

● 治疗研究表明，行为上的改变可以导致脑功能的改变。

这些发展需要重新思考伦理规则，这些规则不仅要考虑到各科研机构，而且还必须考虑到整个社会以及每一个个体。首先，我们来考察脑成像研究的进展，然后考察产品的开发对脑的影响，分析医学产品与刺激产品之间的不同。由于脑功能的研究可以让我们更好地理解学习过程，我们也需要思考有关神经科学与教育之间的联系。

目的与对象

脑成像技术已经可以研究脑区活动、完成任务过程中的神经网络或者在实验条件下的情绪感受，但是如何思考与分解病人的心理状态因素？思考脑成像工具的使用条件已经成为非常重要的问题。这些研究结果应该局限于研究或者治疗吗？在后一种情况下，如何保证像在其他医学情境中那样对医学信息进行保密。例如，这些信息不能提供给可能对这些信息非常感兴趣的银行、保险公司、雇主等。

脑成像提出了另一个问题：如果无意识地发现了病理现象或者疾病的危险该怎么办？美国斯坦福生物医学伦理中心（Standford Center for Biomedical Ethics）的研究发现，18%的健康志愿者实际上脑是不正常的（Talan，2005）。有人可能会有脑囊肿，但不会产生任何问题：志愿者应该知情吗，也许让他们担心是不必要的，或者应该治疗吗？

法国国家卫生研究院（Institut National de la Santé et de la Recherche Médicale，France）在2005年发布了一个合作研究报告，建议对36个月的儿童进行系统的医学筛选，鉴别“儿童与青少年的行为障碍”。根据国际评估数据，该障碍影响5%—9%的15岁少年（INSERM，2005），建议“确定儿童保育中心和婴儿学校中儿童的行为障碍”，他们为儿童提出建议，要求单个治疗或者“作为第二种手段”，甚至运用具有“抗暴力效果”的医疗方法。尽管这种例子不是针对脑成像的，但是它与筛选和预防的建议有直接关系。因此，它提出了同样的问题：被试是否应该进行预防性的治疗？应该为谁提供这些结果（即学校、教育机构、教育者等）？2005年法国国家卫生研究院报告的发表遭到了无数来自物理学家、生理学家、精神病学家的反对，他们提出了一些迫在眉睫的问题：这些不同的技术在为早期儿童贴标签以及对这些儿童的社会拒绝方面可能产生的影响。无论这种医学发现是否可能终止青年人或者其他人中通过脑成像技术所揭示的那些特征。想象一下对这种“医学发现”可能存在的政治上的运用，情形不容乐观。

预测科学的进展总是很困难的。也许某一天脑成像技术可以明确地确定人的心理状态，例如不管他们是处于撒谎、恐慌还是自信等心理状态。如果所有这一切能够运用于教育情境，则将具有深远的意义。因此，重要的是定期根据技术的发展状况来修正规则与程序，决策不应该导致无可挽回的长期后果。科学界的监督以及大众的知情权必须是持续性的。

一个普遍性的问题是，脑成像是一种昂贵的技术，其运用与利益往往仅局限于世界上最富裕的国家和人口。我们是否应该想办法让世界上尽可能多的人能够享受到这些研究成果所带来的益处？谁能够作出这种全球性的决策来平等地分布这些资源，贫困国家的人如何参与其中？

运用影响脑的产品时所产生的伦理问题

影响脑的产品可以是药物或者刺激物以及一些非治疗性的镇静药。这两者的界限并不总是很清楚，这就形成了一些重要问题。医学的目的是医治人，提高人的健康水平。刺激物以及镇静药并不是预防与医治疾病的，但是它们可以提高健康被试的一种或者多种功能。但是区别“正常”与病理状况并不总是很容易——对于一个人来说是健康的，但是对于其他人来说可能就不是正常的，这在医学和其他产品之间形成了这样一条界线。这种差异可以在确定一个孩子是否有多动症（ADHD：注意缺失多动症）的决策中得到说明。家长的意见、治疗医生、儿科大夫、教师等的意见往往各不相同。安眠药的运用也同样如此。

心理药理学（psychopharmacology）是一门制造影响脑的药物的学科。早在20世纪，一些用植物进行的传统治疗方法被用于进行心理治疗——鸦片、大麻、酒精（Calvino，2003）。大约在20世纪50年代，提高心理状态的心理药理学产品开始出现，其中最主要的有镇静剂和抗抑郁药。到 20 世纪后半叶，心理药理学研究如雨后春笋，产生了大量的药物。Peter Kramer 在《神奇百忧解》（*Listening to Prozac*, 1997）一书中第一个提出把抗抑郁药作为支持性治疗的问题：许多即使非常健康的人以及只有抑郁趋势的人都在服这种药。[①]对于脑与学习而言，这尤其相关，因为某些药物也被用来刺激脑增强记忆。无论它们的效果是否被证实，让健康个体服用这类药物是存在局限性的，这方面的伦理问题不断增加。运用任何对脑有影响的药物都需要规范的管理。这意味着必须确定不同层面所拥有的责任，州、医生、家长，需要知道商业药物的信息，如它们出现的形式，由谁生产，为谁而生产？这是一个触及了私人决策和责任界限的领域。在药物的危险性和有效性还没有明确界定清楚的时候，家长有权给孩子服药来刺激他们的学业成绩（记忆与注意）吗？这与体育运动中的服药有哪些类似的地方？随着人们对脑功能的理解日益增多，这些问题越来越相关。

为了避免不适当地运用这些产品，有必要让大众了解这些知识，同时也需要科学界的努力。如果某些药物是有益而安全的，那么应该如何获得？如何定价才能保证公平地获得？至于脑成像技术，科学与政治的监督和争论是必要的。在缺乏足够知识的时候，应该避免不可挽回的长期决策所造成的影响。

脑与机器——人之为人的意义是什么

目前研究人员试图将生物器官与技术结合起来，因此创造了“仿生学”（Guillot, 2005）。在仿生学中，人工仪器（电子或者机械假体）或者与生物器官整合起来，或者生物器官与人工制品整合起来。这种研究也关注神经元件，因此也关注神经科学的研究。例如，感觉器官，如视网膜或者耳蜗损伤而神经回路不损坏，在这种情况下，有可能移植人工感觉器官来识别环境中的亮度、机械或者化学信息，将其转化为电子信号，让神经系统来理解。这种研究的主要目的是帮助残疾的个体，但是除了其他问题以外

---

① 相对于抑郁症而言，抑郁趋势是一种沮丧和悲伤的感情，而不是一种病理状态。

他们也会引起痛苦。例如，用计算机程序通过移植到脑的电极来遥控大鼠的实验，这些实验与发展也需要科学家和整个社会的严谨监控。

在一些研究中，脑可以遥控机器人的部件：这样，大鼠可以指挥机器手给它们递水；猴子可以不用身体接触就能够在屏幕上将光标移向某个目标；甚至患有闭锁综合征的瘫痪病人经过训练后仅仅依靠他们脑的活动就能够运用光标在计算机屏幕上写字。要得到这些结果，必须首先记录下脑的活动；然后连接到操作手的计算机可以按照脑"想要的运动"作出反应来执行该运动。对于残疾个体（如四肢瘫痪的人），该研究开发所带来的益处显然是让他们可以远距离地控制机器。该技术可以运用于不同的环境与不同的目的，但是显然这种类型的技术开发仍然需要密切的监控。

教育中过度科学的方法存在的危险

神经科学有关脑与学习的研究和教与学的过程高度相关，但是否存在着可能走向"过度科学"的学习方法的危险？神经科学当然可以指导教育，因为它们提供了对学习中脑加工过程的更深入的理解。例如，如果我们理解了为什么某些学生在学习数学时有困难而有的学生则没有，那么我们就能够通过改变数学的学习方法来适应他们。用这种方法，我们可以确定适合每一个学科中每一位学生的教学方法。由于 Howard Gardner 关于多元智力（1983）的研究，适应性教学的观念已经形成，即使 Gardner 本人现在也改变对其价值的看法（Gardner，2000）。可以让教师了解这些观念。也许某一天，我们可以借助神经科学，尤其是脑成像技术来分析学生的脑，从而证明学生是否很好地理解了教师所教的课程，进而确定"好"老师是什么样的。这会不会存在着根据当时的标准来选择某一种类型的教师的危险，或者制造出一种高度科学、高度一致的教育体系的危险？

这些构想提出了有关教育目标的一般问题：是培养有特殊才能的个体，还是创造与保持一种拥有共同文化的公民社会？神经科学可以在寻求更高质量的教育、让尽可能多的人享有这种益处等方面作出积极的贡献，但是它们也可能遭到滥用。第一个倡导基于脑的教育（Brain-based education）的人——Bruer——成为最猛烈地批判这个概念的人（Bruer，1993）。

我们已经看到最近脑科学的发展确实提出了大量的问题，这些问题中的大多数都不针对神经科学：在脑成像研究中保护个体与医学秘密是类似的；对影响脑的分子进行控制与任何新合成或者发现的分子一样；有关人机界面的研究也提出了同样的问题，这归于一般科学研究的规则。但是神经科学对脑感兴趣，这一最高贵的器官是决策与自由之源，某种应用会导致不良反应或者甚至导致相反的结果（机器控制生物脑就是一个很好的例子）。在面对这些可以理解的恐惧之时，人们已经建立了不同的监控群体，其研究议程与本部分所列出的问题一致。

创造一种新的超学科方法来理解学习

过去，沟通与融合不同领域概念的超学科研究是
少数天才们的专利，但是在21世纪，
这些工具必须更广泛地得到运用。
……培养超学科人才，促进未来超学科研究，
造福子孙后代，成为当务之急。
——小泉英明（Hideaki Koizumi）

超学科

在古希腊，知识不是清晰地包含在界限分明的学科中的。著名的学者在不同的领域中自由穿行。始于亚里士多德的还原主义影响一直持续到现在，创造出界限分明的学科（见框7.1a）。随着这些学科的发展，每一个领域都形成了一套独立的专业化分析工具。社会越来越需要这种专业化学科，同时专业化学科也愈显出其自身所存在的不足。需要提高学科方法的精确性才能取得显著的进步，只有这种组织形式才可能管理海量的知识。随着学科的成熟，学科之间的知识壁垒逐渐变得更高更厚实，但是它们之间的分割也许变得更缺乏逻辑性——这种静态的学科方法在变得不能适应新知识的产生时，是无法提供跨越学科边界的途径的。

目前，神经科学与教育之间的状态就是说明学科分离的缺陷的一个很好的例证。最近神经科学关于学习的研究已经产生了具有说服力的研究成果，同时教育研究也已经积累了大量的知识。神经科学关于学习的研究为教育中的学习研究增加了一个新的重要维度，教育知识有助于引导神经科学的研究关注更相关的领域。然而，由于两个领域都发展得相当成熟，两者也都拥有根深蒂固的学科文化，有着独特的研究方法与话语，这使得一个领域的专家在运用另一个领域的知识时极其困难。

随着学科的成熟，需要一种动态的元结构来促进学科的融合与新的分化。在这种元结构之下，不同的学科推动着知识的发展，但是在推动力积累到一定的程度产生适应性时，学科就适应了其自身的发展。在神经科学与教育的例子中，对学习的更全面的理解是一种强大的驱动力，因为更加宽泛的目标如可持续的经济增长、社会和谐以及个人发展都非常重要。

将神经科学、教育以及其他相关学科融合起来，创造出一个新型的超学科研究领域，必须跨越不同学科中有关学习研究的知识壁垒（见图7.1a）（关于“超学科”、“多学科”以及“跨学科”这三个术语的讨论以及它们在这里的用途，参见Koizumi，1999）。由于两个已经确立的学科之间的跨学科合作（这里是神经科学与教育）不足以促进学科的融合，因此，需要多种学科来推动超学科研究领域的出现。随着相关学科之间桥梁的建立，将会逐渐出现一门具有独特方法与组织的子学科。一旦这一新的学科形成以后，就可以进入动态的元结构的发展过程，作为一门已经确立的学科来对超学科的进一步发展发挥作用（见图7.1b和图7.1c）。而且，它还可以提供反馈来影响母学科。另外，这整个过程同时并存于许多学科中，创造出一种动态的知识发展方式（见图7.1e）。

A

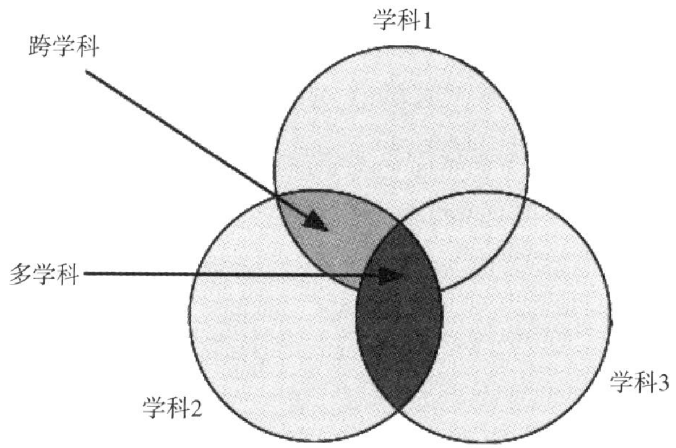

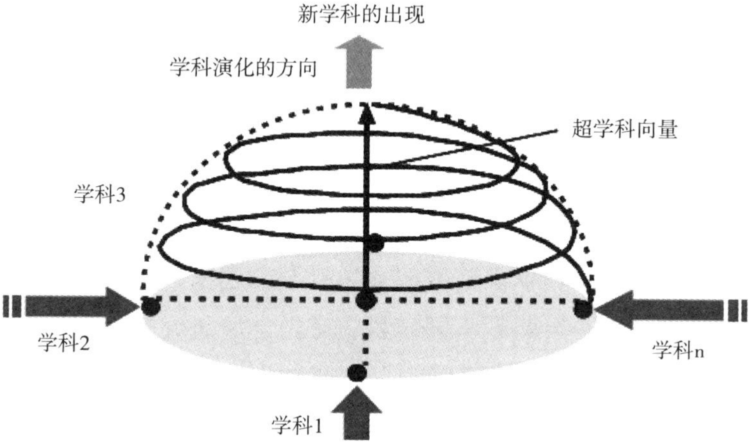

注：这一模型对比了跨学科、多学科与超学科的研究工作。跨学科和多学科交叉包括两门（跨学科）或者多门（多学科）成熟的学科，而超学科融合了许多学科的知识与技能，产生了一种新的子学科。教育神经科学最终一定会成为一个超学科的领域。

来源：Adapted from Hideaki Koizumi （1999），“A Practical Approach towards Trans-disciplinary Studies for the 21st Century”，*J. Seizon and Life Sci.*，Vol. 9，pp. 5－24.

B

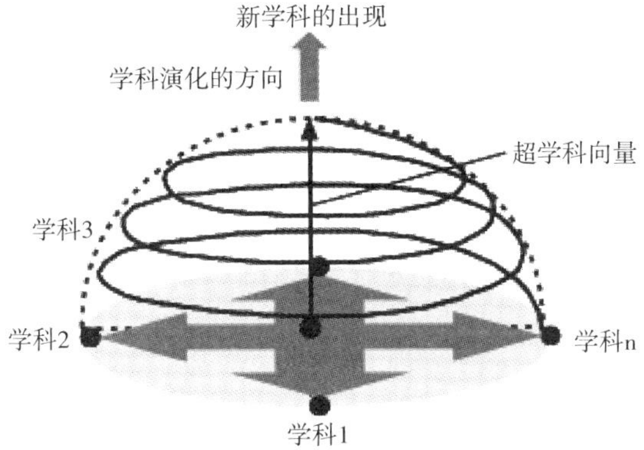

注：超学科成熟后就进入到动态的元结构中，成为一个确定的学科，能够对未来学科交叉的发展作出贡献。

C

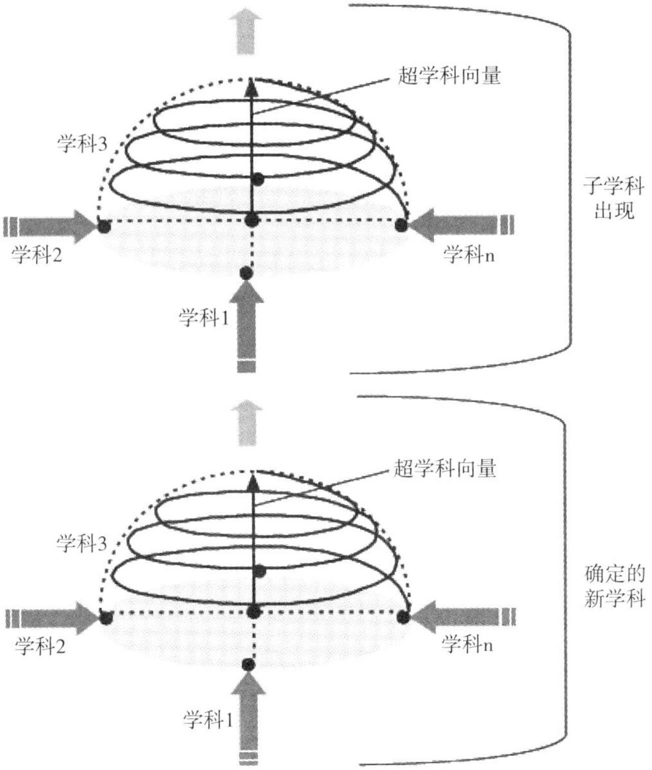

注：一旦形成了一个新的成熟学科后，该学科可以延伸而产生出一门新的子学科。

D

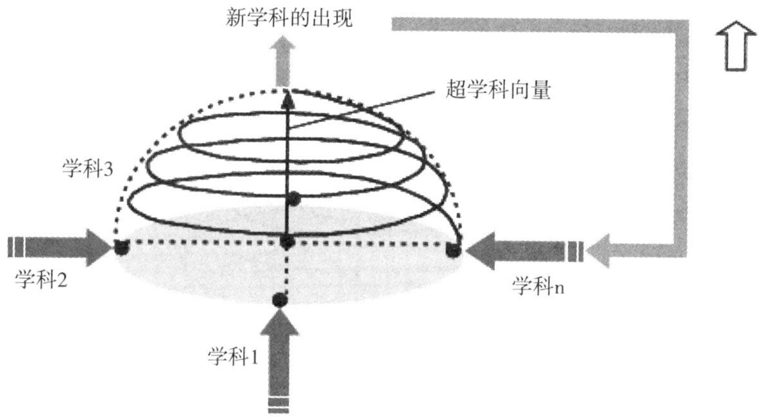

注：除了对学科交叉的发展继续作出贡献，新建立的超学科领域也可以反过来对母学科产生影响。

E

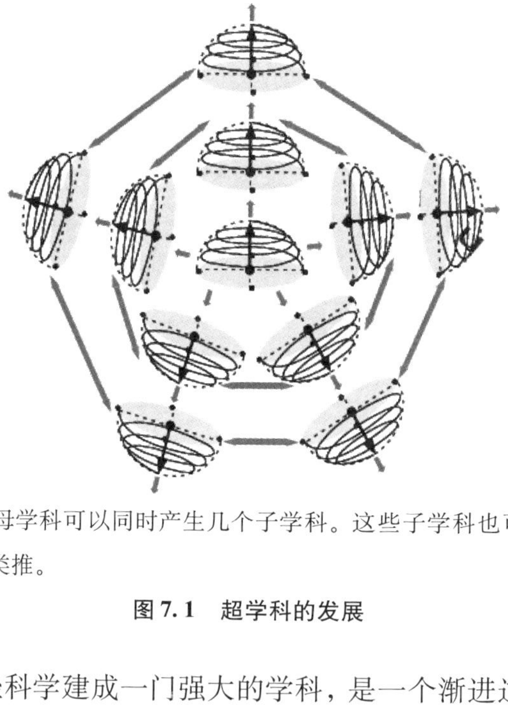

注：母学科可以同时产生几个子学科。这些子学科也可以产生新的子学科，以此类推。

图 7.1　超学科的发展

将教育神经科学建成一门强大的学科，是一个渐进过程，而且这个过程已经启动了（见框 7.1）。目前正在形成跨学科网络来从事超学科的研究。例如，剑桥大学的教育神经科学中心、丹麦教育大学的丹麦学习实验室都在研究超学科的问题（见框 7.2 和框 7.3）。许多机构制定了培养超学科的教育神经科学专业人员的培养方案，如哈佛大学（见框

7.4）、剑桥大学、达特茅斯学院等。在起始阶段，主要是多学科的合作，多学科的专家有助于在不同的学科之间建立不同的途径。随着更多专业人员成长起来，这个领域可以朝真正的超学科研究方向发展。许多教育人员和神经科学研究者已经为这一新型的专业发展奠定了基础，并建立了超学科实验室、学院、期刊、学会以及电子论坛。

建立共同的话语体系是下一个重要步骤。目前不同的领域所运用的关键术语是不同的，即使对“学习”这类基本术语的意义都缺乏统一性（参见第一章、第二章）。这种意义的多样性会产生错误的理解。特定领域的定义可以相互补充，结合起来创造综合性的术语与定义。例如，把学习作为一种社会行为的教育概念可以与把学习看作大脑中分子事件的神经科学概念联系起来。建构主义学习理论认为意义不是被动地传递给学习者的，而是由学习者主动建构的。参与理论（participatory theories）则强调知识是如何在特定的社会文化环境中建构的。在这种教育理论框架中，学习是一种主动的、以社会文化为中介的过程。从神经科学的角度来看，学习是作为结构变化而产生的对后续学习非常重要的分子事件。如果将这两种观点融合起来，那么就可以把学习看作一系列以社会文化为中介的脑结构与功能的适应性变化。

另一个重要的步骤是建立共同的方法。教育研究采用多种方法，既包括量化的相关分析，也包括人种志研究。由于教育中的方法是以问题为驱动的，教育神经科学中也可能会出现多种多样的研究方法。随着该领域的发展，重要的是使这些方法确定下来。将不同领域的不同测量方法与研究工具匹配起来也非常有益。例如，将昂贵的脑科学研究与成本效益高的心理测量匹配起来可以使研究者收集更大样本的数据。必须建立评估标准，来回答这样一些问题：如，可以用什么样的标准来判断所提出的研究问题是值得研究的？什么指标可以表明干预已经取得了成功？应该如何分配在统计上有意义的实验室研究结果与课堂中可以观察到的结果之间的相对权重？这类问题可以通过研究与实践领域的神经科学工作者与教育工作者之间的对话来解决。

框 7.1 心理、脑与教育（MBE）

在这个生物学的时代，社会转向神经科学、遗传学、认知科学来了解与改进教育。由于社会需要以及学生不断增长的兴趣，哈佛大学教育学院的一些教师开设了“心理、脑与教育”课程（参见下面所描述的心理、脑与教育课程）。要为教育建立有用的基于研究的知识，需要在实践界与研究界创建一种互惠的关系，这种关系类似于医学与生物学之间的关系。研究指导实践，同时实践也指导研究。“心理、脑与教育”课程旨在培养建立这种连接的人。

令人愉快的是，许多才华横溢的年轻学者聚集到“心理、脑与教育”课程中来攻读硕士学位和博士学位。这些课程有助于他们在“心理、脑与教育”领域中建立研究与实践之间的连接作出贡献。在世界的许多地方，试图将生物学、认知科学以及教育科学连接起来的努力如鲜花般四处绽放：经济合作与发展组织教育研究与创新中心开始了神经科学与教育的项目；日本启动了神经科学与教育项目；为教育者和科学家举办的学习与脑的会议在波士顿每年举行两次，并周期性地在世界其他地方举办。梵蒂冈科学院启动了国际“心理、脑与教育”国际会议来庆祝其 400 周年庆典（2003 年 11 月）。剑桥大学、达特茅斯学院以及其他大学都开始了“心理、脑与教育”的姊妹课程。许多资深的科学家和教育者共同合作为教育奠定研究基础。

所有这些兴趣表明，需要有一个组织来带领人们共同将生物学、认知科学与教育连接起来，提升研究和实践的质量。2004 年“国际心理、脑与教育协会”成立，该协会已经组织了几次会议和工作坊来促进这个新兴的领域。为了建立研究与对话的论坛，“国际心理、脑与教育协会”创建了新的杂志《心理、脑与教育》。该杂志于 2007 年开始在布莱克韦尔出版社出版发行。著名的研究者以及实践专家开始向该杂志投稿，提交研究报告和理论文章，分析实践范例。

“心理、脑与教育”课程，经济合作与发展组织、“国际心理、脑与教育协会”、新的杂志《心理、脑与教育》，所有这一切努力以及更多的努力都在力图为教育实践与研究创建坚实的基础。来自科学家、教育者以及学生的浓厚兴趣预示了该领域的美好未来，但是最重要的是需要创建基层组织来连接教育研究与实践。在医学领域，促进研究与实践相连接的是教学医院。在教学医院，研究者与实践者在社区医院共同工作，进行与实践相关的研究，在医学实践中训练年轻的研究者与实践者。教育也需要同样的机构，这种机构有助于将研究带入学校，将实践带入实验室。“心理、脑与教育”课程以及“国际心理、脑与教育协会”与罗斯研究所合作，提出教育需要研究型学校来发挥与教学医院一样的作用，建立基于研究的教育。在研究型学校，大学和学校将投入到充满活力的学校共同体中进行研究与实践，为奠定教育的基础、提升教育质量而创建基层组织。

来源：Kurt W. Fischer，*Mind*，*Brain*，*and Education*，Harvard Graduate School of Education.

框 7.2　英国剑桥大学教育神经科学中心

剑桥大学是国际基础与临床神经科学领域的领军者，有世界级的专家以及艾登布鲁克斯医院。2005 年建立的教育神经科学中心为这些发展又添上了浓重的一笔，在世界舞台上一枝独秀。该中心是世界上第一个在教育研究者中拥有脑成像设备的中心。

中心的目的是在这个相对新的领域中发展专业研究知识，通过培训研究者运用神经科学的技术来解决教育问题，形成研究能力，为教师与教育者提供有关神经科学的信息，将这种多学科的研究结果传播到更加广泛的领域，产生积极的影响。将中心建在剑桥大学的教育研究者中，不仅有助于促进研究者将信息直接传递给教育研究者、培训教师和教育用户，而且更重要的是，可以使教师和使用者的输入信息直接影响未来的科学研究问题。该中心代表经济合作与发展组织的教育研究与创新中心的学习科学与脑科学项目（参见第四章）主办了有关复杂/浅显正字法中阅读学习的研究工作坊（2005）。

目前该中心吸引了160万英镑的研究资金［从欧洲经济和社会研究委员会（两项资助）、医学研究委员会欧盟框架计划VI（两项奖励）以及保健信托基金获得］。目前的项目包括：有关阅读障碍脑机制的大规模的纵向研究；儿童典型的数字发展和计算障碍的横向研究；幼儿的元认知和执行控制的研究；联觉儿童的研究，例如这些儿童用混合性的感觉系统来感知数字与字母。该中心已经吸引了高水平的研究人员和学生，自开办以来，有1位欧洲经济和社会研究委员会研究员、1位欧盟框架计划VI研究员、1位西班牙政府福布莱特研究员、1位欧洲经济和社会研究委员、1位美国自然科学基金访问学生、1位盖茨学者、1位智利政府研究学者和1位中国台湾学生参与中心的研究。目前有16位学生和研究员在该中心工作。

关注神经科学与教育影响的决策者和研究使用者已经向该中心的研究者进行了广泛的咨询。英国政策制定者包括教育标准办公室、科学与创新办公室、地方政府、皇家教育督导（苏格兰）以及英国的一些机构如罗斯早期读写教学评论、学校大臣召集的政府学习工作组、足球协会青年培训项目。研究的使用者包括志愿者与公共服务（如剑桥小学班主任，剑桥中学班主任，剑桥儿童青少年心理健康服务中心，苏格兰阅读障碍中心，国家学习困难儿童教师协会，国家教育心理学家协会，特殊学校代表年会，学与教的心理学期刊，杜伦大学课程、评价和管理中心）。

来源：Centre for Neuroscience in Education, University of Cambridge, UK.

框7.3　丹麦学习实验室

丹麦学习实验室是丹麦教育大学的一部分。学习实验室的主要目标是进行有关正规环境与非正规环境中学习过程的跨学科和实践取向的研究，这有助于教与学方法的发展。学习实验室的一个重点是神经科学与学习。该领域的研究由神经科学、身体与学习研究组的成员共同实施。该组特别重视理解脑、身体与认知之间的关系，关注可以整合进化生物学、神经科学与认知科学的学习理论。目前的主要研究项目包括：

缄默知识与内隐知识：从神经科学的角度来理解学习的机制变得越来越广泛。神经科学研究认为，我们可以区别两种学习模式：内隐学习与外显学习，两者服务于不同的进化目的。以公立学校为例，传统的教育系统几乎完全关注外显学习，因为外显学习产生可以言传的知识。这一研究项目试图调查内隐学习的潜能，如果可能，利用这一学习资源形成教育指南。

视觉词形区：词的阅读是否基于脑中的一个精细系统，其他刺激类型（如普通物体、面孔）不能激活这个系统，即所谓的视觉词形区，对于这一问题一直存在着争议。有些人认为，激活视觉词形区是特异于字母和字母串的，而其他人则认为该区平等地——甚至更多地——对其他类型的物体作出反应。目前，我们通过正常被试进行词与图像（这些任务需要不同层次的结构加工）加工的脑功能成像研究来探索这个问题。

脑成熟的个体差异：随着最近无创性脑成像技术的发展，人类第一次有可能研究学龄儿童脑成熟的动态过程。尽管这种技术中有待学习的内容还有很多，但早期研究却清楚地说明了脑的持续性发展。研究也提供了一些相同年龄儿童脑成熟过程中存在差异的证据，表明个体儿童的这种差异可以预测认知发展过程的状态。对这种脑成像研究成果的一种合理解释是，个体儿童展示了独特的脑成熟模式；儿童心理技能与能力的发展至少在某种程度上受到这种模式的限制。所提出的研究方案将关注脑成熟发展轨迹的特定个体差异，关注脑发展的个体差异与学业技能之间的关系。

在教育界，为了加强有关脑功能与学习的知识，我们也出版了一些科普书籍。这些书籍侧重解决如何将神经科学和生物科学的研究成果转化为行动的问题。目前我们正在准备有关神经科学和教育的文集以及有关“森林学校”的书籍。

来源：Learning Lab Denmark.

框 7.4　哈佛大学教育研究生院

有关学习的研究属于生物学与教育学的交叉领域。最近，如脑成像等科学技术的发展，使得对学习进行生物学研究成为可能。但是，许多这类研究工作都与教育中的学习研究并驾齐驱，因为一个领域中的专家很难运用另一个领域中的知识。在这些领域之间建立桥梁，需要培养能够连接不同学科的专业人员。

培养这种超学科的专家正是哈佛大学“心理、脑与教育”课程的目标。目前，“心理、脑与教育”课程已经开设了 5 年，培养学生将相关领域中有关学习的研究整合起来。该课程利用不同学科的知识，包括神经科学、遗传学、认知心理学和教育学。所有学生都修读核心课程，该课程的目的是促进这种整合。这一核心课程称为“认知发展、教育与脑”，由相关领域的专业小组授课。这些专家鼓励学生通过整合的视角来看待学习，运用不同学科的观点来分析教育问题。研究生对教育研究和实践作出了有意义的贡献，正如课程负责人 Kurt Fischer 教授所强调的，研究与实践的互惠整合具有非常重要的意义。哈佛大学的“心理、脑与教育”课程为其他致力于发展超学科课程的机构提供了宝贵的模式。

来源：Christina Hinton，*Mind*，*Brain and Education* graduate，Harvard Graduate School of Education.

互惠的合作关系——双向发展

仅仅神经科学一门学科不能为设计有效的教育方法提供必要的知识，所以教育神经科学不会将脑科学的研究技术带进课堂。必须在教育实践与学习研究者之间建立双向互惠的关系，这种关系就像医学与生物学之间的关系一样（见图 7.2）。这种互惠的关系必须保持持续的、双向的信息流动，以支持基于脑科学研究知识的、有实证依据的教育实践。然后，研究者和实践者才能共同确定与教育有关的研究目标，讨论研究结果可能具有的启示。在采用了具有脑科学依据的方法后，实践者应该系统地验证这些方法的有效性，并提供课堂学习的结果，作为反馈来调整与改进未来的研究方向。

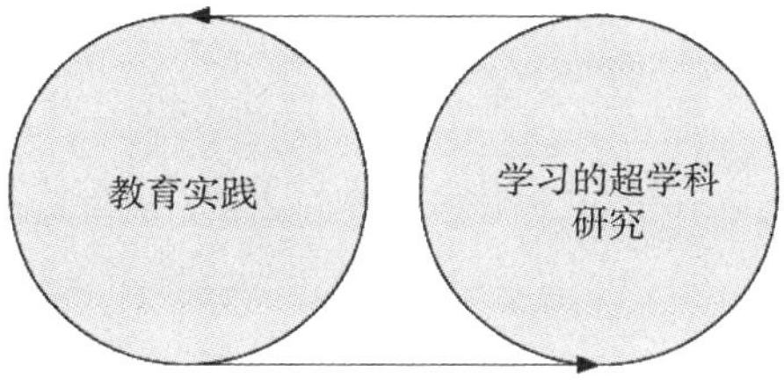

注：学习和教育实践中超学科研究的双向信息流动。研究成果影响教育实践，实践结果反过来修正与调整研究目标。

图 7.2　研究与实践的双向互惠交流

实践者需要具有一些脑科学的知识，这样才能解释神经科学的研究成果，才能向神经科学研究者传递课堂学习的结果（见框 7.5）。因此需要将实践者组织起来进行脑科学的培训。这类培训不仅包括教师教育和专业发展计划，还包括向公民社会广泛传递脑科学知识的措施。哈佛大学、剑桥大学、达特茅斯学院的神经科学与教育跨学科培养计划提供了教师教育计划的一个例证，其目的是培养超学科的专业人员，将脑的知识与传统的新教师培养和短期的专业发展计划结合起来。一个可能的组织策略是沿着超学科的课程序列——从分子到细胞到脑系统到个体系统到社会系统（这种序列强调脑与社会之间的联系，明确社会影响脑结构，进而影响人的行为，而人的行为又反过来影响社会这样一种循环往复的过程）。措施中最好还包括产生动机、建立积极态度的要素，目的是确保与实践和方案相结合的知识有助于实践者根据脑科学的研究为学生设计课程，促进学习过程中元认知意识的发展。

由于神经科学领域的发展非常迅速，任何根据神经科学的研究而设计的教育方案都应该包括培训，以便在该方案结束后，教师还能持续地学习脑科学的知识。这种培训应该阐明可以在哪里获得准确的脑科学知识，也可以包括告诫实践者相关的神经神话，教会他们如何从批判性的视角来解释媒体中的神经科学报道。可以利用互联网与公民社会进行广泛交流（见框 7.6）。经济合作与发展组织教育研究与创新中心已经开发了基于网络的教育神经科学工具，包括有用知识的数据库以及追踪性的讨论论坛（www. ceri-forums. org/forums）。

随着根据神经科学知识而建立的理论框架的发展，以及基于那些模型的教育实践的实施，实践者需要追踪这些实践的进展。因为课堂中学生学习的结果提供了宝贵的数据，这些数据可以用来调整模型。例如，如果某种干预在一种情境下有效而在另一种情境下无效，这种结果就为了解干预与问题之间的互动的性质提供了非常重要的洞见。这有助于形成新的研究问题，如：这种成功干预的重要因素是什么？如何使这种模式适应其他没有这些要素的问题？比如，干预仅仅有助于某些患有注意缺陷多动症的（ADHD）孩子提高注意。确定该干预成功的条件可以引导研究者更深入而具体地理解注意缺陷多动症。实践者可以用许多不同的方法来收集数据，包括运用日志这种非正式的方法来记录观察，参与同事间的半正规讨论，分析课堂实践，发表论文来反思实践。

实践者很难不断地更新自己有关实验室的脑科学研究知识；同样，对于研究者而言，在传统的组织结构的限制中，了解课堂也很难。而超学科会议、杂志、协会等提供了这两个领域之间的桥梁，也许最理想的方法是尽可能地整合实验室与学校。德国乌尔姆大学的神经科学与学习转化中心是最先将神经科学研究与教育实践结合起来的机构之一

（见框 7.7）。建立研究学校，使教育实践与脑科学研究紧密结合起来，这是稳固超学科研究的希望之路。

框 7.5　教育者关于神经科学在教育中的作用的观点

在形成基于脑科学的教学中，实践者发挥着重要的作用，因为他们处于一种独特的位置来评价其在教学环境中的成功。理解教育者的期望、前概念、需求和态度对于成功的跨学科合作非常重要。英国布里斯托尔大学的 Susan J. Pickering 和 Paul Howard-Jones 所做的一项先行研究为了解教育者如何看待将神经科学与教育连接起来这一问题提供了重要的启示。

英国及其他国家的 198 位参与者完成了有关神经科学与教育之间关系的想法、信念与知识的问卷。另外，一小部分人还参与了半结构性的访谈。该访谈以问卷为基础，但是允许参与者根据他们的兴趣继续讨论。参与者来自 2005 年在英国曼彻斯特召开的欧洲学习与脑会议、2005 年在英国剑桥召开的教育与脑科学研究会议以及经济合作与发展组织教育研究与创新中心的脑与学习专题网页。

问卷运用简答题、自由回答题、李克特量表问题等来收集如下一些信息：

- 教育者对于理解儿童和成人在不同教育活动中脑运行状态的重要性的观点。
- 教育者获取关于神经科学与教育信息的来源。
- 教育者所理解的与脑有关的教育观点。
- 参与者所在机构是否运用了基于脑的观点而设计的活动，这些观点是否有用。
- 在将神经科学运用到教育中时所面临的一些重要问题，如感兴趣团体之间的交流、相关性、信息的获得、伦理道德。

问卷所收集的数据表达了实践者有关神经科学与教育的丰富观点。其中，包括了一些重要的发现：

● 教育者认为有关脑的信息与许多教育活动相关，如：为有学习问题和无学习问题的儿童和成年人设计与实施的方案，理解营养在学业成绩中的作用等。

● 教育者依赖各种有关脑的信息，包括学术期刊、会议、专业杂志、书籍、在职培训。对信息来源的不同偏爱可能会反映出信息获得、先前的经验、有关神经科学在教育中作用的先前概念等问题。

● 有关脑与教育的许多观点在教育界流传着。教育机构所运用的观点既有基于科学的方法（如多元智力理论），也有神经神话（如左脑/右脑学习方式）等。但是，被调查者对他们所理解的大部分观点是否有用这一问题一般持积极的态度。

● 与还不能运用到实践的理论相比，实践者对与课堂实践直接有关的结果更感兴趣。但是，实践者并不满足于“被告知哪些是有用的”的状态，而是力图理解为什么有些脑科学指导的实践是有用的，它们是如何发挥作用的。

● 实践者报告他们缺乏时间，学术杂志等资源的获取途径受限，容易受到声称是基于脑的实践专家的影响。他们提出下列解决方法：培养能促进跨学科交流的混合型专业人员，在新教师培训中包括神经科学，启动一系列活动来帮助教师发展批判性技能以便对新的基于脑的实践提出质疑。

这项研究表明，教育者充满了热情，愿意理解脑是如何学习的，并运用这种知识来提升他们的实践。

来源：Paul Howard-Jones and Susan J. Pickering，University of Bristol.

框7.6 技术与全球教育观

最近，由于有关注意、计算能力、读写能力的脑机制研究成果，使得一些研究者在经济合作与发展组织教育研究与创新中心的领导下，开发了一个网站：www. teach-the-brain. org。这个网站的目的是开发基于脑科学研究的教育经验，并借助网站进行传播。

迄今为止，已经开发了两个方案，并已上传到网站进行传播。一个是有关注意训练的，一个是有关读写能力的。这些方案目前只能下载。使用者需要连接到网站，然后将方案下载到自己的计算机来使用。其目的是实施完全交互性的方案，这些方案可以在提供服务的同时收集有关其使用的数据。这样，这些方案可以提升研究，进而使研究能促进更新与提高。

虽然有研究表明，运用这些方案的个体可以得到提高，可以改变脑功能的某些方面，但是没有理由假设这个方案就是理想的。相反，我们希望运用这个网站让不同的读者了解研究的性质，以及研究与已经开发的方案之间的联系。另外，还有许多同样性质的商业方案在向大众销售。我们的目的是，在可能的情况下，在这些方案已经得到许多支持的时候，让大家可以连接到这些方案。进一步的目的是促进对这些没有经过验证的或者没有达到他们所声称的商业期望的方案进行讨论。

脑科学研究的许多成果主要面向儿童早期教育（或者在正规教育开始之前，或者在入学后的前几年），还有一些研究可能与以后的技能发展有关。例如，有些研究试图追踪4—10岁之间视觉词形系统的发展。这些研究发现表明，这一系统的发展开始得相当晚，是从一个主要处理熟悉词的系统演变而来的，该系统主要处理英语正字法规则。这种类型的研究与在阅读技能中可以最好地获得真正的专业知识的方法相关。其他技能，如对视觉物体的知觉，似乎也表明这些技能是通过通达那些早先运用于其他刺激的系统而得到发展的。进一步的研究可能有助于形成复杂概念等这类高层次的专业知识。脑成像可能有助于让我们确定某些实践是如何影响支持该技能的特定的脑网络的。

基于网络系统的合理目标是综合阅读、注意和计算练习，形成对科学文献的更深入的理解，包括证据的权重、图表的理解、数学公式以及对科学交流的理解。这种知识在形成适应21世纪全球化的劳动力队伍中是非常重要的，这一点已经得到了广泛的认同。帮助所有国家的儿童以尽可能最有效的方式来获得这种知识将是课程的一个很有价值的目标。

来源：Michael I. Posner，University of Oregon，USA.

框7.7　德国乌尔姆神经科学与学习转化中心

在很大程度上，神经科学研究的是学习。我们对脑的学习规律了解得越多，就越应该能够运用这种知识来提高社会情境中的学习，包括学前教育、中小学教育、职业学习、大学和终身继续教育。神经科学对于教育的重要性已经得到了广泛的认识，但是基础研究的成果不能现成地运用于课堂，而需要中间的步骤。2004年成立的“神经科学与学习转化中心”的目的是实施这些步骤，开展神经科学知识与教学方式相结合的研究。

在这个转化中心，由心理学、教育科学、医学、生物化学、语言学的专家构成多学科的研究团队，将神经科学的知识传递给实践者。由于还没有建成“转化科学”的领域，我们从许多层面来解决这个问题，很多方面都与教和学有关。转化研究的主题包括：

阅读障碍：患有阅读障碍的儿童和成人与正常人的区别在哪些方面？有无早期的标志？最有效的方法是什么？我们开发了计算机辅助语言评价与治疗方案，这是一种辨别处于危机中的学前儿童的网络平台，让他们通过玩计算机游戏来减轻症状。

体育锻炼与学习：体育锻炼有益于脑的功能。什么类型的干预（体育锻炼）对注意与学习具有最大的影响？在小学阶段还是职业学校？我们对致力于增加学生体育锻炼的教育方案进行评估。

情绪与学习：我们过去的研究工作重视情绪对学习的重要作用。我们继续这项工作，并运用 fMRI 来研究情绪调节。另外，我们对学校儿童的情绪性心率进行动态评价，以理解他们在情绪上投入的时间与地点。

学习与记忆：许多教师将多通道的教与学看作他们的黄金标准。运用神经心理技术，我们调查多通道学习的科学基础来理解其工作机制。另外，我们还评估课堂中多通道教学的影响。

记忆巩固：记忆巩固是与学校学习高度相关的题目。我们运用 fMRI 调查其神经生理学基础。在学校情境中不同活动对记忆巩固的影响如何？

营养与学习：脑作为学习与思维的“硬件”受到营养的影响。实验数据表明，许多学校的学生不吃早餐，饮食不健康。我们调查早餐的效果以及 Ω－3 脂肪酸对记忆与学习的影响。

来源：Zentrum fü r Neurowissenschaft und Lernen （ZNL），Ulm，German.

跨越国家界限，开展国际合作

到目前为止，所展示的超学科例子与措施主要是国家范围内的，这是教育神经科学发展中的重要一步。由于这些措施非常重要，因此必须考虑超越国家界限，形成国际网络。国际网络的形成有三方面的好处：（1）国际网络可以使各国在学习其他国家做法的基础上促进本国的研究，而且尤为重要的是，每一个研究都由不同学科的研究者组成，在不同的环境中，常常有着不同的侧重点。如果这种多样化的经验得到了系统的共享，将会为不同的研究者提供丰富的信息基础。（2）国际网络还可以使个体研究者超越“学习他人”的阶段，提供相互促进的机会，由此促进新的观念与模型的产生。（3）这种网络有助于激发对伦理问题的争论。这些问题最终必须在国家层面上解决，但是对这些问题的思考将得益于多种观点的交汇。

教育神经科学的研究不能产生普遍的、规定性的教学方法，但是可以为不同文化情境中教育方法的建构提供信息。研究的重点可能由于不同国家的不同教育目标而不同，研究结果可以通过不同文化视野而进行不同的解释，但是，并不是所有的研究都能够在不同的文化中迁移。例如，由于每一种语言的正字法结构不同，阅读障碍的表现形式也不同（见第四章）。在不同的国家进行研究是评估结果的迁移性所必需的，而且检验跨文化的差异可以为基因—环境交互作用提供有力依据。跨国追踪研究和队列研究提供了宝贵的研究方法，因此应该鼓励国际合作研究。

随着教育神经科学这一超学科领域的出现，国际合作协调员的设立非常重要。经济合作与发展组织教育研究与创新中心迄今为止一直发挥着这种功能，但是其他实体也应该承担起这一责任。成员国的政府可以在各自国家的合作研究中发挥主动作用，如日本和荷兰政府所做的（见框 7.8、框 7.9）。在不同的学科之间建立具有凝聚力的研究网络可以促进跨国合作。国际协会，如最近成立的“国际心理、脑与教育协会”可以协调不同国家的研究（见框 7.1）。

框 7.8　日本科学与技术协会科学技术研究所

建立在对脑科学整合研究成果基础上的日本科学与技术协会科学技术研究所，对于理解脑的发展与老化机制非常重要。该所将 2001 年启动的脑科学研究项目拓展开来，纳入了 2004 年以来的队列研究。下面简单地描述 7 个持续性的队列研究：

（1）东京双胞胎项目：该项目的主要目的是揭示遗传与环境对发展的影响，研究涉及人类早期发展阶段的气质、运动技能、认知语言技能以及其他行为特征等方面。该项目对1 000对在婴儿到儿童期的双胞胎进行为期 5 年的研究，期望阐明遗传与环境因素之间的交互作用与相对贡献。

(2) 孤独症谱系障碍 (autism spectrum disorders, ASD) 研究：该队列研究的目的是探讨儿童中典型与非典型发展的社会原因。根据行为发展与相应的神经网络层面的数据来研究该病的发病机理与外显变化。该项目可望早期诊断与干预患有孤独症谱系障碍的孩子，有助于理解社会发展的变化，为解决目前学校环境中的问题提供解决办法。

(3) 正常老年人以及学习困难儿童高级脑功能的队列研究。广义的目标是解决在低出生率的、老龄化社会所出现的一个困难。通过分析包括抗老化的方法来保持和提高老年人的脑功能，开发出促进学习困难儿童脑健康发展的干预方法。

(4) 语言习得、脑特异化和语言教育的队列研究。该研究的目的有三个。第一，调查与脑特异化和脑功能可塑性有关的第一语言习得和第二语言习得问题；第二，确定第二语言学习中的敏感期；第三，为第二语言学习和教育（尤其是英语学习）提供认知神经科学依据，包括理想的年龄与条件。为了达到这个目的，进行了为期4年的队列研究。该研究主要针对三类特定的人群：(a) 学习日语的英语母语者；(b) 在日本学习一门外语的日语母语者；(c) 2—5 岁的日语母语者。

(5) 为学生开发新的有关心理健康的生物医学工具。该研究形成一种新的生物医学工具来客观、便捷地评价应急反应。它是通过对基因表达作高通量分析来进行的，这种方法具有研究复杂应急反应的潜在优势。

(6) 运用功能性神经影像学对学习动机与学习效率进行队例研究。该队列研究探讨与儿童和成人学习动机有关的脑机制，通过运用功能性磁共振技术分析动机的脑机制，同时测量被试在完成学习任务时的疲倦程度。该研究也调查基因与环境对学习困难儿童的作用，评价他们所存在的问题是否在于动机的机制。该研究的主要目的是形成或提出通过在学习过程中保持高水平动机并降低疲倦来达到高效率学习的方法。

（7）日本儿童研究。该研究阐述“社会性”或者“社会能力”发展的内在机制，确定培养环境是否适合婴儿与儿童的因素。队列研究将验证前述实验室有关该人群社会性发展的研究成果。该研究将同时启动几种类型的初步研究：例如，婴幼儿的队列研究从 4 月龄开始，学前队列研究从 5 月龄开始。该研究将对 500 位儿童进行数年的纵向研究，从这种初步的队列研究中所获得的研究结果将为以后大规模的队列研究带来宝贵的信息。

这些队列研究是建立在“脑科学与教育”的概念基础之上的，可能有三个主要的启示：

- 获得与呈现决策尤其是教育决策的科学证据。
- 评价新技术对婴儿、儿童和青少年的潜在影响。
- 对从动物和遗传案例研究中得出的假设对于人类的适用性进行评价。

最后，与 20 世纪 80 年代出现的环境评价的概念类似，社会意识到需要对科学与技术的环境影响进行评估。我们社会的巨大变化也可能会导致人类产生社会学和心理学问题。从形而上的方面来说，如果我们要从可持续性的社会迈向未来的一代，可能环境评价是非常重要的。

来源：*Hideaki Koizumi*, JST-RISTEX.

框 7.9 荷兰的教育神经科学举措

2002 年年底，荷兰科学委员和荷兰教育、文化与科学部协商建立脑科学与学习委员会。该委员会将启动一些活动来激励脑科学、认知科学、教育科学以及教育实践领域的工作者之间进行主动积极的交流。这些行动促成了两项非常有影响的重要活动。

第一个活动是所谓的“脑与学习周”。该活动在2004年2月进行，题目是“学习了解脑”。核心活动是邀请了45位提建议的专家来参加会议。也有国际科学专题报道以及为教育实践者和普通大众举行的专题报道。邀请会的目的是确定在根据神经科学与认知科学而进行的教育改革中所面临的困难、障碍以及具体的目标。参与者来自科学、教育以及一些社会机构，他们在研讨会中进行了广泛的研讨。他们对前进的道路以及“未来的研究议程”达成了共识。大家一致认为：“促进各学科与领域进行主动交流的时机已经成熟。”

第二个活动是出版了“学习了解脑”（May，2005）一书。该书描述了邀请会上关于“个体差异”、“青少年的学习”、“数学”、“动机过程”、“学习过程”、“成人学习”等方面达成的一致。另外，以20条建议的形式提出了研究主题的建议（这些建议可以从www. jellejolles. nl下载）。

这些书籍与会议都产生了重要的影响。在2006年秋天，在三个层面有了具体的进展。在科学家和科学机构方面，启动了科学领域中脑与认知科学的多学科、多维度的“国家项目”。其目的是成为所谓的“国家研究活动”，总预算达2.9亿欧元。在脑、学习与教育领域，“心智的学习”是国家研究活动的三个核心主题之一，另外两个主题是“心智的健康”和“心智的运作”。

在教育部与教育研究机构层面上，教育部在2006年6月组织了有关脑与学习的工作会议。在会议达成共识的基础上，不同的教育组织与机构都主动积极地把“教育发展与创新”作为自己的职责，努力寻求最佳的道路。

在基层学校组织与实践者层面上，为不同的教师组织和学校举办各种活动，包括研讨会、讲座、代表大会等。大学与中小学校开始合作，在学校情境中开始了基于证据的干预研究。

小结：荷兰的“脑、学习与教育”被认为是一个非常重要的主题。大家对获得所需要的资金、在沟通科学与教育领域之间搭建

“桥梁”方面乐观而积极。人们都认为，不同领域中的代表学会倾听其他领域的话语非常重要。荷兰所取得的进步与经济合作与发展组织教育研究与创新中心的“学习科学与脑科学研究”的活动有关。

来源：Jellemer Jolles, University of Maastricht, Netherlands.

谨慎与局限性

虽然神经科学可以提供有关学习的宝贵知识，但是重要的是认识到其局限性。在将严格控制的实验室环境中的研究成果运用于课堂的复杂环境时，教育者应该谨慎。随着教育神经科学的发展，神经科学研究者可以改变研究任务，使这些任务能够更好地代表复杂的教育情景。另外，基于研究的政策应该在教育实验中取得积极的成果后才能付诸实施。在这种实验中，可以系统地研究这些政策的有效性。这种研究与实践相互整合的方式可以保证基于研究的实践的有效性。

神经科学研究成果的教育启示对每一个学习共同体的价值与目标而言都是有条件的。例如，虽然神经科学表明，在小学阶段学习外语可能比中学更有效（见第二章、第四章），但是这并不一定表明所有的学校都必须在小学开始教外语。如果在某些学习共同体，外语学习的价值相对低于其他与年龄有关的技能，那么后者则更重要。在制订教育计划和教学方案时，适应脑功能只是必须考虑的诸多因素之一。神经科学是一种既具有优势又具有劣势的工具，对于解决某些问题特别有用，而对于其他一些问题则相对来说不那么有效。例如，神经科学可以解决何时学习外语最容易的问题，但是，对于应该教哪一种外语的问题则不那么有用。

在形成教育政策设计的超学科方法中，重要的是要明确积累神经科学知识的目的。它虽然不能产生普遍的、处方性的教学方法，但是它可以在建构适合每一种情境的教育与教学计划时提供信息。不能简单地把根据神经生物学知识而建构的教育政策强加给学校——不同方向的研究必须与教育共同体交互作用才能具有教育意义，这样才能形成适合不同文化的教育政策。因此，必须让制定教育政策的人了解神经科学知识，这样他们才能运用这些知识来制定适合特定学校文化的政策。政策付诸实施后，他们需要系统地研究这种政策的有效性。

参考文献

Bruer, J. (1993), "Schools for Thought: A Science of Learning in the Classroom", MIT Press.

Calvino, B. (2003), "Les mé dicaments du cerveau", *Graines de Sciences*, Vol. 5 (ouvrage collectif), Le Pommier, pp. 111 - 134.

Gardner, H. (1983), *Frames of Mind: Theory of multiple intelligences*, Basic Books.

Gardner, H. (2000), *Intelligence Reframed: Multiple Intelligences for the 21st Century*, Basic Books.

Guillot, A. (2005), "La bionique", *Graines de Sciences*, Vol. 7 (ouvrage collectif), Le Pommier, pp. 93 - 118.

INSERM expertise collective (2005), "Troubles de conduites chez l'enfant et l'adolescent", Éditions INSERM.

Koizumi, H. (1999), "A Practical Approach to Transdisciplinary Studies for the 21st Century—The Centennial of the Discovery of the Radium by the Curies", J. Seizon and Life Sci., Vol. 9, pp. 19 - 20.

Kramer, P. D. (1997), *Listening to Prozac: The Landmark Book about Antidepressants and the Remaking of the Self*, Penguin Books, New York.

OECD (2002), "Learning Seen from a Neuroscientific Approach", *Understanding the Brain: Towards a New Learning Science*, OECD, Paris, pp. 69 - 77.

OECD (2004), *Learning for Tomorrow's World—First Results from PISA* 2003, OECD, Paris, pp. 95 - 99, *www. pisa. oecd. org*.

Talan, J. (2005), "Rethinking What May Look Like a Normal Brain", *www. newsday. com*, 1 February.

结论与未来展望

想要阻止知识的进步是毫无益处的。

无知永远不可能会比博学好。

——恩里科·费米（Enrico Fermi）

本章对该报告的第一部分做出总结，阐明关键的信息与可能的政策启示，以表明神经科学研究是如何对教育和学习的政策与实践作出贡献的。这些主题的讨论包括：对终身学习、老龄化、教育的整体方法、青少年的性质、适合特定类型的学习与课程的年龄、解决“3D”问题（阅读障碍、计算障碍、老年痴呆）、神经科学可能会逐渐介入的一些评价和选择问题。本章也指出了本报告不同章节中出现的需要教育神经科学进一步研究的领域。

学习科学经过了7年多的开创性研究，一方面，很可能会夸大所得出的结论，另一方面，也很容易隐藏需要进一步研究才能得出任何结论的要求。至于后者，当然还需要更多的研究，下文指出了一些需要进一步研究的方向。对于前者来说，本章一般不提出具体的建议。这个领域还太年轻，神经科学与教育之间的连接太复杂，对其还难以作出明确解释。不管神经科学研究成果的知识内涵是多么丰富，对未来是多么有前途，都还很难分门别类地用于证明其对政策或者实践所提出的具体建议的合理性。实际上，2002年出版的《理解脑：走向新的学习科学》报告中就已经提到过，我们应该意识到：简单化或者还原的方法可以抓住新闻的提要或者提供有利的机会，但是却扭曲了知识的基础。

本章从前文叙述中提炼主要的主题和结论。本章可能会提出一些宽泛的建议或者挑战，这些建议与挑战可促成对未来我们教育系统的特征展开观点鲜明的争论。如果我们见证了学习科学的诞生，那么新的观点与证据将很快涌现，改变目前的状况。我们不必等待研究的结果，教育研究与创新中心的一个使命是帮助经济合作与发展组织的成员国来思考他们未来的议程。这些结论高度概括化，主要目的是给予必要的刺激，以促进对前面这些章节所勾勒的这个广泛领域进行讨论。

关键信息与结论

> 最重要的科学革命都包括一个唯一共同的特征，
> 就是将人类从一个个无知的塔座上解放出来，
> 不再像过去那样，认为我们处于宇宙的中心。
> ——斯蒂芬·杰·古尔德（Stephen Jay Gould）

教育神经科学正在产生有价值的新知识来指导教育政策与实践

本书所涵盖的内容，从婴幼儿的早期学习到老年人的学习，从具体学习领域的知识到与情绪和动机有关的知识，从治疗到对学习的一般理解，这一切都表明，神经科学可以对教育决策与实践作出广泛的贡献。

这已经表明神经科学对教育的贡献是多种形式的。

在许多问题上，神经科学是建立在其他领域中已有知识结论的基础上的，如心理学研究，课堂观察或者学业成绩的测量。本书所讨论的例子，如饮食提高教育成绩的作用，青春期的骚动，或者信心与动机对教育成功的重要性，这些都不是新的观点。但是即使这些结果已经为人所知，神经科学的贡献仍然非常重要，因为：

● 神经科学提供的是“因果”关系的知识而不仅是“相关”关系的知识；神经科学把直觉或者意识形态领域的重要问题推向了需要科学证据支持的问题。

● 神经科学可揭示产生效果的内在机制，从而有助于确定有效的干预和解决方法。

在其他问题上，神经科学正在产生新的知识，开辟新的道路。例如，不理解脑就不可能知道专家与新手的脑活动模式是不同的（作为一种洞悉理解与掌握的途径），或者学习是如何随着年龄的变化而变化的，为什么某些学生有明显的学习困难，而在完成其他教育任务时却表现良好。

在这两个贡献之外还可以增加第三个贡献——消除神经神话。在第六章中讨论的这种曲解，存在着用流行的、现买现卖的方法来扭曲严肃的教育实践的危险。

神经科学对教育的另外一些重要贡献是：

● **深入研究学习是由什么构成的**这一问题所积累的知识是人类和社会生活的一个重要方面，研究的方式跨越了不同的制度性安排，即“教育”。

● 神经科学正在形成不同的方法**来揭示个体所隐藏的特征**，这些特征可以用于治疗的目的——例如，克服阅读困难问题或者计算障碍等。最终，它们可以运用于选择、提高成绩或者甄别，并提出如第七章所讨论的大量棘手的伦理问题。

● 与其他学科一样，教育神经科学可以**为如何最好地设计与安排不同的教育实践提供信息**，尤其是以下两方面的研究发现：一方面是最佳学习是如何发生的，另一方面，何时以何种方式来组织教育。目前这种知识能否得到应有的应用，则是另外一个问题了。

脑科学研究提供重要的神经科学证据来支持终身学习的广泛目标，证实学习的更多益处，尤其是对于老年人而言

学习研究中最重要的发现与脑惊人的“可塑性”特征有关——与经历到的需要和练习相关的适应与生长，对不需要的部分进行修剪——这一过程持续终身，这比过去所认为的持续年龄更长。对个体及对个体学习的要求是可塑性的关键——学得越多，学习的能力更强。神经科学的研究并不支持教育最好关注年轻人的这种年龄歧视观点（尽管年轻人的学习能力非常强），而是认为**学习是一项终身的活动，学习活动越深入，学习越有效。**

随着循证教育政策与实践需求的发展，除了主宰政策成本效益分析的经济标准，深入理解教育的“更加广泛的用途”变得尤为重要。例如，越来越多的证据表明，教育参与对于健康或者公民参与具有重要的作用（参见教育研究与创新中心关于“学习的社会结果”的研究）。该报告支持有关学习益处的这样一种观点：在人口不断老龄化的社会，老年痴呆造成的巨大损失与问题可以通过学习干预来解决，这种干预是以神经科学的研究为依据的。

随着诊断水平、锻炼机会、正确而有效的医学治疗等多方面水平的提高，高质量的教育干预对于提高人类的主观幸福感以及预防疾病的恶化作出了巨大的贡献。

我们需要整合的方法，该方法建立在身体、心理、情绪与认知等多种相互依赖的要素的基础之上

国家层面与国际层面都高度重视认知成绩，其危险在于会形成一种狭隘的教育目的观。对于脑的强调不是一种过分强化认知、成绩至上的偏见，而是建议需要一种整合的方法，这种整合方法认识到健康的身体与智力之间的相互依存关系，以及情绪与认知、分析与创造性艺术的

密切作用。

健康的饮食、锻炼以及睡眠对学习的影响方式得到了更加深入的理解。对于老年人，认知参与（如下棋或者填字谜等）、定期锻炼、主动积极的社会生活都可以促进学习，延缓老化脑的退化（见第二章）。

本报告的分析不仅表明，情绪在脑功能中发挥着重要作用，而且也表明，情绪影响所有的加工过程。对于教育目的尤为重要的是分析恐惧和焦虑等情绪，如展示他们是如何降低分析能力的，反之，积极的情绪是如何开启脑的智慧之门的。

这对于成年学生也是相关的。这些学生对于重新接受教育感觉不舒服，就像年轻人面临中等教育或者高等教育中不熟悉的要求一样。因为在处境不利群体中，失败的恐惧、缺乏信心以及“数学焦虑”等诸如此类的问题（见第三章和第五章）可能会显著高于一般群体，因此就会存在公平性的问题。

我们需要更好地理解青少年（高动力，低控制）

本报告根据青少年期脑的发展阶段，特别揭示了有关青少年的基本特征，尤其是在情绪成熟方面。

神经科学对青少年以及在 13—19 岁所发生的变化的研究尤为重要，因为在个体教育生涯中这个阶段的变化很大。该阶段正处于传统的中等教育阶段，个性、教育与职业生涯等方面具有长期影响的重要决策都是在这个阶段作出的。13—19 岁这个阶段正处于青少年期的中期，年轻人的认知能力已经发展得相当成熟（高动力），但是在情绪方面仍然不成熟（低控制）。

显然，这并不表明应该等到成年阶段再来作出重要的选择，而是表明随着更多具有说服力的神经科学证据的积累，所作出的选择不应该采用确定的无法更改的形式。这就需要继续学习机会（正规与非正规）的进 步分化，以及更好地认识到青少年成熟的轨迹。

神经科学也发展了“情绪调节”这个关键概念。情绪管理是有效学习者的关键技能之一。情绪调节影响许多复杂的因素，如集中注意、解决问题、支持关系等方面的能力。由于该阶段的青少年“控制力不够”，以及促进处于这个关键阶段的年轻人的情绪逐步成熟具有较高价值，因此，思考如何在课程中引入这些观点并开发方案来做到这一点，或许是富有成效的。

在处理课程问题时，我们需要考虑时机与周期

长期以来，心理学家如皮亚杰的著作影响了我们对与个体发展有关的学习的理解。教育神经科学肯定了皮亚杰模式的可靠性（包括展示幼儿已有的能力），同时通过对“敏感期”的研究，拓宽了人们对学习时机与最优学习的理解。

一方面，本报告所得到的信息非常微妙：在学习必须发生的时候并没有“关键期”，实际上，神经科学有关终身“可塑性”的观点表明，人一直有学习新知的能力。另一方面，本报告使“敏感期”（当个体最适于从事特定学习活动的年龄）的概念更精确了。

本报告中以语言学习为重要例子，在不断全球化的世界，语言学习是非常重要的科目。一般而言，早期外语教学开始得越早越有效。这种学习表明，与学龄儿童和成年人相比，婴儿脑活动的模式是特定的：年龄越大，脑激活的区域越多，则学习就更加无效。即使这样，成年人也能够学习新的语言。

本报告澄清了有关多语言学习干扰母语能力的错误观念。实际上，儿童学习另外一种语言可以提高母语的能力。

这些对于教育而言都是非常重要的问题。这些发现根据证据而非传统深化了以下问题的基础，即在生命过程中何时最适于从事某种类型的学习。它们支持为终身学习奠定坚实基础的重要性，因此进一步强调早期教育以及基础教育的重要作用，不是把它们作为终点，而是可能作为一种最好的开端。

同时，本报告（第六章）还告诫人们，不要过分强调0—3岁对未来学习的极端重要性。

神经科学可以对主要的学习挑战作出重要的贡献

神经科学在诊断和确定有效的干预中，即“3D”（阅读障碍、计算障碍和老年痴呆）方面的贡献是最明确的。

阅读障碍：迄今为止，阅读障碍的原因仍然不清楚，但是现在人们认为阅读障碍主要源于听觉皮层的非典型性特征（有时可能是视觉皮层）。直到最近才有可能在儿童年龄很小的时候确定这些特征。早干预常常比晚干预更成功，但是两者都是可能的。

现在人们理解了**计算障碍**具有与阅读障碍相似的原因，但是早期鉴别以及干预发展的程度要低很多。

老年痴呆：上文提到了有关学习与老年痴呆的重要发现，并把教育作为一种有效的、必要的预防措施来推迟阿尔茨海默病症状的出现，来降低它们的严重性。

在对阅读素养的一般理解方面（见第四章），在英语阅读中，脑语音加工和语义直接加工的双重重要性表明，平衡阅读教学法对于复杂正字法语言可能是最有效的。而对于简单正字法语言，神经科学似乎证明，阅读学习中“音节方法”是最合适的，对拼音文字与非拼音文字的阅读习得进行比较研究是非常有趣的。

关于计算能力（见第五章），由于人类生来就具有以数字的方式来理解世界的生物取向，正规的数学教学应该建立对在已有的非正式数字的理解基础上。由于脑中数字脑区与空间脑区紧密相连，将数字与空间连接起来的教学方法是非常有效的。

更个性化的评价，不是为了甄别与选拔，而是为了提高学习

脑成像的研究可以对教育产生深远的影响，同时也提出了重要的伦理问题。关于脑如何发挥功能的知识以及关于能力与掌握程度是如何在脑的结构与加工过程中反映出来的知识可以运用于系统层面，审视传统的教育安排与实践，看看我们能否对它们进行组织以用于最优学习。在许多传统的评价形式中，可以通过填鸭式教学来取得成功，这些形式

由于理解程度低而变成“对脑不友好”。

但是，除了这些一般的发现，神经科学的研究成果也可以最终运用于**个体学习者**来发现他们是否真的理解了某种材料，或者他们的动机或者焦虑水平等诸如此类的问题。如果正确地运用，这些个性化的关系可以为形成性评价过程（OECD，2005）以及个性化学习增加强有力的诊断工具。

这与一些国家追求更加“个性化”的课程与教育实践（OECD，2006）有关。脑成像技术还可以有力地探索个性化机制。同时，脑科学研究表明，个性特征并不是固定的，在遗传功能、经验与可塑性之间存在着不断的交互作用，因此，我们应该谨慎地对待个体能力构成等概念。

但是，另一方面，脑成像研究的个性化运用也可以成为更有效的选择和甄别工具。个体的生物性发展历程尽管对大学或者雇主等用户具有很强的吸引力，但可能会带来很大的风险。如果负面地运用脑成像工具来拒绝没有显示出足够的学习能力或者发展潜力的学生或者候选人（尤其是当脑的可塑性能够表明发展的开放性是如何成为学习能力的），那么脑成像等宝贵工具也可能会被滥用。正如第七章所描述的，过分“科学”的教育概念，如果用作选择教师与学生等的基础，那么对许多人来说，这种“科学”的教育概念将成为咒语。

未来教育神经科学研究的主要领域

如果我们重视对知识的追求，

我们必须能自由地探索，无论它将我们引向何方。

——小阿德莱·尤因·史蒂文森（Adlai E. Stevenson Jr.）

下面的研究领域并没有穷尽教育神经科学探究的所有兴趣领域，而是作为本报告重点分析的领域。有些领域目前我们的理解还很肤浅，还需要进一步探究。

本报告也确定了神经科学的教育研究议程以及医学研究议程。迄今为止，医学研究议程是该领域的主流。对于教育目的而言，在神经科学全面运用于教育时，即运用于从超常儿童到学习障碍儿童，从幼儿到老年人的所有人，而不仅仅局限于需要治疗与矫治的人群，神经科学界应该认识到，神经科学对于更好地理解人类的重要学习活动是多么有价值。

● 更好地适用于不同形式的学习的最优时机，尤其是与青少年和老年人有关的最优学习时机。研究综述表明，有关青少年和老年人的最优学习时机方面的知识基础还没有形成（第二章）。这包括了学习能力最强的阶段——"敏感期"，尤其是语言学习等特定领域。

● 理解不断增长的知识与不断下降的执行功能与记忆。老化过程的更多研究不仅局限于老人，而且也关注中年人，对两者的研究都侧重于学习能力以及学习对于延缓老化的作用。

● 对脑的情绪研究还有待于进一步深化。需要借助心理学和脑成像技术进一步研究紧张对学习与记忆的影响以及可以降低或者调解紧张的因素。进一步探索的具体问题是青少年的情绪脑如何与不同类型的课堂环境交互作用。

● 更好地理解实验室条件如何对研究结果产生影响，理解在产生这些成果的环境之外如何运用与迁移研究成果。需要对适当的学习材料与具体环境的重要作用进行分析，而不仅仅局限于对环境有无影响的初步探索。

● 大量确定性的研究表明，充足的营养可以对脑的发育产生积极的影响，更多的研究直接与教育领域有关。同样，这些研究也运用于身体锻炼、睡眠、音乐和创造性表达。

● 什么类型的学习需要与他人交互，文化差异具有什么作用，诸如此类的问题都还需要进一步的研究。这需要根据学生人口（尤其是性别方面）和社会文化差异来作进一步的分解，但是这也容易产生错误的解释。神经科学当然不能服务于种族主义或者性别刻板印象。

● 研究有助于更好地理解能力形成的多种途径，例如阅读。需要将注意力扩展到与真实世界的教育情境及运用有关的研究，如对整句的研究，而不仅仅局限于单个词或者字的研究。

● 进一步确立不同的数学脑区的图谱是非常有用的。该图谱建立在已有观点的基础之上。这种观点认为，一方面技能与脑功能的组合显然是矛盾的，另一方面两者又是交互作用的。确定克服“数学焦虑”的方法将非常有用。

● 理解“专家”、普通学习者以及有问题的人的不同脑区活动——神经网络、认知功能的作用和记忆等。这将有助于鉴别出成功的学习以及有效的目标教学法。

一门学习科学的诞生

神经科学的最近发展已经产生了许多重要的观点，同时教育研究也积累了大量的知识。神经科学的观点为研究教育中的学习增加了一个崭新的重要维度，教育知识有助于将神经科学的知识导向更相关的领域。两个领域都已经得到了充分的发展，但是它们也各自形成了根深蒂固的学科文化，有着特定的方法和话语，使得一个领域中的专家很难利用另一个领域的知识。这就需要一种新型的超学科将不同的研究共同体和观点连接起来。这需要建立一种互惠的关系，类似于医学与生物学之间的关系一样，保持持续的、双向的信息流动以支持基于脑的、实证的教育实践。研究者与实践者可以共同合作来确定与教育有关的研究目标，讨论研究结果对教育可能具有的意义。一旦基于脑的教育实践实施以后，实践者应该系统地验证它们的有效性，提供课堂研究结果作为反馈来修正研究方向。建立研究型学校，使教育实践与脑科学研究密切联系起来，是稳定超学科研究的一种具有光明前途的方法。

教育神经科学有助于创造一种真正的学习科学，甚至可以作为一种超学科模式为其他领域树立榜样。我们希望本报告的出版将有助于这种真正的学习科学的诞生，促进持续性的超学科融合模式的形成。

参考文献

OECD (2002), Understanding the Brain-Towards a New Learning Science, OECD, Paris.

OECD (2005), Formative Assessment-Improving Learning in Secondary Classrooms, OECD, Paris.

OECD (2006), Personalising Education, OECD, Paris.

第二部分　合作撰写的文章

A篇　儿童早期的脑、发展和学习

Collette Tayler，澳大利亚昆士兰州理工大学幼儿学校
Nuria Sebastian-Galles，西班牙巴塞罗那大学心理学系
Bharti，印度国家教育研究和培训委员会

A. 1 导言

新近出现的无创性脑成像和脑扫描技术带来了脑科学领域空前的发展，尤其在发展神经生物学领域。数十年来，我们对脑发展和发育的认识来自基因中包含的信息。最近一段时期，我们才开始关注从细胞水平上来观察和理解脑，理解脑在外部环境的刺激下如何影响和控制基因信息的表达。直到最近，脑才成为教育科学研究和意识形态领域的研究热点，尤其在儿童早期的发育和学习中得到了广泛的认可和应用。数十年来，针对幼儿的教育研究为理解早期教育提供了多样化的视角。有一些神经科学研究结果在当时看来似乎对教育没有明显的贡献，但是随着技术的发展和研究的深入，这些研究结果的确是对教育理念的补充和促进（Ansari，2005；Slavin，2002；Bruer，1997）。

本文总结了神经科学的出现如何揭示了生命早期脑建构和功能的发育，讨论了这种新知识在推动和支持儿童早期学习和发展方面的相关性。同时我们概述了有关儿童早期学习（出生至 96 个月）的重要性方面的主要观点和发现，以及儿童早期学习环境的构建。我们总结了有关儿童早期发育和学习领域的未来研究趋向方面的一些观点，希望这些观点能够整合神经科学家、教育者以及教育科学研究机构的关注点、兴趣点和研究技能。

A. 2 我们对新生儿、婴儿和儿童的脑发育了解多少

A. 2. 1 脑发育的启动和过程

从受精开始，遗传信息在胎儿成长过程中控制着细胞的形成和再生，而脑的发育则是数以亿计的神经元（大脑细胞的构成单位）、数以兆计的负责接收和传递电化学信号的突触连接共同作用的结果（Shore，1997）。对于人类胎儿而言，神经元在怀孕的头两个季度开始大量生

长，并在怀孕的第七个月达到生长的峰值。随着神经元细胞的生长，脑在容量和重量上都不断发展，使得在怀孕的头两个季度神经元过量产生，然后在新生儿期间开始通过细胞水平上的自然选择过程而进行“修剪”。通过这种选择性的修剪可以使人脑的结构和功能都更加完善。在婴儿出生时存在的大量神经细胞确保了神经元网络的功能，并在随后促进学习和适应能力的发展。尽管在婴儿出生之后神经细胞数目仍然保持稳定，而此时突触连接的数量则显著增加（Goswami，2004）。

位于海马的神经回路在婴儿出生后迅速形成，以便让婴儿开始参与和存储感觉信息。当婴儿长到两三个月的时候，神经回路开始在顶叶、枕叶和颞叶迅速增长。但是脑的这些部分并不从外界直接接收感觉信息，它们的主要功能是从初级皮层和运动皮层区整合感觉信息，不断促进婴儿在和外界环境的交流过程中进行复杂和有规律的运动。而当婴儿长到 6 个月之后，前额叶才开始形成永久的神经回路，负责最复杂的信息加工，此时婴儿开始出现有计划和目标明确的行为。脑容量的发育绝大部分发生在生命的早期。

人类正常脑的发育都遵循类似统一的步骤。婴儿出生时，在母体子宫内已经发育的神经回路会在出生后继续发育，并且伴随着脑干、丘脑、初级感觉皮层、运动皮层以及部分小脑的髓鞘的形成。这些发育提供了新生儿最基本的生存能力，例如呼吸、哭、觉醒、睡眠、识别母亲气味和声音、吮吸、吞咽、排泄、四肢和手的最基本运动等。随后婴儿和儿童早期神经网络的发育过程又进一步确保了这些基本功能的完善和学习，同时又使得儿童学会注意、反应、联系、自由运动、说话、用不同的抽象符号表达思想等能力（见框 A. 1）。

框 A. 1　情绪和记忆（学习）

当我们感到生气和悲痛的时候，我们的学习能力会下降。成人有时可以更好地控制自己的情绪，儿童却很难控制。这是为什么呢？

> 脑的重要结构之一杏仁核主管情绪调节。它的名字来源于拉丁文“almold”，因为它是位于脑中间的一个小小的杏仁状的结构。杏仁核和下丘脑一起成为脑中最重要的“激素释放”中心。它从不同的知觉通道和脑次级中枢接受感觉信息的输入，直接调节生理指标，使得心率加快、血压增加。杏仁核和下丘脑一起调控多种激素的分泌。
>
> 激素对于人体至关重要，不仅仅是因为其决定了性别的特征，或是加速或延缓生长，而且，激素还可以针对信息在神经系统里的传递作出反应性的调整。有些特殊的激素分泌可以增加我们传导信息的能力，使学习加快。相反，某种激素的分泌则降低这种能力。所以，当一个人处于愤怒或是悲痛的状态时，就很难进行学习。激素分泌尤其对儿童有着重要的影响，因为他们控制情绪的能力还不成熟。
>
> 在杏仁核—下丘脑系统中，另一个导致成人和儿童情绪反应存在差异的因素是与前额叶相关的。前额叶也是我们脑中发育相对比较晚的部分，也是最晚成熟的部分，负责我们的“理性”认知能力，例如计划、推理等，同时也调节杏仁核—下丘脑系统的功能。因此，我们通常认为即便在不愉快的环境中，成年人也应该学会控制自己的情绪和理智（见第三章中有关情绪控制的论述）。

脑发育存在着个体差异。我们可以将婴儿的脑看作信息加工单位，可将脑的神经网络看作是组成无数种连接可能性的神经回路。这个电路系统的输出在不同的婴儿身上是不同的，是基因和环境双重作用的结果。在婴儿出生时，每个神经元细胞大约含有 2 500 个突触联结。到了儿童 3 岁左右，每个神经元的突触联结数目将会达到 15 000 个，为成人的一半左右（Gopnik，Meltzoff and Kuhl，1999）。在出生后几年的幼儿期里，脑体积从 400 克到 1 000 克，增加到 2.5 倍（Reid and Belsky，2002）。这段时期内脑的快速增长主要归因于其“支持系统”的生长，例如髓鞘的生长。可以肯定的是，从婴儿期、幼年期一直到三四岁的时候，脑发育都非常显著。

Nelson（2000）通过记录视觉、语言和高级认知功能的发展，确定了在出生2—3年内婴儿发育的速度。在此期间，只有持续使用的突触联结才能稳定或者巩固下来（Changeux and Dehaene，1989）。对突触联结的选择性筛选是基因和环境的交互作用所驱动的（Reid and Belsky，2002）。Rutter根据这种类似随机的过程而建立了脑发育的生物学理论，他将这种交互作用的发育过程归纳为：

"……基因编码的信息中包含着一般的发育图式和过程，但是环境的影响和脑细胞间的相互作用会对发育过程带来极大的矫正机会。"（Rutter，2002，p. 11）

个体重复的经历使神经元形成髓鞘。于是经过加固的突触联结开始负责记录和编码婴幼儿的生活经历和学习经验。

A. 2. 2　经验的重要作用

当感觉神经元开始被激活的时候，经验就形成了，并且伴随着对细胞的交替激活，使神经系统深处的细胞联结起来。Clark（2005）对这个过程有如下的解释："举个例子来说，吃苹果的时候激活了一部分特定的细胞，随后又会进一步激活位于更高一层的细胞，该层细胞由于学会了辨别苹果的味道而形成了'稳定的联结'。遗传上并没有规定第二层神经细胞是用来辨别苹果或是柠檬的味道的，而是由于经验作用的结果（p. 681）。"因此任何感官经验都是通过脑中众多的神经联结而引起的复杂图式和分布式加工的结果。

儿童的神经生长与发育过程在出生之前就受到来自基因和环境的双重影响。正因为如此，母体怀孕期间的良好状况（包括足够的营养、运动和休息）对于胎儿脑的健康发育是非常重要的。婴儿出生后，营养、健康、干净的环境和积极的社会心理环境是脑健康发育的重要因素。

A. 2. 3　脑发育的重要因素——时间和序列

突触的生长和髓鞘的形成是婴幼儿期脑最主要的活动。脑不同部位发育的时间也各不相同。这个过程是认知、生物运动、语言、社会、文化和情绪发展的基础。根据儿童发育期间年龄和发育水平的差异，通过触摸、品尝、声音、光线和气味等获得的感觉信息可以刺激脑的神经元和突触，增加神经通路的复杂性，用来传递、加工、整合和存储现在和将来的相关信息。对于这个目的来说，婴幼儿从外界所获取的大量感觉信息对于脑的发育非常重要。不断重复的经验加强了神经网络的功能，在经验的作用下，脑的功能产生了变化。

遗传和感官环境的交互作用过程在婴儿出生前就已经开始发挥某种作用了。婴儿还在母亲的子宫里时就能感受到感觉信息，例如，在怀孕 9 个月的时候播放音乐会影响胎儿的活动和行为（Kisilsky et al.，2004）。根据 Thompson 和 Nelson（2001）的报告，目前还不清楚基因和环境交互作用来决定突触生成的时间和发展进程中所采用的机制。随着新技术不断应用于脑发育的研究，对脑的理解越来越深入。但是神经细胞和突触的过度生长和选择性修剪过程是如何发生的，是以什么样的序列，在哪一个生长阶段？这些问题还有待于进一步理解。由于研究方法的局限性，目前还不能阐明环境中同时发生的复杂多样的刺激对脑内动态的复杂活动的影响。

在动物和人类的发展研究中，为了保护被试而采用的伦理措施，对方法和技术的运用都产生了限制。最初的基础研究一般采用动物作为实验对象，尤其是大鼠，而将研究结果运用到人类的后续研究，则需要经过严格的限制和长期而深入的研究。人类尸体标本为科学家们提供了“用少数特定年龄段的样本来估计不同年龄个体的突触密度”的研究（Thonpson，Nelson，2001，p. 9）。但是这样的结果只能估计静态突触联结的数量，而不能指出遗传程序或者经验是如何作用于突触的。

A. 2. 4　婴儿脑的关键特征——可塑性

婴儿出生时，脑的神经回路在加工和存储信息上具有高度的可塑性，即神经回路很容易形成、消失，其功能很容易被削弱或增强。这表明，婴幼儿期是脑发育的关键期，对于生理、认知、语言、社会和情绪能力的发展都至关重要。可塑性并不意味着儿童脑的任何一部分都能学习。Gazzaniga（1998）指出，脑对于不同形式的外界刺激和经验都会作出不同的反应，并且每个人都有着独特的脑网络系统，因此并不能简单地认为可塑性就是脑的“自我重新联结”。Click（1994，p. 10）概括了这个观点：**“据我们所知，在出生时，脑并不是一块白板，而是许多部分都已经就绪的精细结构，然后经验调整这个粗糙而准备就绪的器官，直到它能够胜任更精细的工作为止。”**

以动物为研究对象进行的针对脑生长和发育的实验和病理性研究以及在神经元水平上对人类脑活动所作的观察表明，神经回路的可塑性在某个年龄或者生活阶段受到基因的调控作用（Dyckman，McDowell，2005；Kollb，Wishaw，1998）。婴儿出生后，脑的可塑性会以独特的方式支持神经回路的**形成**和**发育**，这种调控基于个体的遗传和外界环境刺激。同时神经回路的生长和发育容易受到特定的“表观遗传”过程的影响（即，基因的表达会受到外界环境刺激的影响）。这些过程也会受到年龄、生活阶段的影响，也可以解释人们所熟悉的脑发育的“关键期”和“敏感期”。

A. 2. 5　神经发育存在关键期吗

教育学领域的研究已经证实早期经验和环境对儿童学习能力和发育有着重要的影响作用（Sylva et al．，2004；Thorpe et al．，2004）。神经科学领域针对关键期和早期感觉剥夺的研究证明，在一些物种中，在脑某些方面结构和功能发育需要特定时期的经验。例如，鸟鸣声的学习严格限定于一定的时间段和特定的条件，并且不同的物种也存在着差异（Brainard and Doupe，2002）。如果在建立某些功能的脑神经回路时遭遇失败，例如视觉皮层发育的关键期出现问题，可能会在脑皮层里引起不可逆转的视觉功能的损失（Fagiolini and Hensch，2000）。不同物种的关键期由于寿命的长短不同而有所差异。

但是，人类神经系统发育的关键期概念已经不再受到支持，因为学习显然是“活到老，学到老”的过程（Blakemore and Frith，2005）。人类的关键期更加类似于“敏感期”，而且时间会延续数年（例如儿童发育的早期）。“目前神经科学研究中的一个主流观念认为，关键期可以提高脑的可塑性，那么关键期内的特定感觉经历就可能导致神经系统出现永久性的大范围改变。”（Ito，2004，p. 431）同时人们注意到，在人类发展中这些被定义更加广泛的“敏感期”方面，所有的人都有着类似的发展阶段，因此鉴别儿童期内出现的感觉障碍，例如视觉和听觉的损坏是非常重要的，这样可以避免可能出现的长久的负面影响。

> “研究发现，早期的感觉剥夺会带来长久的影响，这种影响可能会潜移默化地渗透在我们日常的生活中，不易被察觉。但研究同时指出，在感觉剥夺之后亦会出现恢复和学习过程。但是这种后来的学习过程与关键期中自然发生的学习过程有一定的区别”（Blakemore and Ftith，2005，p. 461）。

婴儿出生的头两年是脑神经通路发育高度敏感的时期，涉及注意、知觉、记忆、运动控制、情绪调节和人际交往以及语言等功能（Davies，2002）。大量的研究表明，语言习得与儿童发展的特定阶段有关，一般认为，这种语言习得功能会在儿童发育的中期下降。例如，婴儿发育敏感期的特定环境会影响到婴儿以后识别语音的能力。青春期过后人类学习新语言和词汇的能力会有所下降，这可能源于敏感期过后脑神经回路的限制。

在人的一生中，特别是发育的敏感期，对神经回路的重复刺激、形成、再造都可以让神经细胞和突触日益增多，并且在信息加工、整合和存储中各司其职。髓鞘可以保护神经通路的功能，同时加速信息传导的速度和效率。一旦髓鞘形成，这个神经联结或是突触就被固定了下来，除非脑受到创伤或是细胞退化。在神经通路被髓鞘固定下来之后，没有被用到的突触会退化或是被剪除，以确保神经传导过程中的最大效率。随着年龄的增加，突触形成新的永久神经联结的能力会不断降低。这个现象可以用来解释学习和发展，同时也支持儿童发育早期学习的重要性以及关键期之外儿童也能够进行学习的观点。但是必要的努力程度，或者这种学习的成功是否具有局限性，目前还没有定论。

框 A.2　最初的语言发展

儿童开始学习说话的时候，已经掌握了相当复杂的语言知识。在刚出生的时候，婴儿已经能够注意到各种语言之间的差异（例如日语和荷兰语），这种能力在其他哺乳动物中也有所发现，例如绢毛猴和大鼠。许多脑成像技术发现，刚出生不久的婴儿（3 个月以下）在聆听正常的谈话时，脑左半球比成年人的激活状态更强，但是如果倒放谈话的录音时，左半球没有更明显的激活（成年人在倒放谈话录音的时候也没有出现明显的左半球激活，但是倒放的时候，婴儿和成年人的激活模式是不同的）。婴儿同样能够知觉出外界语言中音素的差异，尽管他们的父母不一定能够表达或是感知到这种差异（例如日本的婴儿可以感知出英语中/r/和/l/发音的差异，但是他们的父母则无法分辨）。因此，在出生时，婴儿可以根据语言信号作出不同的估计和计算，并且这些计算对所有语言都是共通的，因此我们可以理解为什么新生儿具有学习任何语言的能力。在出生后的几个月里，婴儿开始启动他们的语言过程以适应外界环境的语言特点。事实上，出生 6—12 个月，婴儿开始逐渐失去感知外语差异的能力（例如日本婴儿不能再感知英语/r/和/l/的差异），但与此同时他们开始重新定义自己语言中的音素分类。这个时候可以认为婴儿已经开始成为熟练的母语听众了（不再能够分辨不同语言的语音）。有证据显示，这种针对母语音素系统特征的适应能力是与以后成功的语言获得相关的，也就是说婴儿感知外语的能力越早和越快地退化，他们学习母语的能力也就越快。

婴儿同时获得的还有语音系统。婴儿能够从语言信号中提取信息，并且最终学会母语的词语，建立句法结构和形态特征。其中一个学习机制是婴儿能够追踪信号中反复出现的规则。例如，一般来说，词中两个音素之间连接的平均概率会比词间这两个音素之间的平均概率更高。不同的研究表明，8个月大的婴儿已经学会使用这种类型的线索来分隔语音信号。重要的是，与书面语不同，口语中没有明显的标志来划分词语的界限。婴儿早期发育中的内在机制明确地表明了婴儿脑的复杂性（曾经有人利用工程技术的手段来模拟12个月大的婴儿的这种能力，试图制造可以区分和识别词语的机器，但是没有成功）。

A. 2. 6 敏感期和脑可塑性

敏感期和脑可塑性这两个基本概念似乎是发展过程中不同甚至相反的概念（Hannon，2003）。一方面，脑可塑性表明，学习和发展可以发生于任何年龄段，任何时候进行干预和学习都不晚；但另一方面，大脑发育的敏感期意味着时机、早期干预和学习的重要作用。除了语言的发展，证明敏感期存在的证据主要来自动物实验（Mitchell，1989）。迄今为止，研究结果同时支持敏感期和可塑性，但是还需要进一步的研究来揭示某些特定的条件，在这种条件下，敏感期可以促进学习，而且，由于脑具有可塑性，可以在不同时期进行学习。

A. 2. 7 儿童早期以及其后的学习

婴幼儿内隐地学习语言，并变得很灵活。基因和环境对语言的学习有着双重的影响，但是目前注意、内隐学习和外显学习之间的关系并不明确。看起来脑能够注意到我们意识不到的事物，正如Goswami（2005）所指出的，“儿童整天都待在教室里，他们的脑就不会自动学习如何阅读或如何计算，这些能力只能通过直接的学习来获得”（p. 468）。尽管Blakemore和Frith（2005）证明了人工语法的无意识学习，但目前对内隐学习或者是非注意学习的了解主要还是来自于对运动系统的研究。发育机制对儿童早期或是之后的学习起到了怎样的作用呢？内隐信息的获得怎样影响功能性技能的发展，例如价值观、态度和信念、社会认知和情绪调解的发展等？内隐学习和外显学习之间互惠的关系模式对教育学有着重要的推动作用。多学科研究，尤其是针对童年期的多学科研究也成为促进现阶段理解的必经之路。

一些实验证据表明，儿童期过后的学习会通过不同的方式来调节。Rutter (2002) 指出，目前还不能确定儿童期之后脑的可塑性程度，以及脑不同部分或系统的可塑性程度。例如，在婴儿期之后开始学习第二门语言的时候，会需要脑中许多不参与母语学习的脑区的共同作用 (Kim et al., 1997)，人们一生中不断学习到的新的或是不寻常的个人经历都会持续地引起神经系统的变化。“学习并不等同于发展过程，但是学习经验会对脑造成影响。但是还没有研究能够发现这种结构—功能上的联结。” (Rutter, 2002, p. 13)

A.3　早期发展和学习的重要性

此阶段的学习和发展对外显行为而言尤为重要，因此要求重视儿童发展的敏感期对发育和学习的影响的呼声也越来越高，尤其是针对早期儿童教育者和儿科医生。众所周知，儿童早期生活的客观条件会影响到脑里数十亿个神经细胞的分化和功能，同时早期的经历会在脑的不同部分（分区）建立联结通路。如果缺乏适当的环境刺激，儿童的脑发育和功能的发展可能会出现改变、推迟甚至无法完成，随之而来的是儿童学习和发展上的负面影响。从根本上来说，儿童的发育中需要涉及喂养、亲子交流、早期教育和保育的内容，因此许多国家都把儿童早期教育当作一项基本国策来发展。Starting Strong Ⅱ (OECD, 2006) 报告说，有 20 个经济合作与发展组织成员国颁布了儿童早期教育和保育政策。经济学家通过案例分析证明，对儿童早期生活的投资可以在未来为社会带来最大化的收益，测量主要集中在人力资本和社会资本等方面 (Lynch, 2004; Heckman and Lochner, 1999)。Cunha 等人发现，一个生活阶段的本领和动机会影响下一个阶段的本领和动机，因此基础阶段的投资会增加产出。如果早期缺乏适当的条件和投资，随后阶段的收益就会下降。综上所述，鉴于幼儿期的快速成长和发育，对幼儿的教养也非常重要。这一知识也成为重视早期教育和普遍的高质量儿童教育与家庭支持服务的重要理论支撑之一。

框 A.3　镜像神经元

儿童很容易学习和模仿他们所看到和听到的事物，因而当面对一些消极榜样时，父母和教育家们就会担心孩子的安全。很多家长对媒体中出现的极端暴力场面表示非常大的担忧。而政府也试图采取一些手段来限制儿童登录某些网站。同时学校教育不仅仅是让孩子们学习知识，更重要的是树立好的榜样。榜样的力量为什么会这么大呢？

人类是模仿他人行为的天才。看到他人遭遇不幸时，我们会感到悲伤甚至哭泣；听到别人的欢声笑语时，我们也会微笑（尽管我们可能听到的是公共汽车上身边的陌生人在大笑……有时候笑声是具有传染性的）。这些行为的先兆在婴儿出生的时候都已经表现出来，如果我们对着新生儿吐舌头，他/她也会对你吐舌头。

模仿的具体神经机制一直是个谜，最近人们才开始揭开这个谜团。1996 年意大利的神经科学家对此作出的突出贡献，使得我们开始理解模仿的基本神经机制。意大利巴尔马大学的 Giacomo Rizzolatti 和他的同事发现猴子脑中存在的“镜像神经元”。Rizzolatti 发现的这种特殊的神经细胞会在猴子用手完成精细任务的时候被激活，例如，剥花生并把它放进嘴里。有趣的是，当猴子看到另外一只猴子做同样任务的时候，它的镜像神经元同样也会激活。这种神经细胞的特异性非常高，例如，如果猴子看到实验者做同样的行为，但是手里却没有花生，那么镜像神经元则不会被激活。

镜像神经元的发现引起了研究界的重视，并且进行了一系列的研究（这种神经细胞位于靠近大脑布洛卡区的位置，而布洛卡区则主要用于语言加工）。目前神经科学家们提出了一个假设：认为我们能理解别人的行为（可能还包括情感）是因为我们看到了他们的行为（感觉到了特殊的情感），会引起镜像神经元的激活，从而引发和我们作出该行为（怀有该情感）类似的体验。镜像神经元的异常功能是否是人格病理学的神经基础呢？这是目前研究的热点领域。

A.3.1　早期干预和教育方案举例

发育神经科学的研究结果强调了婴幼儿期发育时机和弱点的独特性。对于这一点，早期教育干预和教育方案的教育家们从中得到了启示，并且采取了行动。但是也有些人将动物实验结果过度扩展，毫无依据地运用于人类，从而引起了很多的争议。Hannon（2003）总结了目前存在的大量干预方式，具体如下：

● 出生前的发育——例如婴儿出生前干预的案例。当母亲处于不利的环境时，会导致胎儿出生后不能正常生长发育。而使之最小化甚至消除环境中可能存在的负面因素的干预，例如营养的缺乏、神经毒素和传染性疾病，比如风疹，会为婴儿带来益处（Shonkoff and Phillips，2000）。

● 突触生成和退化——很多人推测，如果在0—3岁给予高水平的外界刺激和足够的营养，就能够保留更多的突触连接，从而提高儿童的整体能力。市场上存在着大量的产品（电子的、机械的、营养的）和方案声称可以提高婴儿和儿童的智力水平。但是目前没有证据来支持上述推论（Bruer，1999a，b；Goswami，2004，2005）。从另一方面来说，如果婴幼儿期缺乏足够的社会交往和物质环境，例如严重的虐待和忽视，的确会造成脑发育的迟滞（Rutter and O'Connor，2004）。

● 社会认知和情绪调节——儿童常常在适当选择的基础上扩大他们的信任范围，因此我们常常低估了学龄前儿童监控信息真实程度的能力（Koenig and Harris，2005）。随着研究的深入，人们发现幼儿可以准确地报告他们的经验和感受。尽管我们刚刚开始研究社会认知和社会交互作用的复杂性（Davis，2004），但是通过研究幼儿信任的范围和原因，可以帮助我们更好地理解和开展早期干预。

● 敏感期——Weisel 和 Hubel 关于小猫的视觉剥夺实验的发现并没有为儿童早期干预提供直接的支持，但是儿童早期特定的发育的确是在一定的时间段内完成的，尽管之后通过改变环境也可能进行弥补。虽然心理学通过实验已经证实了发展过程中存在语言获得的敏感期，但目前人类发展中敏感期的神经科学证据还不够充分。

● 环境的复杂性——Greehouth 等人（1972，1987）的实验表明，环境的复杂性对大鼠的脑有着显著的影响，在复杂环境条件下饲养的大鼠在迷宫任务中有着更好的学习能力。虽然鼓励早期干预的方案常常要求有"丰富"的环境，但是目前还没有直接的证据来表明两者的相关性。因此，善意的婴儿保育员或是教育者通过给孩子们多样化的、颜色鲜艳的和较为复杂的物体、玩具和小玩意儿，希望能够增强儿童的学习能力，这种做法是否正确值得怀疑。虽然极度缺乏刺激和感觉信息的环境的确会损害儿童的发育，但是过于丰富的环境对儿童脑发育并不一定能够起到促进的作用（Blakemore and Frith，2005）。

● 神经元的可塑性——该领域的相关研究表明：早期发育和干预方案并不一定能够保证儿童期学习的内容能够长久维持，也不一定能决定未来的学习状态。脑持续地发生改变，没有得到发展的功能或者认为丢失的能力可能会在儿童期过后得到一定程度的恢复和更新。

A. 3. 2 儿童的学习在早期教育中占有重要地位

早期的学习在人类整个生命过程中所占的重要作用是无须多言的。教育家们不断积累实证研究证据来证明关键期的存在和干预在发育和学习中的重要作用，同时神经科学的研究又为此进一步提供了证据。Blakemore 和 Frith（2005）提出脑的发育是"教育和被教育"的过程（p. 459）。过去成年人想当然地认为的一些事情目前已经成为一个新的需要探索和了解的课题，尤其是有关婴幼儿期的发展和学习过程。

突触发育的研究结果显示：早期社会和情绪的体验像是"人类智力的种子"（Hancock and Wingert，1997，p. 36）。但是婴幼儿和儿童从外部世界中寻找新的知识，就像在现实世界中"googling"一样。这样的驱动力需要实证研究的证据来巩固和支持，以证明其对发展和学习能力有着有效和稳定的影响作用。

针对儿童早期学习能力的研究基于发展和学习领域中大量相互补充与比较的理论。虽然各个理论的指向性不同，任务难度和儿童年龄之间也有很多不确定性，但是从基因角度对儿童学习能力的研究大体上还是取得了以下四个方面的发现：第一个发现，**学习上的变化是一个渐进的过程**，尤其会采用既定的方式。例如儿童常常使用掰手指的方式来算加法，这种方式虽然耗时，但是对儿童来说却是简单和有效的。第二个发现是，**不管成功或是失败，对学习本身都是一种促进**。儿童通过尝试新奇的策略来解决问题，这种表现在缺乏外部压力的时候尤为突出。最具有代表性的例子是自由玩耍的时期。第三个发现是，**早期的变化性对后期的学习具有一定的影响**。第四个发现是，**概念的理解会限制创新和发现**。后两个发现对儿童早期教育都有一定的启示。经验带来的变化会让儿童感到他们掌握的策略是相对可靠的，尽管不同的策略或思维模式在一段时期也是并存的。随着时间的推移，儿童学习的特征表现为出现新的思维模式、更频繁地使用有效的思维模式以及在选择中有效行为出现的次数增加。在这段时期内，有经验的儿童教育者会帮助孩子们增强对概念的理解。婴幼儿期脑神经系统的良好发育与长时记忆的提取能力早在描述过去经验的语言能力发展之前就出现了（Bauer，2002），这些都可以证明儿童和幼儿期家庭教养及其他早期教育环境对儿童有重要的交互影响。

A. 3. 3　不利的学习环境

鉴于儿童早期在学习中所起到的重要作用，早期经历的缺乏会削弱学习能力，因此需要改变不利的环境。Rutter（2002，p. 9）提出了影响儿童发育的精神病理学上的风险因素，包括：

- 长期混乱的环境和冲突，尤其是将儿童当作替罪羊或是其他形式的发泄工具；
- 长期缺乏培养其独立个性的养育方式（例如由慈善机构等公共单位抚养长大）；
- 缺乏和外界的相互交流和沟通；
- 处于任何形式的不良社会风气或社会团体中，会导致适应不良行为。

上述例子说明，人际关系中的矛盾的确会给儿童的发育带来不良的影响，同时缺乏人际关系或是人际关系不良还对儿童以后的生活有负面的作用。Davies报告了一项针对罗马尼亚孤儿的研究，这些孤儿在成长过程中都出现了严重的社会和情感方面的问题："几乎所有的孤儿在情感方面都出现了明显的古怪行为。"（Davies，2002，p. 425）但相反的证据来自 Rutter 和 O'Connor （2004）的研究，他们的研究结果表明，由于缺乏交流引起的神经系统的损坏和对早期生物编码过程的影响并不起决定性的作用。婴儿监护人和婴儿之间的关系模式如何调节儿童所处的早期物质环境带来的影响？根据最新研究成果，儿童早期的环境，包括家庭、父母、其他监护人、服务人员、早期教育者、教育社团成员等，的确在儿童早期发育中占有重要的地位，并且通过建立互相交流的关系模式可以增进儿童发展的潜力。

A. 3. 4　儿童早期教育和保育——重要却非灵丹妙药

可以肯定的是，脑的发育并不会因为儿童期的结束而中止，同时脑的可塑性也不会消失。在很大程度上，人们对儿童早期经验以及早期经验对行为的影响持绝对的认同和维护态度。但是迄今为止，针对犯罪、反社会行为以及其他社会性问题是否在儿童早期可以通过"预防"方案等来消除，此领域的研究并不是目前实证调查的重点。以美国被试为研究对象的少数纵向研究得出结论认为，儿童早期高质量的教育方案的培养可以带来一系列的好处（Lynch，2004）。但也有研究证明，学龄前的简单干预并不能达到改变儿童一生的效果，也不能造福孩子的一生（Karoly et al. ，1998，2001）。同时，儿童早期和孩子的交流确实能在该阶段带来发展的连贯性。大量证据表明，许多孩子对认知或者其他功能的早期干预方案，尤其是基于保育中心的培养方案，都保持了更长的时间（Barnett，1995；Brooks-Gunn，1995；Karoly et al. ，1998）。儿童早期培养的效果会一直持续到小学阶段，尽管这种影响的保持需要小学教学环境的进一步支持。儿童的早期生活对于其后来社会性、学习和身体的发育等都是至关重要的。

A.4　我们对促进儿童早期发展的学习环境了解多少

A.4.1　早期学习和游戏的细微区别

正因为婴儿和幼儿常常进行一些非常浅显易懂的游戏，他们脑的发育和认知能力的形成通常被掩盖起来。发展心理学的研究表明，在儿童发育的前三年中，已经具备了关于外界的复杂且交互联系的知识基础（NSCDC, 2005, 2004a, 2004b），而这样的知识基础一般是通过日常生活的途径获得的。Rushton和 Larkin （2001）指出，儿童所处的环境是影响学习方式的关键，例如有研究发现，当儿童处于集中学习的环境时，他们表现出更好的语言学习能力（Dunn，Slomkowski and Beardsall，1994），同时也对他们的认知能力表现出更多的自信。早期教育的相关研究大力支持针对儿童的寓教于乐的培养方式，尽管这样的培养方式在应用上有很大的弹性，同时针对游戏在学习中的作用也存在很多假设。

对游戏环境的观察可以增强儿童直觉思维和与人交流的能力。儿童源于自身的策略（例如游戏）和成人引导的经验之间的相对平衡也会影响儿童的学习结果。一般来说，儿童早期教育者更倾向于选择儿童自发的学习事件，在自然出现的教学时刻给予适当的策略。以下五个原则强调了在动物和人类幼年期游戏对脑发育和学习的重要性（Frost，1998）：

● 所有健康的幼年哺乳动物都有游戏行为——在成年动物的影响下，动物的幼儿会作出游戏行为或一些愉快的行为；而人类婴儿由于出生之后运动机能需要更长时间才能成熟，则过多地依靠父母或是其他监护人提供组织和指导来进行游戏，这是儿童发展的脚手架。

● 随着神经系统的发育，游戏的种类和复杂程度迅速增加。

● 早期游戏或是无意义的行为对动物（例如逃跑、围捕、突袭）和人类（例如运动、语言、协商）来说都会增强其未来所需要的技能。

● 游戏之所以在发展中发挥了重要的作用是因为其可以促进语言、

情绪、运动、社会化和认知功能之间的相互联系。“游戏性活动，而非直接的指导、置之不理、感觉剥夺或是虐待等行为，对脑发育和人类功能的发展有着良好的促进作用。”(Frost, 1998, p. 8)

● 缺乏游戏可能带来异常的行为表现。但是 Smith 和 Pellegrini (2004) 质疑了游戏决定一切的说法，尤其是社会角色扮演的游戏对于人类学习的作用。他们指出，在现代西方社会中，“游戏风气”对儿童早期发展过程的影响并没有得到完全的证明。他们指出：

“……成人（通常是父母）对待儿童游戏的态度相当重要。当孩子们进行游戏的时候，尤其是角色扮演的游戏，常常依赖于文化环境和成人对游戏的态度。成人的态度有：不鼓励这种游戏（强加给非常小的幼儿一些作业和教育要求），暂时容忍（在教育中减少儿童的此类需求）和鼓励提倡（作为一种发展认知功能和社会技能的方式——一种‘家长投资’的形式。）”(p. 296)

众所周知，环境条件对脑神经回路和学习能力的建立有一定的影响作用，因而在儿童发展过程中需要注重环境的模式和多样性（Eming-Young, 2002, 2000）。关于儿童早期教育的许多文献总结如下：在儿童学龄前，良好的、基于游戏的早期教育方式对智力水平发展、社会功能、自尊和学习任务的适应性具有重要的促进作用，其中与环境高质量的交互作用又是重中之重（Katz, 2003）。

A. 4. 2 课程、教学重点与儿童发展

早期教育者教育理念的不同会带来儿童早期教育和保育课程与教学过程的不同，从而对儿童产生不同的影响。从事幼儿教育工作的成人可以将儿童们看作：生活中独一无二的个体；具有权利和义务的公民，可以选择参加社会性活动；未来要面对潜在挑战的个体；同时由于年龄的关系，儿童也是一个没有足够能力胜任工作、需要特殊指导的个体；或者容易被成年人所忽略。家长和教育者对儿童的推测，他们对儿童的了解，以及在某个年龄阶段（婴儿期、学步期、幼儿园之前以及幼儿园期）应该具有的行为，这些共同形成了儿童在家庭和幼儿园中所面临的学

习环境。可以肯定的是，非正规学习是婴幼儿和学龄前儿童生活中的主要内容。早期儿童教育者的培养方案提供了各种游戏和社会交流的机会，使孩子们在语言丰富的环境中成长，同时能够提供足够的支持来满足孩子们的需求，这些在早期教育中被认为是非常重要的部分。

研究表明，婴儿脑前额叶的发育依赖于他们与主要照顾者之间关爱、愉悦的关系模式；持续的压力会带来皮质醇的高水平释放；脑较高的新陈代谢率以及突触联结较强的功能水平（NSCDC，2005，2004a，2004b）。以上这些表明了一个健康的早期发展环境所具备的重要因素——安全的关系模式和细心的照顾，各式各样的感觉经验，以及抚养者对婴儿需求的灵敏反应。当儿童最基本的需求得到满足时（健康和安全，足够的营养，教育和保育），会给儿童健康个性的发展、自信、关键技能、问题解决和合作等能力的发展创造良好的条件（Ramey and Ramey，2000）。

从教育者的角度来看，儿童注意的能力在学龄前有了显著的飞跃，这种改变来源于学前教育的课程与教学的重点，并伴随着儿童不断成长，直到他们进入小学。从蹒跚学步到幼儿园阶段，一般情况下儿童开始能够保持一定的注意，尽管此时对并不醒目的刺激保持注意还是一件困难的事情。这个发现让我们能够意识到在儿童发展的不同阶段儿童如何能更加有效地学习。那些基于儿童兴趣并利用自发教学时刻的方案经常出现在以游戏为基础的情境中，并逐渐变得越来越正式，因而也适合儿童的发展。

A. 4. 3　支持语言发展的学习环境

儿童早期阶段是语言习得和发展的重要阶段。随着儿童的成长以及在当代社会里的学习和交流，多种多样的交流沟通和多元化的环境对阅读素养发展的熟练水平提出了更高的要求。学习了解文化和环境的细微差异，培养运用多种符号系统进行交流的能力（言语、书面、戏剧化、艺术……），是幼儿正常学习和发展的重要组成部分。Burchinal 等人（2000，2002）列举证据证明对婴儿较好的照顾以及对保育中心职员的培训与婴儿的认知、语言能力的发展有着高度的相关。儿童在不同交流环境中的经验，例如与同伴或是成人的交流，可以帮助他们提高语言和交流的能力，即相对平衡的外界刺激、一致性和鼓励对于儿童成就的获得非常重要。儿童的好奇心（或是他们提出的问题）是我们了解儿童理解和思考的关键。同时在多种非正规的早期学习环境中，我们也能显而易见地观察到儿童的行动过程、表达以及与环境的交互过程。

“成长—促进的关系模式是在儿童与其同伴之间的给予——索取的持续性行为（作用与反作用）的基础上形成的，而这个同伴提供了世界上的其他一切所不能提供的——适应儿童独特个性的个别化经验。这些经验基于儿童自身的兴趣、能力和主动性，可以塑造儿童的自我意识，并且刺激其心智和思想的发展。”（NSCDC，2004a，p. 1）

儿童发展中对环境的敏感性应当会使早期教育者意识到不能使用预设的“格式化方案”来培养幼儿，这些方案往往是针对某个特定年龄段的“典型”儿童，或者是在不同地区和环境下最为广泛应用的方案。由于没有考虑到当地儿童和环境的状况，这类方案对环境缺乏敏感性，常常质量不高。环境的敏感性也使早期教育者认识到并且使用多种方式来培养孩子的学习、观察、创新和表达观点的能力。

A. 4. 4　教育者使用的、支持早期儿童学习的策略

当代早期儿童教育者的策略主要发展于20世纪，在发展的过程中受到了多方面的影响，包括儿童发展的研究、教育学和心理学的理论与研究、政府有关儿童服务的政策兴趣与导向以及各种仪式和日常生活的影响。目前还没有基于坚实的科学研究或是通过对其他理论进行认真评价而开发出来的方案和实践。早期教育者在早期教育和保育中心学习环境中所使用的典型策略包括：

- **倾听儿童**——倾听儿童是最基本的策略，倾听可以了解儿童解决问题或者参与活动所采用的策略，了解他们所拥有的能力，以及那些拥有更多知识的人可以在哪些方面为他们提供帮助。
- **倾听家长和其他家庭成员并与他们合作**——确定儿童的能力和

兴趣，了解他们的性格倾向，并发现儿童的发展与学习如何受到家庭的影响。

- **确立共同的知识**——了解儿童在团队活动中的情况，例如幼儿园，提供共同的经验和场地，用以拓展儿童的思维能力。鼓励孩子在处理当前任务时回忆过去的经验，这样可以让儿童建立学习的连贯性，同时掌握新的概念和知识。

- **运用榜样的示范作用**——教育者示范控制任务完成的元认知策略（例如，我的问题是什么？我的计划是什么？我怎样执行下一步？什么会起作用？我是如何知道的？），这对儿童的学习行为具有积极的影响。让儿童去预测和建立理论来解释他们感兴趣的问题，这样可以让儿童保持兴趣和主动性（你想到了什么？你为什么这么想？）。

- **“再认知”**（Re-cognising）（Meade and Cubey，1995）。将儿童的行为用言语表达出来有助于澄清他们的想法和做事的过程。在儿童早期学习环境中，教育者在支持儿童“做中学”经验方面发挥着重要的调节作用。

- **提供特定的教学**对于某些技能而言非常重要。例如，对学龄前稍微大一些孩子的初级阅读研究表明，儿童需要增加语音意识和声音符号的知识来阅读书籍。游戏（例如押韵、卡片分类、找不同点等）可以用作练习并且重复使用。教一些能保证个人安全和卫生的习惯，是非常重要的。

- **增加观察时间**——根据学习发生情况的不同，教育者可以在一旁观察，或是亲身参与儿童的任务。通常情况下，支持性环境对于儿童控制自己的学习非常重要。

- **重视多样性**——教育者可以认可并拓展儿童关于多样化的语言和方言的知识。由于儿童学习方式的多样性以及能够运用不同的符号媒体来表达他们的理解，因此可以通过多种方式来发展不同的学习主题（音乐、故事、游戏、发现、图片、艺术、逻辑推理）以丰富儿童的知识。

- **从回忆和重述中寻找焦点**——早期教育者的疑问、解释和多种实践的连接可以帮助儿童聚焦并且促进他们的理解。

● **保证儿童体验不同的交谈和倾听环境**会拓展孩子们与人交流的经验。有些早期儿童教育者认为，成人与儿童的交流非常重要。

当前有关脑发育的知识使人们理解了脑的生理水平与环境即学习条件之间的密切联系。早期教育者将儿童看作主动的学习者，并且考虑儿童的家庭和社区在每一个儿童的早期发展和个性特征中的重要作用（Gilkerson，2001）。

A.5 神经科学研究和早期教育研究相结合时所面临的挑战

神经科学研究和教育研究中有不同的目标和关注点。神经科学家刚刚开始研究哪些经验以何种方式将脑联结起来。从动物研究可能会对人类相关研究具有应用价值这一点来说，这类研究是深入思考人脑和幼儿学习机制的起点。新的技术可以观察到人脑的激活过程和认知功能，但是将神经科学研究中得出的启示用于教育和儿童发展，这还没有成为一门真正的科学（Frost，1998，p. 12）。

对幼儿和脑研究中的问题和方法进行超学科设计，为了解人类发展和学习的关键因素与机制提供了重要的机遇。但是在将教育和神经科学联系在一起时仍然存在一些问题。首先，脑发育"敏感期"的概念虽然已经得到了广泛的认可，但是这个概念被大众媒体和政策倡导者改变后用来作为支持早期儿童教育的理由却有一些不妥。Bruer（1999a，1999b）把这个作为一个例子来说明，神经科学家推测研究成果对教育的启示，而教育者却毫无批判地运用这些推测。其次，神经科学和教育学中的不同理论相互竞争，这就需要认真设计研究来科学地解决这个问题，以推动这个领域向前发展。再次，很多以人为被试的实验研究了经验对脑发育的影响作用，主要研究的是对儿童的虐待和忽视。然而目前仍然没有针对正常儿童的实证研究证据来证明经验对脑发育的影响作用。对正常发育儿童的研究有助于阐明脑发育的过程，这个问题本身就很有趣，同时还具有促进健康和福利的潜力（Reid and Belksy，

2002, p. 584)。

有些人认为，将认知神经科学的研究成果直接应用于教学领域尚为时过早。Bruer（1999a, 1999b）提出，在早期儿童教育中应用认知教学实践要比神经科学的研究结果更为有效。另外，人们认为神经科学家没有足够的信息来证明神经功能和教学实践之间的关系可以帮助教育者（Winters, 2001, p. 4）。因此不可否认的是，将神经科学的研究结果应用于教育领域的确需要谨慎。

随着早期儿童教育者采取全面的发展观，即将脑科学知识与儿童发展结合起来，应当增进对发展与儿童的理解（Gilkerson and Kopel, 2004）。目前本篇论文中提到的在早期儿童培养中所使用的方式（例如多感觉通道的经验和游戏、支持性的思维、儿童自发的活动、社会关系等），指明了建基于传统、特异性经验及教育研究等之上的发展方向。所提倡的许多培养方式并不与当前神经科学研究有冲突。因此，目前进一步的教育实践研究的关键是对学习理论和神经科学研究的整合，这种整合可以为儿童的培养提供有效而丰富的培养方案。

参考文献

Ansari, D.（2005），"Commentaries. Paving the Way towards Meaningful Interactions between Neuroscience and Education", Blackwell Publishing, pp. 466 – 467, *www.dartmouth.edu/~numcog/pdf/Blakemore%20and%20Frith%20Commentary.pdf?sid=*587019.

Barnett, W. S.（1995），"Long-term Outcomes of Early Childhood Programs", *Future of Children*, Vol. 5（3）, pp. 25 – 50.

Bauer, P. J.（2002），"Long-term Recall Memory: Behavioral and Neuro-developmental Changes in the First Two Years of Life", *Current Directions in Psychological Science*, Vol. 11（4）, pp. 137 – 141.

Blakemore, S. J. and U. Frith（2005），"The Learning Brain. Lessons for Education: A précis", *Developmental Science*, Vol. 8（6）, pp. 459 – 471.

Brainard, M. S. and A. J. Doupe（2002），"What Songbirds Teach us about Learning", *Nature*, Vol. 417, 16 May, pp. 351 – 358.

Brandt, R.（1999），"Educators Need to Know about the Human Brain", *Phi Delta Kappan*, November, pp. 235 – 238.

Brooks-Gunn, J. (1995), "Strategies for Altering the Outcomes of Poor Children and their Families", in P. L. Chase-Lansdale and J. Brooks-Gunn (eds.), *Escape from Poverty: What Makes the Difference for Children?* Cambridge University Press, New York, pp. 87–117.

Brooks-Gunn, J. (2003), "Do You Believe in Magic? What We Can Expect from Early Childhood Intervention Programs", *Social Policy Report*, Vol. 17 (1), pp. 3–14.

Bruer, J. T. (1997), "Education and the Brain: A Bridge too Far", *Educational Researcher*, Vol. 26 (8), pp. 4–16.

Bruer, J. T. (1999a), "In Search of Brain-Based Education", *Phi Delta Kappan*, May, pp. 649–657.

Bruer, J. T. (1999b), *The Myth of the First Three Years*, Free Press, New York.

Burchinal, M. R., J. E. Roberts, R. Jr. Riggins, S. A. Zeisel, E. Neebe and D. Bryant (2000), "Relating Quality of Center-based Child Care to Early Cognitive and Language Development Longitudinally", *Child Development*, Vol. 7 (2), pp. 339–357.

Burchinal, M. R., D. Cryer, R. M. Clifford and C. Howes (2002), "Caregiver Training and Classroom Quality in Child Care Centers", *Applied Developmental Science*, Vol. 6 (1), pp. 2–11.

Changeux, J. P. and S. Dehaene (1989), *Cognition*, Vol. 33, pp. 63–109.

Clark, J. (2005), "Explaining Learning: From Analysis to Paralysis to Hippocampus", *Educational Philosophy and Theory*, Vol. 37 (5), pp. 667–687.

Crick, F. (1994), *The Astonishing Hypothesis: The Scientific Search for the Soul*, Scribner, New York.

Cunha, F., J. Heckman, L. Lochner and D. V. Masterov (2005), "Interpreting the Evidence of Life-Cycle Skill Formation", IZA Discussion Paper Series, No. 1575, Institute for the Study of Labour, Bonn, Germany, July.

Davies, M. (2002), "A Few Thoughts about the Mind, the Brain, and a Child in Early Deprivation", *Journal of Analytical Psychology*, Vol. 47, pp. 421–435.

Davis, A. (2004), "The Credentials of Brain-based Learning", *Journal of Philosophy of Education*, Vol. 38 (1), pp. 21–35.

Dunn, J., C. Slomkowski and L. Beardsall (1994), "Sibling Relationships from the Preschool Period through Middle Childhood and Early Adolescence", *Developmental Psychology*, Vol. 30, pp. 315–324.

Dyckman, K. A. and J. E. McDowell (2005), "Behavioral Plasticity of Antesaccade Performance Following Daily Practice", *Experimental Brain Research*, Vol. 162, pp. 63–69.

Eming-Young, M. (2000), *From Early Child Development to Human Development*, World Bank, Washington DC.

Eming-Young, M. (2002), *Early Childhood Development: A Stepping-stone to Success in School and Life-long Learning*, Human Development Network Education Group.

Fagiolini, M. and T. K. Hensch (2000), "Inhibitory Threshold for Cortical-period Activation in Primary Visual Cortex", *Nature*, Vol. 404, pp. 183 – 186, March.

Frost, J. L. (1998), "Neuroscience, Play and Child Development", Paper presented by the IPA/USA Triennial National Conference, ERIC Document 427 845, PS 027 328.

Gazzaniga, M. (1998), *The Mind's Past*, University of California Press, Berkeley.

Gilkerson, L. (2001), "Integrating and Understanding of Brain Development into Early Childhood Education", *Infant Mental Health Journal*, Vol. 22 (1 – 2), pp. 174 – 187.

Gilkerson, L. and C. C. Kopel (2004), "Relationship-based Systems Change: Illinois' Model for Promoting the Social-emotional Development in Part C Early Intervention", Occasional Paper No. 5, Erikson Institute, Herr Research Centre.

Gopnik, A., A. Meltzoff and P. Kuhl (1999), *The Scientist in the Crib. What Early Learning Tells us about the Mind*, Harper Collins, New York.

Goswami, U. (2004), "Neuroscience and Education", *British Journal of Educational Psychology*, Vol. 74, pp. 1 – 14.

Goswami, U. (2005), "The Brain in the Classroom? The State of the Art. Commentaries", Blackwell Publishing, pp. 467 – 469, *www. blackwell-synergy. com/doi/pdf/*10. 1111/*j.* 1467 – 7687. 2005. 00436. *x.*

Greenhough, W. T., J. E. Black and C. S. Wallace (1987), "Experience and Brain Development", *Child Development*, Vol. 58 (3), pp. 539 – 559.

Greenhough, W. T., T. C. Maddon and T. B. Fleischmann (1972), "Effects of Isolation, Daily Handling and Enriched Rearing on Maze-learning", *Psychenomic Science*, Vol. 27, pp. 279 – 280.

Hancock, L. and P. Wingert (1997), "The New Preschool" (Special Issue), *Newsweek*, 129, 3637, Spring-Summer.

Hannon, P. (2003), "Developmental Neuroscience: Implications for Early Childhood Intervention and Education", *Current Paediatrics*, Vol. 13, pp. 58 – 63.

Heckman, J. J. and L. Lochner (1999), "Rethinking Education and Training Policy: Understanding the Sources of Skill Formation in a Modern Economy", Mimeograph, October.

Ito, M. (2004), "'Nurturing the Brain' as an Emerging Research Field Involving Child Neurology", *Brain and Development*, Vol. 26, pp. 429 – 433.

Karoly, L. A., P. W. Greenwood, S. S. Everingham, J. Hoube, M. R. Kilburn, M. Rydell, M. Saunders and J. Chieas (1998), *Investing in our Children: What we Know and Don't Know about the Costs and Benefits of Early Childhood Interventions*, RAND, New York.

Karoly, L., R. Kilburn, J. Bigelow, J. Caulkins and J. Cannon (2001), *Assessing the*

Costs and Benefits of Early Childhood Intervention Programs: Overview and Application to the Starting Early Starting Smart Program, RAND Publication MR1336, New York.

Katz, L. (2003), "State of the Art in Early Childhood Education 2003", ERIC Document, No. 475 599.

Kim, K. H. S., N. R. Relkin, K. M. Lee and J. Hirsch (1997), "Distinct Cortical Areas Associated with Native and Second Languages", *Nature*, Vol. 388, pp. 171-174.

Kisilisky, B. S., S. M. J. Hains, A. Y. Jacquet, C. Granier-Deferre and J. P. Lecanuet (2004), "Maturation of Fetal Responses to Music", *Developmental Science*, Vol. 7 (5), pp. 550-559.

Koenig, M. A. and P. Harris (2005), "The Role of Social Cognition in Early Trust", *Trends in Cognitive Sciences*, Vol. 9 (10), pp. 457-459.

Kolb, B. and I. Q. Wishaw (1998), "Brain Plasticity and Behaviour", *Annual Review of Psychology*, Vol. 49, pp. 43-64.

Kuhl, P. K. (2004), "Early Language Acquisition: Cracking the Speech Code", *Nature Reviews Neuroscience*, Vol. 5, pp. 831-843.

Lally, J. R. (1998), "Brain Research, Infant Learning and Child Care Curriculum", *Child Care Information Exchange*, Vol. 5, pp. 46-48.

LeDoux, J. (2003), *Synaptic Self: How our Brains Become Who We Are*, Viking Penguin, New York.

Lindsay, G. (1998), "Brain Research and Implications for Early Childhood Education", *Childhood Education*, Vol. 75 (2), pp. 97-101.

Lynch, R. (2004), "Exceptional Returns. Economic, Fiscal, and Social Benefits of Investment in Early Childhood Development", Economic Policy Institute, Washington DC.

Meade, A. and P. Cubey (1995), *Thinking Children: Learning about Schemas*, NZCER, W. C. E. and Victoria University, Wellington.

Mitchell, D. E. (1989), "Normal and Abnormal Visual Development in Kittens: Insights into the Mechanisms that Underlie Visual Perceptual Development in Humans", *Canadian Journal of Psychology*, Vol. 43 (2), pp. 141-164.

Nelson, C. A. *et al.* (2000), "The Neurobiological Bases of Early Intervention", in J. P. Shonkoff and S. J. Meisels (eds.), *Handbook of Early Childhood Intervention*, second edition, Cambridge University Press, Cambridge, Mass.

NSCDC (National Scientific Council on the Developing Child) (2004a), "Young Children Develop in an Environment of Relationships", Working Paper 1, Summer, NSCDC, *www. developingchild. net.*

NSCDC (National Scientific Council on the Developing Child) (2004b), "Children's Emotional Development is Built into the Architecture of their Brains", Working Paper 2, NSCDC, *www. developingchild. net.*

NSCDC (National Scientific Council on the Developing Child) (2005), "Excessive Stress Disrupts the Architecture of the Brain", Working Paper 3, Summer, NSCDC, *www.developingchild. net.*

OECD (2006), *Starting Strong II: Early Childhood Education and Care*, OECD, Paris.

Posner, M. J (2004), "Neural Systems and Individual Differences", *Teachers College Record*, Vol. 106 (1), pp. 24 - 30.

Ramey, S. L. and C. T. Ramey (2000), "Early Childhood Experiences and Developmental Competence", in J. Wolfagel and S. Danzigner (eds), *Securing the Future. Investing in Children from Birth to College*, Russell Sage Foundation, New York, pp. 122 - 150.

Reid, V. and J. Belsky (2002), "Neuroscience: Environmental Influence on Child Development", *Current Paediatrics*, Vol. 12, pp. 581 - 585.

Rushton, S. and E. Larkin (2001), "Shaping the Learning Environment. Connecting Developmentally Appropriate Practice to Brain Research", *Early Childhood Education Journal*, Vol. 29 (1), pp. 25 - 33.

Rutter, M. (2002), "Nature, Nurture and Development: From Evangelism through Science towards Policy and Practice", *Child Development*, Vol. 73 (1), pp. 1 - 21.

Rutter, M., T. O'Connor and the English Romanian Adoptees Study Team (2004), "Are there Biological Programming Effects for Psychological Development? Findings from a Study of Romanian Adoptees", *Developmental Psychology*, Vol. 40 (1), pp. 81 - 94.

Shonkoff, J. P. and D. A. Phillips (2000), *From Neurons to Neighbourhoods: The Science of Early Child Development*, National Academy Press, Washington DC.

Shore, R. (1997), *Rethinking the Brain. New Insights into Early Development*, Families and Work Institute, New York.

Siegler, R. S. (2000), "The Re-birth of Children's Learning", *Child Development*, Vol. 71 (1), pp. 26 - 35.

Slavin, R. E. (2002), "Evidence-based Education Policies: Transforming Educational Practices and Research", *Educational Researcher*, Vol. 31 (7), pp. 15 - 21.

Smith, P. K. and A. D. Pellegrini (2004), "Play in Great Apes and Humans", in A. D. Pellegrini and P. K. Smith (eds.), *The Nature of Play: Great Apes and Humans*, pp. 285 - 298.

Sylva, K., E. Melhuish, P. Sammons, I. Siraj-Blatchford and B. Taggart (2004), "The Effective Provision of Preschool Education (EPPE) Project. Final Report", Department for Education and Skills, London, December.

Thompson, R. A. and C. A. Nelson (2001), "Developmental Science and the Media. Early Brain Development", *American Psychologist*, Vol. 56 (1), pp. 5 - 15.

Thorpe, K., C. Tayler, R. Bridgstock, S. Grieshaber, P. Skoien, S. Danby and A. Petriwskyj (2004), "Preparing for School. Report of the Queensland School Trials 2003/4",

Department of Education and the Arts, Queensland Government, Australia.

Werker, J. and H. H. Yeung (2005), "Infant Speech Perception Bootstraps Word Learning", *Trends in Cognitive Sciences*, Vol. 9, pp. 520 – 527.

Winters, C. A. (2001), "Brain-based Teaching: Fad or Promising Teaching Method", ERIC Document 455 218, SP 040 143.

B篇　青少年的脑发育和学习

Karen Evans，英国伦敦大学终身学习与国际发展学院
Christian Gerlach，丹麦学习实验室
Sandrine Kelner，法国南锡高中教师

B. 1 简介

脑包含的大量细胞或神经元，是脑的基本运作单位。脑在出生前的最快发育时期内（怀孕后10—26周），每分钟大约能形成250 000个神经元细胞。婴儿出生的时候，神经元的数目达到最多，在150亿—320亿之间。这个数字范围不仅反映出对神经元数量统计的不准确性，而且还反映出神经元的数量是因人而异的。婴儿出生后，新的神经元产生的数量非常有限，而脑中大部分显著的变化发生于神经元之间的联结，即新的神经联结的形成与旧的神经联结的加强或是淘汰。由于任何特定的神经元常常和其他数以千计的神经元相联结，因此，存在着很大的变化空间。长久以来，科学界认为，这种变化主要发生在儿童期，因为脑在6岁的时候已经达到成人脑体积的90%，但是目前这种观点已被推翻。研究证实，脑终生都会经历显著的变化。在本报告中，我们主要针对青少年期的神经变化，即12—18岁的年龄阶段。本篇主要考察在青少年期内，脑神经变化所带来的相关行为上的变化，以及随之而来的情绪调节、危险行为、决策能力和独立性发展等方面所产生的变化。其最终目的是思考神经发育上的变化对学习、教学和教育方面的启示。在我们开始应用之前，需要了解脑发育的基本知识，包括微观（神经元）和宏观（大脑系统）两个层面。

B. 2 理解脑发育——我们所关注的问题是什么

B. 2. 1 微观层面的脑发育

在了解脑如何随着时间而发生变化之前，我们首先需要了解脑的结构。脑最小的功能单位是神经元。神经元由三个主要部分构成：**细胞体**。其中细胞体包含了维持细胞运转的机制以及从细胞体延伸出来的一条**轴突**和若干条**树突**。树突的功能是从其他神经元那里接收信息；而轴突的功能是向其他神经元传递信息。神经元之间的联系是通过一个神经细胞的轴突释放化学物质（**神经递质**）进行的，轴突的末端有若干个突起（**终末**）。神经递质通过轴突上的小缝隙，随后附着在邻近神经元树突表面的受体上。使神经细胞的轴突和树突分离的小缝隙称为**突触**，**这个缝隙**使得神经递质可以顺利通过。

神经元之间的交流受若干因素的调控。其中最重要的因素是神经元会增加其突触的数量（**突触发生**），同时神经元数量也可能会减少，即所谓的"**修剪**"。从更微观的水平来看，两个神经细胞之间交流的"力量"主要受以下因素的调控，如轴突终末释放的神经递质的数量、神经递质通过突触间隙移动的速度、接收神经元表面受体的数量等。人们一般将后两者称为对已有突触联结的**加强**或**削弱**。

神经元的变化受到个体经验的影响。显然，神经元以达尔文进化论的模式（适者生存）变化，即没有被用到的突触联结会消失或是减弱，而经常用到的突触联结会得到加强，从而带来更有效和直接的交流。因此，学习的结果既可以是新突触的形成，也可以是已有突触联结的加强或削弱（甚至消失）。这两种机制都得到了有力证据的支持，前者以儿童或青少年为主，而后者则以成年人为主。例如，脑就像一尊雕塑，受到经验的雕刻。

除了突触的变化外，神经细胞还会经历另一种变化。在理解这些变化之前我们必须了解神经元之间在进行交流时发生了什么事情。前文曾经提到过，细胞间的交流是通过神经元轴突释放的神经递质而实现的，但是在轴突释放神经递质之前需要得到信号的启动，这就需要电刺激从神经细胞体传递到轴突。即神经元之间的交流遵循以下的原则：神经元A在神经元A和神经元B的突触间隙释放神经递质，一些神经递质通过突触间隙附着在神经元B表面的受体上。此时神经元B的细胞膜受到刺激而打开，使得细胞外的化学物质泵入细胞，同时另外一些化学物质可以渗出细胞。如果神经元B受到的影响足够大，即细胞上足够多的泵被激活，细胞的电压发生改变，随后在轴突上产生一系列的反应，电流从细胞体传递到轴突。而轴突的反应更像是电线一样传导电流。如果绝缘的话，轴突传导的速度会增加。在出生的时候，大部分轴突没有绝缘，但是随后很快就会收到绝缘的保护，即一层脂肪壳包围起轴突，这个发展过程被称为**髓鞘化**（髓鞘是一层脂肪类的物质，以达到绝缘的目的）。当轴突髓鞘化后，电刺激就可以在轴突上“跳跃”传导。髓鞘上每隔一段便有一个间隔，电刺激在髓鞘间隔中传导要比起最初缓慢地传导要容易得多。这就意味着髓鞘化后轴突的传导速度比髓鞘化之前快 100 倍。与突触变化（突触生成/修剪/加强/削弱）相一致的是，髓鞘化的过程也依赖于经验（Stevens and Fields, 2000）。

B. 2. 2　宏观水平的脑发育

脑中神经元之间的连接并不是随机的。一个普遍的原则是，神经元如果具有相同或相近的功能会聚集在相近的位置并彼此联结。这样的群集又会和其他群集相联结，这样某一特定大脑区域就会直接和间接地同其他许多区域相联结，形成复杂的神经网络。但是这并不代表所有的群集都具有同样的功能。相反，许多脑区具有高度的特异性，承担着特定的功能。例如，视觉皮层的某个区域负责对颜色的知觉，而其他的区域则分别负责编码运动和形状等。我们之所以能够看见一个物体是由于许多高度特异化的脑区共同作用的结果，每个区域负责某一方面的知觉，从而形成对客体的知觉。许多脑区共同作用提供特定的功能，我们称之为**认知网络**。有些功能在婴儿出生的时候已经就绪，将言语分割为词语的能力可能就是一项有力的证据（Simos and Molfese, 1997）（通常个体的言语表达中没有停顿，因此能够辨别词语的开始或结束的确是一项有些难度的任务）。而其他的一些功能则需要“构建”，阅读能力就需要复杂的网络参与，其中涉及脑的许多不同区域。这样的网络在婴儿出生的时候还没有形成，需要许多特异化的脑区共同协调作用，相互联结而形成。这部分是由于阅读能力的形成需要大量的指导，但是理解口头语言则不需要正式的教学，而是自发形成的。

B. 2. 3　多水平地考察儿童的脑发育

微观水平的脑发育知识来自动物的实验研究。由于人脑和动物脑神经元之间的差别并不大，因此来自动物脑研究的这种知识也可以应用于人类。但是在微观水平下来研究我们所感兴趣的认知功能和神经变化之间的关系，所得的意义并不大。因为不管神经元是位于大脑的前部还是后部，神经元的行为方式都是一致的。尽管它们表现出来的功能各不相同，但是它们的发育都受到相同原则的调控。如果我们想要了解具体的认知功能，则需要同时观察较大的脑区，甚至有可能是全脑。进一步讲，如果我们想要了解人类的发育，自然需要研究人脑而不是猴子的脑（尽管两者非常相似）。大约 20 年前，有关人脑发育的研究只能局限于尸体的解剖和检查。尽管通过脑组织切片，我们可以了解到很多相关的知识，但是这种方法得到的结果仅仅限于病人或是老人的脑。这也使得对正常人脑发育的研究变得复杂起来。尽管受到研究方法的限制，但必须承认的是，早在 1901 年，科学家已经运用这种方法绘制了人脑许多部位的发育情况。这项工作于 18 世纪末期由 Paul Flechsig 发起。他通过对不同年龄段、不同脑区髓鞘化程度的检查，绘制了不同区域逐步成熟的过程。从这个过程图中，我们可以了解到有关脑发育的大量有用信息。例如，促进存储和巩固长时记忆知识的脑区（颞叶中部）的成熟要早于用于协调工作记忆的前额叶（短期记忆的存储部分，可以有效调节信息）。尽管 Flechsig 的研究在近期的研究中也得到了证实，其所绘制的图谱还需要很多的补充。首先，需要进一步了解以下内容：在个体发生（个体发育的历史）过程中，各个部分成熟的特定时间与发育完成的时间。同时由于不同的发育水平，我们也希望了解儿童和成人在解决问题时所运用的脑区是否不同。在最近的 20 年里，由于脑成像技术的发展（脑扫描），上述诸多问题已经得到了进一步的了解，脑成像技术的发展可以在个体健康（活体）状态下研究脑的发育水平。此类技术之间的不同也可以揭示脑发育中的不同方面，后文将进一步解释。

B. 2. 4 脑成像技术

脑成像技术可以分为两种，一种是功能性成像，另外一种是结构性成像。结构性成像技术可以通过测量脑的灰质（细胞体）和白质（轴突）的分布情况绘制出脑的结构。目前结构性扫描成像技术主要运用核磁共振成像技术（MRI）（具体方法详见框 B. 1）。

框 B. 1 核磁共振成像技术的原理

人类身体内含有大量的水分，但是不同的组织中所含水分的比例是不一样的。脑中有两种不同的组织，即灰质和白质。灰质主要包含了神经细胞的胞体，而白质则主要由轴突组成（白质之所以是白色的，是因为轴突外面被脂肪类的髓鞘所包围）。核磁共振成像技术的原理稍显复杂，但是大体上可以归纳如下：水中存在着大量的氢原子，而氢原子内则包含有质子。质子是带有磁性的，它们像是罗盘上的指针一样，但是一般情况下它们的运动指向各个方向。如果将它们置于强磁场中，例如核磁共振扫描设备中，质子在强磁场的作用下会重新排列，指向同一个方向。尽管质子的位置没有发生改变，但是质子仍然围绕着自身的轴心以一定的频率旋转。如果外界的无线电波以相同的频率（质子自旋频率）给予干扰，质子会发生轻微的倾斜，吸收来自电波中的能量。当无线电波停止后，质子自身会重新改变方向，同时发放无线电波，发放的频率和当初影响它们的无线电波的频率是一致的，而且这种无线电波可以被仪器系统中的天线所探测到。因为无线电波信号的强度取决于质子分布的比例，而脑中白质和灰质中质子分布的比例有所不同，因此可以根据信号强度的不同重构出显示脑灰质区域和白质区域的影像。

同结构性成像技术相比，功能性成像技术提供了一定时间内脑活动的图像。通过功能性成像技术，我们可以测量一定条件下哪些区域有着更强的活动，从而指出哪些脑区支持某种特定的功能（详见框 B. 2）。

框 B.2　正电子断层扫描技术(PET)和功能性核磁共振成像技术(fMRI)的原理

神经细胞的工作需要大量的能量。这些能量由糖类的供给，而糖类物质则由血液运输给神经细胞。测量新陈代谢率或者脑的血流量，可以作为间接测量脑活动水平的指标。通过正电子断层扫描技术可以进行这样的测量，但是需要注射放射性物质，使其附着在糖类物质上或者扩散到血液中。脑中活动强度最大的脑区往往伴随着最高的新陈代谢率和较高的脑血流量，因此，也是放射性物质浓度最高的部位。通过测量放射性物质的衰减量，可以再现出脑活动的图像，我们可以据此得到特定时间内脑不同区域活动的图像。但是正电子断层扫描技术有一个主要的缺点，就是需要注射放射性物质（虽然剂量很小），这是人们所不希望的。幸运的是，现在已经可以通过核磁共振成像技术来测量脑的血流量。正是因为含氧和缺氧的血液在磁场中有不同的角度，一旦血液受到无线电波的影响作用，两者会释放出不同的信号。神经细胞在转化糖类释放能量的过程中要利用氧气作为条件，这就意味着特定区域内信号的释放取决于含氧或是缺氧的水平。通过测量血液中含氧或者缺氧的水平，可以作为特定脑区活动水平的指标。使用核磁共振成像技术来测量脑活动水平的方式称为功能性核磁共振成像 fMRI（功能性 MRI）。

B.2.5　先天和后天对发育的影响孰轻孰重的问题难以预测

成像技术的发明是我们理解脑发育的关键一步，因为它可以使我们对健康的正常人的脑发育进行研究。目前我们主要研究的领域是了解脑不同区域何时成熟，以及儿童使用的脑区是否和成人有所区别？在我们应用这些技术来获得研究成果之前，有必要事先了解一些在解释成果时所遇到的问题。

迄今为止，我们在谈论脑的时候，就好像脑是一种过程，而实际上脑发育是由多种因素共同作用的。一方面，脑发育中的某些方面的确是由基因决定的，不会受到个体经验的直接影响。例如，视觉皮层都位于脑的相同位置，并且所有个体的脑联结方式是相同的[①]。此类型的发育是基因导向的生物**成熟**过程。另一方面，脑建构过程中会受到经验的影响，这就导致个体差异的出现。例如，甚至同卵双胞胎的脑也不相同（White，Adnreasen and Nopoulos，2002）。脑发育过程显然是成熟（先天）和经验（后天）双重作用的结果。因此我们很难下结论说脑的哪些变化肯定是由于先天的因素导致的或哪些肯定不是。

另一个问题涉及发育和年龄之间的关系。如果我们仅仅将脑的发育作为不同年龄段的功能来测量，那么这种测量就不准确。这是由于个体差异而导致了脑发育的不同。换句话说，即使在所有个体的发育中，x 区的成熟要早于 y 区，但是 x 区的确切成熟时间也会随着个体而有所差异。有的人可能在 6 岁的时候成熟，而有的人却可能在 8 岁。如果我们仅仅根据特定年龄阶段如 12 岁所观察到的平均发育水平，那么我们的估计会因为个体差异的不同而掩盖了真实存在的差异。此问题正是目前称为**横向研究**的缺点，即对不同的年龄组进行研究，并将结果进行比较。避免此问题的唯一方法是研究同一个群体中不同年龄段的发育状态。此种测量方式可以避免在特定年龄段不同个体间由于发育的不同而产生的变化，这种研究称为**纵向研究**。由于脑成像技术在最近 10—15 年才开始用于研究，上述类型的研究得到的结论更多是个案而不是规律。

尽管纵向研究比横向研究的测量更为详尽，但是此类研究仍然不能解决先天驱动和后天驱动之间关系的基本问题。同时此类方式也很难确定对 6—8 岁的儿童所观察到的变化是由于成熟还是经验造成的（或者两者都有）。毕竟在两年时间内会有相当多的学习经验，比如学校里的经验。

---

① 例如，尽管我们都接收到外界不同的视觉刺激，但是视觉皮层仍然会正常发育。仅仅在极少数的例子中，这种基因决定的发育会受到影响，例如由于眼疾引起的全盲。

由于我们头脑中所具有的这些解释问题，我们将看看个体脑发育中所了解的情况。

B.3　经验对脑的塑造

B.3.1　不断发展的脑活动

大量有关脑发育的信息来自于运用 PET 技术测量脑新陈代谢（Chugani and Phelps，1986；Chugani，Phelps and Mazziotta，1987；Chugani，1998）。此类研究可以得到脑突触活动的图像。这类研究表明，新生儿（1 个月内）脑干、部分的小脑和丘脑的新陈代谢率是最高的，此外还包括初级感觉皮层和运动皮层。从功能的角度来看，这就意味着新生儿能够调节基本的脑功能，包括呼吸、觉醒等（脑干）；记录触觉，视觉印象等（丘脑和初级感觉皮层）；以及作出基本的行为（初级运动皮层和小脑）。除此以外，有一些用于记忆和注意功能的脑区也保持着相对较高的新陈代谢率，例如海马、扣带回以及基底神经节。新生儿出生后的第二个月到第三个月期间，脑顶叶、颞叶和枕叶的次级和三级皮层的新陈代谢率逐渐增加，这些脑区并没有直接接收到感觉信息的输入，而是进一步加工来自初级皮层区域的信息。从行为的角度来看，儿童从不同感觉通道整合信息的能力和协调运动的能力逐渐增加。然而脑新陈代谢的增加并不是在所有的次级和三级皮层中都存在。特别值得一提的是，脑前额叶新陈代谢速率的增加是从婴儿 6 个月的时候开始的。脑的前额叶负责复杂信息的加工和整合，并且通常情况下与执行功能相联系，即制订计划与执行复杂的目标导向的行为的能力。

虽然上述的发育方式从发育的时间上给出了更好的定义，但是这种发育方式和 Flechsig 在 1901 年提出的方式并没有什么显著的区别。Flechsig 的实验和 PET 的相关实验都证明了个体发育的过程反映了种系发育的过程。然而 PET 的研究同时也解释了令人惊讶的发育模式。尽管新生儿新陈代谢的速度比成年人低 30%，但是它会直线上升并一直持续到4岁。这样迅速的增长导致儿童4岁时其新陈代谢率会达到成人的两倍。从4岁开始直到9、10岁，新陈代谢的速率一直都是稳定的，此后开始逐渐降低直至成年，这个过程持续到16—18岁。由于新陈代谢的速率实际上反映了突触的活动，因此这样的发育模式表明，实际上在4岁的时候脑拥有了更多的突触且超过了脑实际上所需要的数量，随着时间的变化这部分多余的突触逐渐消失。脑的发育过程中自然会出现去除神经元之间多余的突触联结的步骤。只有经常使用的突触会被保留下来，这取决于个体的经验（Rauschecker and Marler，1987）。从遗传的角度来考虑，这样的安排非常简洁。遗传并没有规定所有的联结，而是从一开始就给予了最重要的联结，其余的就是环境影响的问题了。这样，可以肯定的是，大脑的功能是根据有机体的需要而发展的。

B.3.2 不断发展的脑结构

上述谈到的有关脑活动的研究主要是基于PET实验的。尽管新陈代谢率和突触的数目之间有着紧密的关系，但是PET仍然只能间接测量脑的结构是怎样发生变化的。为了直接获得脑结构上的信息，就需要借助MRI技术来直接测量脑灰质和白质上的变化。目前已有一些此类研究（参见Durston et al.，2001；Paus et al.，2001；Casey et al.，2005；Paus，2005综述）。

大体来说，MRI实验和PET实验之间有很紧密的联系。一项研究范围很广的实验基于对161个被试的追踪研究（Giedd et al，1999；Giedd，2004）发现：脑灰质的总量（GMV）呈现出典型的倒U形发展模式，即脑灰质的总量在儿童期迅速增加，在青少年期达到峰值，随后开始逐渐减少。此外，这样的发育在脑的不同区域是有所区别的。在脑的顶叶中，脑灰质的总量在11岁左右的时候达到峰值（女孩平均10.2岁，男孩平均11.8岁）；在脑的前额叶中，脑灰质的总量在12岁半左右达到峰值（女孩平均11岁，男孩平均12.1岁）；在颞叶，脑灰质的总量大约在16岁半时达到峰值（女孩平均16.7岁，男孩16.5岁）。（令人奇怪的是，用于执行视觉功能的脑枕叶没有显著的灰质总量的下降。）值得我们注意的是，从脑的不同区域（前额叶、颞叶和顶叶）发育的差别中看出，脑灰质总量的峰值在初级感觉皮层的发育要早于次级和三级皮层。例如，脑前额叶的背外侧同执行功能相关，是相对较晚成熟的一个区域；另一个成熟较晚的区域位于颞叶（具体来说是大脑左半球颞叶侧部）（Sowell et al.，2003），这个区域在语义记忆的存储中发挥着重要的作用。所谓语义记忆像词典一样包括了我们所了解的事情以及它们是如何起作用的。研究表明，这个区域的灰质总量在相对较晚的时候才能达到峰值，事实上大约是在30岁的时候。这与我们的现实情况是一致的，即我们终生都会获得语义记忆，尤其是儿童期、青少年期和成年早期。

通常情况下脑灰质总量在青少年期至成年早期开始降低，但是白质总量（WMV）何时发生变化的研究仍然在继续。白质是神经元的轴突部分，负责联结脑的各个部分并且传递信息。白质总量似乎直到40岁的时候才开始增加（Sowell et al.，2003），而且脑的各个区域之间白质总量并没有显著的变化（Giedd，2004）。

如果我们综合考虑观察到的灰质总量和白质总量的变化情况，并且将变化的情况同其功能联结起来，可以总结如下：我们在逐渐失去脑的可塑性或学习潜力（灰质总量降低），但同时功能逐渐增强（多余的突触消失，并且交流的通路开始优化——轴突的髓鞘化增加了白质的总量）。

B.3.3　脑和行为之间的关系常常是间接的

尽管核磁共振让我们能够更好地了解脑的发育，但很多研究仍然具有特定的局限。此类研究通常的规律是在研究脑发育的过程中并不研究认知功能的发展，这就意味着我们不得不根据生理上的变化来猜测行为上的变化。虽然这种方式的确可以获得一些有关脑与行为之间关系的知识，但是这种关系仍然是间接的。我们只有同时对同样的被试进行脑与行为发展方面进行研究，才有可能揭示两者的直接关系。这类研究虽然可行（Tyler，Marslen-Wilson and Stamatakis，2005），但是仍然很少。

B. 3. 4 儿童和成人脑运行的方式不同

上述的实验旨在了解脑在不同年龄阶段中结构的变化。此外还有其他方式来研究认知功能、脑和年龄之间的关系，即功能性成像技术（PET 和 fMRI）的**激活研究**范式。此类研究能够揭示与特定任务（如阅读、识别物体等）相联系的脑活动（不同于结构性变化）。此类研究的优点在于所观察到的不同群体之间的差异（例如青少年和成人）直接与被试所完成的任务相关。但是如果发现个体脑某个区域的发育可能对应着某种认知功能，两者之间未必就有直接的对应关系。例如，我们发现脑区域 A 和某种认知功能 B 之间有相关关系，可能是因为存在着某种认知功能 C，因为认知功能 B 与 C 之间是协同发展的。在激活研究中，研究者可以通过控制任务的选择来确定直接对认知功能的影响。

目前针对年龄差异的激活研究实验数量已经远远超过了相应的结构研究。本文也不能完全涵盖所有此类研究的综述。大体而言可以总结如下：此类研究发现儿童或青少年比成人激活了更多脑区，并且这种激活更具有广泛性（Casey et al.，2005）。这与如下研究结论相一致：（1）儿童或青少年过多的突触会随着时间逐渐消失；（2）脑的白质不断发展，使得各区域的联结更为有效。由于年龄的作用，这两方面应该产生更集中的激活。

B. 3. 5 青少年的脑及其行为变化

如上所述，在青少年期整个脑都在不断地发展。然而，在这个阶段内，脑的某些区域相对于其他阶段来说表现出了更快速的发育和发展。一个典型的例子就是前额叶皮层的背外侧区域。一般来说，脑的这部分与认知功能紧密联系，诸如工作记忆（处理实时信息）、注意分配、反应抑制，此外颞叶的结构与新异的或是复杂的目标行为相联系（Fuster，2002）。（值得注意的是，这些功能与日常行为紧密联系。）事实上，人们早已得知与日常功能相联系的能力在青少年期会不断发展（Keating and Bobbitt，1978）。目前的研究则进一步确定了这些发展上的变化同生理变化有着显著的相关（包括结构性和功能性）（Casey，Giedd and Thomas，2000）。现在我们所讨论的发展变化是基于将儿童或青少年与成人区别开来的四个重要特征，即所谓的能力：(1)假设推理；(2)思考如何思考（元认知）；(3)事先计划；(4)不按惯例的思维（Cole and Cole，2001）。结果显示，在青少年发展的中期，青少年作决定的能力已经可以达到成人的标准。有趣的是，这并不意味着青少年在作决定的时候和成年人使用同样的方式。事实上，同成人相比，青少年倾向于采用更为冒险的行为，这同寻找新鲜感和刺激的行为有一定的相关（Spear，2000）。虽然这些行为上的差异很可能受到生理因素的影响，但是目前来说还不能确定它们如何与脑发育相关，因为在其他物种中也有类似的发现。冒险行为常常同脑中调节情绪的结构相联系（腹正中前额叶皮层和杏仁核）（Bechara et al.，1997，1997；Krawczyk，2002），但是青少年期脑发育上的变化并不和这些脑区相关，这可能至少是由两种原因造成的：第一，同发展研究中常常用到的决策实验研究相比，真实生活中的决策问题没有明显的结构性情境，也没有明显的规律可循，因此也就没有很多潜在的解决方式。因此，在发展实验中所观察到的青少年中期的决策能力可能是一种过高的估计，而在青少年后期观察到的能力可能达到了成年人的水平（换句话说，实验所观察到的决策能力和冒险行为之间的矛盾比实际生活中更加显著）。如果这种观点成立的话，那么就取得了与脑发育研究相一致的结果，即之前发现脑背外侧前额叶的发育一直持续到青少年晚期。第二，存在这样的可能性，即冒险行为的减少（还包括追求感觉和新异性的行为）和脑腹正中前额叶皮层的成熟化之间有着相关关系，而这样的成熟化过程很可能因为该结构不容易被fMRI所识别而被忽略掉（Devlin et al.，2000）。不管冒险行为、追求刺激和新鲜感等行为背后的生理学原因是什么，总的来说，这样的行为会促进青少年离开他们生活的群体，促使他们离开家来探索新鲜和更广阔的世界（Spear，2000）。

B. 3. 6 总结和一般性启示

不管到底是生物原因（成熟）或是经验原因决定了脑的发育，脑的发育遵循一定的模式。其中脑发育中最吸引人的部分可能就是其持续发展甚至包括成年之后，即发育是一个动态过程。从这个意义上来说，把发育的某些过程看作是生理上严格调控的过程是有意义的，例如从出生到青少年期过多生成的突触。但是换个角度来看，经验在发育中同样发挥了重要的作用，经验决定哪些突触得以保留，哪些会退化，以及什么样的交流通路（轴突）会变得更有效。类似的“调节”过程在成年之后依然会起作用。这表明我们在30岁之后可以继续学习，突触联结可以被加强或是削弱，新的突触也会生成，尽管数目很小（Draganski et al.，2004）。成年仅仅意味着我们脑的可塑性，即通过过多突触联结所形成的学习潜能会消失。我们的学习速度和灵活性都会下降。另外，值得庆幸的是，虽然过了20多岁的年纪，我们学习的潜力会下降，但是我们在已经学会的方面会做得更好。

脑的快速发育会一直持续到成人阶段，这一研究结果表明，经验和教育决定我们最终可以拥有的能力的时间是相当长的。但是这并不意味着我们生来就是一块有待书写的白板。我们天生更快也更容易地学习某些事情，也会更好地掌握某些知识。①由此引发的一个问题就是，我们的发育是否在很早的时候就已经定型了？如果是这样的话，那么为什么在成年期仍然会出现生理上的变化？同时我们也需要重新审视**关键期**的观点，即如果我们想要学习特定的事物，我们必须在特定的时间段内学习吗？目前来说并没有很多神经科学上的证据来支持关键期的观点。②如果人们要谈论阶段的话，那么常常谈论的是敏感期，即很容易学习某些事物的阶段，但是这种阶段也可能会无声无息地度过。

---

① 这个话题已经超出了本书所讨论的范围，感兴趣的读者可以参见Pinker（2002）、Premack和Premack（2003）的文献。

② 至少如果不包括一些特殊情况。例如，一个人在出生的时候就蒙上眼睛，在此后的四年中没有学会正确地视物，然后突然打开蒙住的眼睛。但是一般而言，关键期所指的并不是这种情况。

敏感期的一个常见例子就是，早期学习语言要比后来容易得多，但是这是否就真实地反映了敏感期，一个由脑发育和语言获得机制所导致的特定状态？一些研究结果表明，学习第二语言的困难，仅仅是因为我们已经掌握了母语。换句话说，我们学习母语的过程已经塑造了脑的这些区域——例如通过去除某些突触联结——而这些突触联结往往是学习第二语言所必需的（Johnson and Munakata，2005）。从这个角度来看，脑可塑性的消失可能是学习的结果，而不存在某个特定的适合学习的时期。但是如果上述理论成立的话，那就是说，我们不可能在某个时间段都轻松自如地学习所有的事物。正如前文所述，脑不同区域的成熟过程是不一样的，同样，个体在脑成熟的过程中千差万别，因此我们需要让教育去适应脑的发育，而不是在脑还没有做好准备的时候，简单地让个体去掌握某些事情。

B.4　青少年学习的理论和生命进程

在讨论这个话题之前，我们先回顾一下我们对脑的了解有多少，对青少年行为的了解会给予我们怎样的启示？一个相反的方式是去总结、观察和理解青少年的学习，同时考虑“脑研究”对此有怎样的贡献。前面的章节已经讨论了神经科学研究中的局限性，现在我们需要综合考虑脑科学研究、认知科学、社会研究和进化心理学等相关话题，这会对我们将来的研究很有帮助。

人们一直以来都认为青少年是社会建构的，青少年这个词用来表明青春期的变化成为越来越长的转变的起点，以便更好地适应社会角色和符合成人的预期。随着许多西方国家中向成人角色和责任的过渡延伸到 25 岁左右，人们提出了“青少年后期”或“成年前期”这些生命阶段。青少年时期被看作是一种社会建构的“心理—社会延缓期”，这个时期是应对未来不断复杂化的社会所必需的阶段，负责“为长大成人做准备和预演”（Cockram and Beloff，1978）。由于社会的原因，这个阶段被不断拓展，而不仅仅是指生理成熟。本书前面的章节提到了新兴研究的最主要贡献在于，指出了漫长的“转变”阶段的生理基础与社会基础，同时伴随着脑以独特的方式持续地发展与变化，以便更好地适应30岁以及30岁以后的生活。

20世纪以来，生命阶段的理论在对青少年发展的理解中占据了统治地位，生命阶段理论主要强调贯穿青少年期的“大动荡”这一自然发展阶段。生命阶段理论同时关注与年龄相关的标准化任务，即如果青少年能够非常圆满地完成个人和社会意义上的“成长任务”，那么这些标准化任务就会带来稳定性并确定解决问题的方式。这些关键的成长任务包括，个人的社会性、性、生理、哲学思维、职业等方面自我的建立（类似 Havighurst 和 Kohlberg 的道德发展理论）。Erikson 认为，在“人的七个发展阶段”中，青少年发展的关键特征可以归纳为自我认同的形成或自我认同的混乱，这个观点目前仍然有很大的影响力。同辈群体在青少年期越来越重要，因为对自我认同以及对他人的意义的探求等方面开始发展起来（Coleman，1961；Bandura，1997）。

社会和文化理论为分析青少年的经验提供了多种不同的维度，主要焦点在于社会结构及其与社会有关的权利之间的关系，影响生活机会的社会过程（包括家庭和学校教育）以及年轻人在这方面相对的不足和无能为力。20世纪八九十年代普遍流行的青少年发展“轨迹论”，通常与强调纵向发展对青少年影响的理论有关，这些理论主要集中在社会和文化角色的产生与生活机会等方面。同时，这些理论及其相关的文化理论常常强调产生于学校、家庭和社会大环境中的青少年的反抗和疏远行为。

青少年发展的“领航论”（navigation）是21世纪初提出的（Evans and Furlong，1998）。此理论的形成是与以下因素相关的，即对生命发展过程的复杂性有了更深入的认识，以及年轻人在成长过程中越来越多地接触“次级刺激”的影响，包括儿童在家庭、学校和邻里等直接环境以外的刺激。从儿童期——儿童所处环境受到他人的控制——向成人期——成人所在环境更多是由其主观意愿控制——转变的过程由于现代化的媒体和交流方式等而变得愈加复杂起来。Coleman（1970）提出了

“焦点理论”来反驳简单的“阶段理论”，他认为，如果存在“大动荡”的青少年阶段，那么也不是一个概括化的动荡，而是指该时期内的不同时期青少年需要面对不同的问题和挑战。不同的任务和问题可能的确存在敏感期，但是这是因人而异的个性化过程，并且如果在“敏感”期内不能很好地发展，也不会带来不可弥补的损失。一个生活问题还没有完全解决，青少年就又开始关注下一个生活问题。当前的问题会带来一定的压力，而先前的问题残留的压力也会让青少年不断回头去处理。与“领航论”相关的理论也强调了青少年怎样去面对并且处理机会和风险，怎样为将来的生活提供稳定或不稳定的来源，以及个性化和个人经历的建立（Baethge，1989；Evans and Heinz，1994）。自我效能(Self efficacy)（Bandura，1997）和个人动力（Personal agency）（Evans，2002）是青少年和成人学习历程的重要维度。

这些理论看似与学习过程之间没有直接的关系，尽管它们的确包括了很多学习方面的假设和应用。学习理论本身遵循特定的规律，并且指出了学习中特定的方面。心理学传统观点将学习看作是个体的、理性的、抽象的、独立于知觉与行为的，并受一般原理的支配，而这种观点目前被社会—文化理论以及“情境认知”等理论所质疑。这两个理论指出，认知具有社会性、具体性和情境性，依赖于情境并且具有环境特异性。从心理动力学的角度来审视学习中的情绪，已得到了广泛的认可，同时认知科学开始对个体学习和人类行为中的“多元智力”的观点提出了质疑（Gardner，1984；Bruer，1993）。

脑研究不可能证实或是推翻这些理论，但是我们可以确定前面章节所述的研究与这些理论是一致的还是不同的，这些理论多是基于社会科学的方法所作出的理论假设。在一些情况下，对脑研究结果的深入探讨可以帮助我们了解哪些理论是值得进一步深入追踪的。

从整合理论的角度，将青少年发展的理论同青少年的学习问题联系起来可以得出如下结论：

1. 学习是人类的自然过程。

2. 学习不仅仅是知识获得或者认知能力发展的过程。

学习可以被定义为个人能力的发展。学习总是包括认知过程和情绪过程的交互作用，学习总是经由学习者和所处环境之间的交互作用而发生在社会情境中。

最近，一项社会科学研究综述表明，人们在特定时间段内学习到的知识能否长期保留取决于人们获得这些知识的投入程度和知识本身的重要性。“我们是否会注意到环境中的特定刺激，这依赖于脑对它们重要性的判断。人们潜意识里选择需要注意什么和需要学习什么的焦点是自我，自我的习得与发展是通过我们和他人的交互作用而实现的。”(Hallam，2005)

从青少年的行为变化中，我们可以看到学习带来的能力变化，具体来说是如下能力相互影响的结果，包括性格倾向和定位、心理功能的成熟、自我认同的发展、自我信念、动机、目标策略的自主控制等。所有的能力同样都受到环境的影响。

一些社会科学理论强调性格倾向在学习中的作用，这些理论认为人们在社会生活中表现出来的一般性格倾向或定位塑造了他们的学习，甚至一些心理上的倾向性从婴儿出生就开始建立（Pinker，2002；Premack and Premack，2003），并且在随后的经验中不断发展和塑造。从社会学的角度来看，Hodkinson 和 Bloomer (2002) 提出的社会结构倾向的概念在青少年的学习过程中发挥了重要的作用，反映出文化的内化，青少年在性别、性和种族方面认同的发展，以及随之发展的个人兴趣、愿望和理想。例如，该研究已经表明了青少年发展后期的学习倾向和事业理想的变化情况，据此可以了解其与经验之间的交互关系，以及早期认同形成之后其潜在的连续性。性格倾向似乎是塑造青少年“学习生涯”的一个非常重要的因素，包括了是否投入或放弃按部就班的学习，而人们在中学阶段的教学中往往忽略了文化和认同的问题。

社会科学同时指出存在大量潜意识的学习，这种内隐的技能和知识在日常教育或生活环境中通过人们的行为、反应和表现表达出来。有意识学习和内隐学习两者相辅相成。如果想要控制和有目的地运用内隐维度上的学习，需要学习者对其有充分认识（Evans et al.，2004；

Illeris, 2004）。这种能力可能会随着年龄的增加而增加，类似于青少年时期出现并且持续发展至成年的元认知能力（思考如何思考）。在青少年后期发展的元认知能力以及先前学习的重要作用得到了神经科学领域研究的支持，这类研究涉及脑不同区域发育的时间序列和特性，以及前文所述的脑“雕刻”的全部过程。

Piaget（1967）和他的同事很早就发现了学习中的成熟过程。后来的研究又进一步指出青少年的高级心理功能逐渐分化，逻辑思维和演绎推理能力逐渐成熟，更强的认知能力也得到发展。虽然脑发育中髓鞘化程度的提高和不断增加的经验影响使青少年在行为上表现得越来越成熟，但是脑中情绪过程和认知过程是紧密相关的（Damasia, 1994）。这里再一次强调，脑发育的先天和后天很难分离出来。此外，研究还发现，青少年脑白质总量和灰质总量增加或减少的模式同其不断发展的高级认知功能也是一致的。

我们已经了解到，个体脑发育的过程反映了其学习经验和参与的活动，变化的程度取决于花在学习上的时间，脑功能上显著、持久和明确的变化是依靠大量的学习时间以及对特定技能和做事方式的反复练习达成的。例如Altenmuller等人（1997）比较了经过音乐训练的13—15岁的学习者和其他年龄相同的被试的脑活动水平，结果发现，无论我们学习什么，通过怎样的方式学习，脑的基本加工过程都反映了每一个体的“学习历程”，不仅是学习内容，还有学习方式。

虽然学习历程是高度个人化和独特的，但是仍然会遵循一些发展模式。心理学家提出的心理“图式”概念在儿童期较为灵活多变，在成人期逐渐得以巩固（Illeris, 2004）。这样的概念类似于早期提出的儿童期的“流体”智力和成人期的“晶体”智力，即基于经验性的学习和能力的发展可以促进判断和决策，这是区分青少年和成人的一个关键因素（Davies, 1971）。在青少年期，图式的灵活性开始下降，对自我的防护开始变得越来越多，这样的变化限制了学习的发展，就像成年期的表现一样。“流体”智力和“晶体”智力的概念和神经科学中对灰质总量的研究发现是一致的，即脑区激活的数量，以及不同年龄阶段它们相对的扩散和集中。

学习作为能力的发展，可以通过有关专业知识的文献进一步考察。从对环境的适应，到胜任任务，直到可以熟练掌握的过程（Alexander，2003），都需要个人动机水平的不断增加，同时，如果达到更高的水平，则需要从表面学习转向深入学习（Entwhistle，1984；Hallam，2005）。

学习不断进步直到“精通”的过程还有另外一种解释。Csikzentmihalyi（1996）观察到青少年在特定活动中的积极参与，将其归纳为学习过程中的经验“流”。一旦我们选择并且实施了某种类型的活动，这种“流动状态”会带来智力和情绪上的兴奋，同时伴随着身体内化学物质的调整和适应，让个体达到“心理加速”的状态，使其进一步去追求掌握和精通。Csikzentmihalyi 据此推测，这种对掌握和精通的追求是一种进化的适应性。其他的相关研究也得到了一致的结论（参见 Bandura，1989），即当人们努力去应对某项挑战或者是他们感兴趣的任务时，学习的效果是最好的，这再一次反映了认知中的情绪和能力发展之间的交互作用。

兴趣随着时间不断内化，并且成为自我认同的一部分而持续下去。青少年期是认同形成的关键阶段，因此对特定学习领域的“认同”阶段也更可能出现在青少年期（Hallam，2005）。以上讨论可以归结为青少年学习控制的部分驱动力，学习控制的能力是唯一最能区分儿童期和成年期学习的因素。青少年发展理论指出，青少年努力学会掌控自己和周围的环境，这与自我认同的形成是一致的，也符合青年人希望了解自我以及别人眼中的自己的特点。

Erikson（1968）认为，青少年期是自我认同形成的最关键阶段，同时这个时期内青少年还需要与认同的混乱作斗争，希望能够了解“自己是谁”。这些行为对学习有着很大的帮助，认同的发展带来了学习和动机的重要驱动力，而自我防御则常常伴随着学习抵制或退缩的行为。鉴于儿童期和成年期学习模式最基本的差异来源于学习者对情境的控制程度，以及先前学习和能力上的差异，因此青少年自主控制的驱动力在学习中起着至关重要的作用，也影响着青少年与社会环境交互来共同建构学习的途径。青少年后期的发展过程中会聚焦于问题解决能力和决策能力，这与上述发展过程也是一致的。问题解决能力和决策能力的持续发展直到成人阶段，与脑相关区域研究中前额叶较晚发育和成熟的证据是吻合的。

在自我认同形成的过程中，个体对自主和独立性的驱动力也常常包括了探索与冒险，这些活动本身能够扩展自身能力并构成有意义的学习。青少年正是处于此类学习的“敏感期”，从而倾向于“打破”家长的束缚，并且逐渐发展出成熟的人格倾向。从先前的讨论中可以发现，并没有脑科学研究证据可以支持这种观点，而这种想要离开原有群体的驱动力可以通过进化心理学的理论来更好地进行解释。尽管在某些特定学习领域，青少年期的确是一个敏感阶段，但如果此阶段内不能很好地完成发展任务，并不会导致将来无法换回的不可逆转的问题，这表明脑的可塑性持续到成人期甚至终生。

B. 4. 1　对青少年期教与学的启示

从儿童期经青少年期向成人期过渡的阶段内，能力上的变化尤为重要，并且受到广泛的社会环境的交互影响。来自社会科学和神经科学的证据都支持如下的观点，即大脑独一无二的塑造过程不仅仅依赖于我们学到的知识，而且还依赖于我们的学习方式。此外，青少年期是否是自主性和控制能力发展的关键期，是否能够促使青少年能够个性独立，不依赖于家庭，也是值得我们考虑的问题。

以英国 21 世纪学习行动小组为代表的部分组织指出，这些研究结论为社会组织青少年的教与学指明了重要的方向，同时他们进一步指出，学校教育的组织如果要有效必须切合“脑的运行规律”。

换一种比喻的方式来讲，Sylvester（1995）引用了 Edelman 的模型，将脑比作一个丰富的、多层次的、杂乱无章的丛林生态系统，类似于丛林的脑可能会更好地适应类似于丛林的课堂，包括“与我们生存的现实环境相联系的多种感觉、文化和不同层次的问题和刺激——这样的环境可以最有效地刺激我们的神经网络，使之符合遗传规律”。

动机和学习之间的基本关系模式是值得我们考虑的重要问题。在大多数发达国家或经济发展较好的区域，中学阶段的教学往往有一套规范的方式，这样的教学模式受到了很多质疑和挑战。目前的研究表明，学习的动机和个人自我认同以及个人的自我目标紧密相连，在特定时期内学习特定知识的价值取决于他们与自我认同和个人目标的相关性。如果课程是预设的，并且课程所提供的内容与青少年的个人目标相冲突，这样的学习就会出现一定的问题。教师、学习者和教育系统三者之间的目标越一致，学习的效率也就越高（Hallam，2005）。进一步来说，学习的模式越接近于现实社会环境的多样化刺激，就越能激发学习者学习的兴趣和投入。

基于上述研究，如果在青少年期根据“脑的运行”方式来组织教学，我们应该作出哪些改变和尝试呢?

1. 把学习重新看作人类终身发展的一种能力，在这些能力的发展中，青少年及其后期脑的变化对于学习和潜能的发展来说与儿童早期发展阶段同等重要。目前，根据特定年龄阶段的“能力”进行选择的教育体系，似乎并不符合目前关于人类能力发展方式的研究结论，因此需要一种终身教育体系。

2. 掌握学习法是必要的，因为学习者的目的是增强自身或者其所在团队的工作表现，而没有参照其他个体学习者的相对进步。与此相关的一个事实是，在脑成熟的过程中，根据年龄而组织的班级或者群体中，个体之间存在着相当大的差异。可以更充分地采纳认知学徒制的原则，学习者通过教师的帮助和支持搭建知识结构，更上一层楼，而教师所起的作用是提供必要的支持和鼓励。

3. 年轻人对脑和能力的观念应当引起注意。很多青少年相信智力和能力是固定不变的。Dweck 和 Leggett（1988）发现，如果青少年对智力持“实体”观，那么他们更倾向于通过与他人进行正面的比较而确立成绩目标；如果青少年对智力持“增量”观，那么他们倾向于根据自己掌握的学习内容或任务的进度来确立学习目标。用“实体”观来理解智力的青少年认为智力和能力相对固定，他们倾向于减少他们花在学业上的时间，认为能力是天生的，避免参与他们可能失败的活动，在弱势方面上不作努力，同时也将“自身肯定有所擅长”作为借口，认为自身不需要努力（Hallam, 2005）。

4. 将学习者区分为不同的类型，或者认为不同的学习者有其特定的学习风格，这对于学习有害而无益。Coffield (2004) 针对学习风格的研究指出，目前使用的很多模型在基础方面存在着显著的缺点，缺乏证据，如果不假思索地应用会带来危险，需要慎重考虑。

5. 学习应该是一个循序渐进的过程，先前的知识不断积累，促进能力的发展和任务的精通。而目前教育系统中学校教学模式的安排往往没有能够做到这一点，相反在青少年阶段间断地灌输知识，往往会阻碍学习的过程。

6. 青少年需要从经验和多种方式的学习中不断地开阔视野，以促进自身问题解决能力和决策能力的发展。这样的发展会一直持续到青少年后期和成年早期。广度需要与深入集中的活动机会并驾齐驱，深入集中的活动可以促进并鼓励经验“流”。对于这种类型的学习的支持应该拓展到30岁以后所有青年人，不仅包括进入高校深造的年轻人，而且也包括走上工作岗位的年轻人。

7. 应该大力提倡课外活动。学习中的很多经验“流”和愉悦感来源于非正式的学习，而不是正式学习。在学校中遭遇挫折的年轻人常常通过新异的活动来形成个人的自我认同，以得到同伴的赞许，这些活动可以为他们提供学习的经验和快乐。教师如何评价和提倡课外活动对青少年而言有着重要的意义。所有的学习者都具有这样的发展潜能，而不仅仅是那些有父母支持的学习者。通过自由选择的活动而获得的学习经验和知识会得到老师和学生的认可，那么基于此的进一步学习会得到加强，同时能够适应其他学习环境，建立牢固和广泛的知识网络。

8. 在青少年期，学生应该有权利选择学习内容和学习方式，以及选择可能的学习场所，以便符合他们对经验和视野范围的需求。

此外，Hallam结合神经科学的研究结果和有关“专业知识”的文献，指出下列的教学方式可能会增强学生学习的动机，促进教学效果：

- 避免过重的课程负担。
- 设定有一定挑战性又不会太难的目标。
- 提供不同层次的先前知识和经验。
- 避免把问题归因于“能力”。
- 鼓励学生对自己的学业负责，同时认识到这本身是有待于学习的，而不是儿童所要求的内容。

B.5 未来发展的方向和挑战：新的综合观点

最后一节旨在：

1. 总结目前知识体系中的缺陷和不完整的地方：哪些是已经知道的？哪些是还不知道的？哪些对将来的研究具有重要的意义？

2. 在脑科学、认知科学、社会科学和进化心理学等多学科之间总结归纳，以进一步了解在青少年这个重要时期学习的哪些方面是关键因素。

尽管我们在解开成熟和经验如何影响脑发育的谜团时遇到了一些困难，但是我们仍然可以归纳出一个概括化的模式：

- 脑的发育一直持续到成人阶段，是一个动态的过程。
- 经验是脑发育的一个关键因素，主要“雕刻”和“协调”脑的活动，这是贯穿至成人期的过程，尽管随着年龄的增加，可塑性会有所下降。
- 脑的可塑性会随着年龄的增加而下降，但是我们已经掌握的“专业技能”却会不断增加。
- 每个人都有内在的倾向性，但是研究证据对我们的发育很早就确定下来的观点提出了质疑。
- 在青少年发展的后期，脑已经为自我控制和目标确定等行为的发展做好了准备，脑的这些区域（前额叶的背外侧）成熟较晚。

- 脑关键期的概念并没有得到很多证据的支持。
- 脑敏感期对特定能力的发展起着促进的作用，而不是决定性的作用。
- 脑成熟的方面存在着显著的个体差异。

上述的概括化模式尽管得到了证据的支持，但是目前只有少数纵向研究可以追踪同一群体在青少年向成人期过渡的数年间脑的变化情况，因此需要更多的纵向研究实验来更详尽地证明这些概括化的模式。同时我们了解的脑发育和行为之间的关系常常建立在事后分析的基础上，即我们观察到脑的变化，随后再将这些变化与我们已经知道的行为建立联系。进一步的实验需要同时测量和观察脑和行为上的变化，以发掘更直接的证据。

通过“社会科学为导向”的方法，我们总结了对青少年学习情况的了解、观察和理解，同时思考脑研究如何为该领域作出贡献。我们以前提到过，脑研究并不能证明或是推翻学习理论，但是我们可以进一步了解神经科学的研究发现和基于社会科学方法的理论两者是否是一致的，从而可以得出结论，确定哪些理论是可以继续深入研究的。

神经科学的证据和整合学习法的观点有一致的地方，都认为人类能力的发展具有显著的个体差异。在从儿童期到青少年期，直到成年期的过程中，这些能力通过塑造或协同作用与环境进行交互。在青少年期，高级认知功能的发展、自我控制和目标确定行为以及自我认同等在长期学习的过程中尤为显著。

神经科学能让我们更好地了解脑的运作，认知科学也试图建立信息加工过程和学习的多重过程模型，社会科学的其他分支也关注学习和人类能力发展的社会化过程。同时，人类能力发展的方式和原因也得到了人类学家和进化心理学家的广泛关注。上述后两个学科之间的综合分析可以弥补我们目前知识的不足。例如，我们已经讨论过进化意义上的适应机制可以用来解释青少年追求冒险和挑战的行为，其他学科很难对此作出很好的解释。显然，在进一步推动单学科发展的同时，还需要新的跨学科的综合观点。

目前的研究证据表明，教育与教学组织需要更紧密地同人类能力的自然发展与成熟方式相一致。许多先前有关“能力”的假设受到了质疑。在青少年阶段，如果他们已经准备好，这意味着需要更多地关注先前的学习和经验、承认个体差异、鼓励掌握和挑战、促进自我控制和责任感，同时认可这些新能力在青少年发展阶段之后仍然可以得到良好的发展。采用多学科的综合观点来看待这些问题是未来最大的挑战。

参考文献

Alexander, P. A. (2003), “The Development of Expertise: The Journey from Acclimation to Proficiency”, *Educational Researcher*, Vol. 32 (8), pp. 10 – 14.

Altenmuller, E. O., W. Gruhn and D. Parlitz *et al.* (1997), “Music Learning Produces Changes in Brain Activation Patterns: A Longitudinal DC-EEG-study Unit”, *International Journal of Arts Medicine*, Vol. 5, pp. 28 – 34.

Baethge, M. (1989), “Individualization as Hope and Disaster”, in K. Hurrelmann and U. Engel (eds.), *The Social World of Adolescents*, de Gruyter, Berlin.

Bandura, A. (1977), “Self-efficacy: Toward a Unifying Theory of Behavioural Change”, *Psychological Review*, Vol. 84, pp. 191 – 215.

Bandura, A. (1989), “Regulation of Cognitive Processes through Perceived Self-efficacy”, *Developmental Psychology*, Vol. 25, pp. 729 – 735.

Bandura, A. (1997), *Self-efficacy: The Exercise of Control*, Free Press, New York.

Bechara, A., H. Damasio, D. Tranel and A. R. Damasio (1997), “Deciding Advantageously before Knowing the Advantageous Strategy”, *Science*, Vol. 275, pp. 1293 – 1295.

Blakemore, S. J. and U. Frith (2000), *The Implications of Recent Developments in Neuroscience for Research on Teaching and Learning*, Institute of Cognitive Neuroscience, London.

Bruer, J. (1993), *School for Thought*, MIT Press.

Casey, B. J., J. N. Giedd and K. M. Thomas (2000), “Structural and Functional Brain Development and its Relation to Cognitive Development”, *Biological Psychology*, Vol. 54, pp. 241 – 257.

Casey, B. J., N. Tottenham, C. Liston and S. Durston (2005), “Imaging the Developing Brain: What Have we Learned about Cognitive Development”, *Trends in Cognitive Sciences*, Vol. 9, pp. 104 – 110.

Chugani, H. T. (1998), “A Critical Period of Brain Development: Studies of Cerebral Glucose Utilization with PET”, *Preventive Medicine*, Vol. 27, pp. 184 – 188.

Chugani, H. T. and M. E. Phelps (1986), "Maturational Changes in Cerebral Function in Infants Determined by 18FDG Positron Emission Tomography", *Science*, Vol. 231, pp. 840 – 843.

Chugani, H. T., M. E. Phelps and J. C. Mazziotta (1987), "Positron Emission Tomography Study of Human Brain Functional Development", *Annals of Neurology*, Vol. 22, pp. 487 – 497.

Cockram, L. and H. Beloff (1978), "Rehearsing to Be Adult: Personal Development and Needs of Adolescents", National Youth Agency.

Coffield, F. (2004), *Learning Styles and Pedagogy in Post-*16 *Education*, Learning and Skills Development Agency, London.

Cole, M. and S. R. Cole (2001), *The Development of Children* (4th edition), Worth Publishers, New York.

Coleman, J. C. (1970), "The Study of Adolescent Development Using a Sentence Completion Method", *British Journal of Educational Psychology*, Vol. 40, pp. 27 – 34.

Coleman, J. S. (1961), *The Adolescent Society*, Free Press, New York.

Csikszentmihalyi, M. (1996), *Creativity: Flow and the Psychology of Discovery and Invention*, Harper Collins, New York.

Damasio, A. R. (1994), *Descartes' Error: Emotion, Reason, and the Human Brain*, G. P. Putnam, New York.

Davies, I. K. (1971), *The Management of Learning*, McGraw-Hill, London.

Devlin, J. T., R. P. Russell, M. H. Davis, C. J. Price, J. Wilson, H. E. Moss, P. M. Matthews and L. K. Tyler (2000), "Susceptibility-induced Loss of Signal: Comparing PET and fMRI on a Semantic Task", *NeuroImage*, Vol. 11, pp. 589 – 600.

Draganski, B., C. Gaser, V. Busch, G. Schuierer, U. Bogdahn and A. May (2004), "Changes in Grey Matter Induced by Training: Newly Honed Juggling Skills Show up as a Transient Feature on a Brain-imaging Scan", *Nature*, Vol. 472, pp. 111 – 112.

Durston, S., H. E. Pol, B. J. Casey, J. N. Giedd, J. K. Buitelaar and H. van Engeland (2001), "Anatomical MRI of the Developing Human Brain: What Have We Learned?", *Journal of the American Academy of Child and Adolescent Psychiatry*, Vol. 40, pp. 1012 – 1020.

Dweck, C. S. and E. L. Leggett (1988), "A Social Cognitive Approach to Motivation and Personality", *Psychological Review*, Vol. 95 (2), pp. 256 – 373.

Elliott, E. S. and C. S. Dweck (1988), "Goals: An Approach to Motivation and Achievement", *Journal of Personality and Social Psychology*, Vol. 54, pp. 5 – 12.

Entwistle, N. (1984), "Contrasting Perspectives on Learning", in F. Marton, D. Hounsell and N. Entwistle (eds.), *The Experience of Learning*, Scottish Academic Press, Edinburgh, pp. 1 – 18.

Erikson, E. H. (1968), *Identity, Youth and Crisis*, Norton, New York.

Evans, K. and A. Furlong (1998), "Metaphors of Youth Transitions: Niches, Pathways, Trajectories or Navigations", in J. Bynner, L. Chisholm and A. Furlong (eds), *Youth, Citizenship and Social Change in a European Context*, Avebury, Aldershot.

Evans, K., N. Kersh and S. Kontiainen (2004), "Recognition of Tacit Skills: Sustaining Learning Outcomes in Adult Learning and Work Re-entry", *International Journal of Training and Development*, Vol. 8, No. 1, pp. 54 – 72.

Evans, K. and W. Heinz (1994), *Becoming Adults in England and Germany*, Anglo-German Foundation for the Study of Industrial Society, London.

Flechsig, P. (1901), "Developmental (myelogenetic) Localisation of the Cerebral Cortex in the Human Subject", Lancet, Oct. 19, pp. 1027 – 1029.

Fuster, J. M. (2002), "Frontal Lobe and Cognitive Development", *Journal of Neurocytology*, Vol. 31, pp. 373 – 385.

Gardner, H. (1984), *Multiple Intelligences*, Basic Books, New York.

Giedd, J. N. (2004), "Structural Magnetic Resonance Imaging of the Adolecent Brain", *Annals of the New York Academy of Sciences*, Vol. 1021, pp. 77 – 85.

Giedd, J. N., J. Blumenthal, N. O. Jeffries, F. X. Castellanos, H. Liu and A. Zijdenbos *et al.* (1999), "Brain Development during Childhood and Adolescence: A Longitudinal MRI Study", *Nature Neuroscience*, Vol. 2, pp. 861 – 863.

Hallam, S. (2005), *Learning, Motivation and the Lifespan*, Bedford Way Publications, Institute of Education, London.

Havighurst, R. J. (1953), *Human Development and Education*, Longman's, New York.

Hodkinson, P. and M. Bloomer (2002), "Learning Careers: Conceptualising Lifelong Work-based Learning", in K. Evans, P. Hodkinson and L. Unwin (eds.), *Working to Learn: Transforming Learning in the Workplace*, Routledge, London.

Illeris, K. (2004), *Adult Education and Adult Learning*, Roskilde University Press, Roskilde.

Johnson, M. H. and Y. Munakata (2005), "Processes of Change in Brain and Cognitive Development", *Trends in Cognitive Sciences*, Vol. 9, pp. 152 – 158.

Keating, D. P. and B. L. Bobbitt (1978), "Individual and Developmental Differences in Cognitive Processing Components of Mental Ability", *Child Development*, Vol. 49, pp. 155 – 167.

Kohlberg, L. and C. Gilligan (1971), *The Adolescent as Philosopher*, Daedalus, Vol. 100, pp. 1051 – 1086.

Krawczyk, D. C. (2002), "Contributions of the Prefrontal Cortex to the Neural Basis Human Decision Making", *Neuroscience and Biobehavioral Reviews*, Vol. 26, pp. 631 – 664.

Mueller, C. M. and C. S. Dweck (1998), "Intelligence Praise can Undermine Motivation and Performance", *Journal of Personality and Social Psychology*, Vol. 75, pp. 33 – 52.

Paus, T. (2005), "Mapping Brain Maturation and Cognitive Development during Adolescence", *Trends in Cognitive Sciences*, Vol. 9, pp. 60 – 68.

Paus, T., D. L. Collins, A. C. Evans, G. Leonard, B. Pike and A. Zijdenbos (2001), "Maturation of White Matter in the Human Brain: A Review of Magnetic Resonance Studies", *Brain Research Bulletin*, Vol. 54, pp. 255 – 266.

Piaget, J. (1967), *Six Psychological Studies*, University of London Press, London.

Pinker, S. (2002), *The Blank Slate: The Modern Denial of Human Nature*, Viking, New York.

Premack, D. and A. Premack (2003), *Original Intelligence: Unlocking the Mystery of Who We Are*, McGraw-Hill. New York.

Rauschecker, J. P. and. P. Marler (1987), "What Signals are Responsible for Synaptic Changes in Visual Cortical Plasticity?", in J. P. Rauschecker and P. Marler (eds.), *Imprinting and Cortical Plasticity*, Wiley, New York, pp. 193 – 200.

Resnick, L. B. (1987), "Learning in School and Out", *Educational Researcher*, Vol. 16, pp. 13 – 20.

Simos, P. G. and D. L. Molfese (1997), "Electrophysiological Responses from a Temporal Order Continuum in the Newborn Infant", *Neuropsychologia*, Vol. 35, pp. 89 – 98.

Sowell, E. R., B. S. Peterson, P. M. Thompson, S. E. Welcome, A. L. Henkenius and A. W. Toga (2003), "Mapping Cortical Change across the Human Life Span", *Nature Neuroscience*, Vol. 6, pp. 309 – 315.

Spear, L. P. (2000), "The Adolescent Brain and Age-related Behavioral Manifestations", *Neuroscience and Biobehavioral Reviews*, Vol. 24, pp. 417 – 463.

Stevens, B. and R. D. Fields (2000), "Response of Schwann Cells to Action Potentials in Development", *Science*, Vol. 287, pp. 2267 – 2271.

Sylvester, R. (1995), *A Celebration of Neurons: An Educators' Guide to the Human Brain*, Association for Supervision and Curriculum Development (ASCD), Alexandria.

Twenty-first Century Learning Initiative (2005 draft), "Adolescence: A Critical Evolutionary Adaptation, 21st Century Learning Initiative", Bath.

Tyler, L. K., W. Marslen-Wilson and E. A. Stamatakis (2005), "Dissociating Neuro-cognitive Component Processes: Voxel-based Correlational Methodology", *Neuropsychologia*, Vol. 43, pp. 771 – 778.

Wall, W. D. (1968), *Adolescents in School and Society*, National Foundation for Education Research, Slough.

White, T., N. C. Andreasen and P. Nopoulos (2002), "Brain Volumes and Surface Morphology in Monozygotic Twins", *Cerebral Cortex*, Vol. 12, pp. 486 – 493.

C 篇　成年时期的脑、认知和学习

Raja Parasuraman，美国弗吉尼亚州费尔福克斯市乔治梅森大学
Rudolf Tippelt，德国慕尼黑市慕尼黑大学
Liet Hellwig，加拿大温哥华 TEFL 教师以及教师培训师

C.1　介绍

事实上，在所有发达国家以及越来越多的发展中国家，老年人和妇女的人口数量都在空前增长，特别是女性人口数量（Keyfitz，1900；OECD，2005）。社会的快速变化对老年人提出了更多要求，要求他们学习并使用各种复杂的新兴技术知识，这不仅表现在工作环境中，也表现在家庭生活的方方面面。对于老年人来说，这无疑是个不小的挑战，因为随着年龄的增长，他们的感觉、知觉以及认知能力都在逐渐衰退。因此，我们有必要从心理学、教育学以及认知与学习的脑机制角度去了解老化对成人学习的影响。

学习和老化与生物发生学、医学、心理学、社会学和教育学问题之间联系密切。因此，了解成人阶段的脑、认知和学习需要跨学科的方法（Bransford，Brown and Cocking，2004）。一方面，由于脑研究试图去了解认知、情感和社会行为的内在规律和功能，因而脑研究和神经科学就能使我们对脑学习能力的发展和局限产生深刻理解。另一方面，教育和老化研究注意到，现代社会在文化、经济和政治上所取得的成就都依赖于公民一生的问题解决能力。这些能力需要在不同的教育系统中获得，也可以在自己组织的、正式和非正式的学习过程中获得。

C.1.1　什么是学习

要给“学习”下一个统一的定义是非常困难的，因为这个词在不同的学科中有不同的用法。从心理学角度来说，学习可以看作是基本认知过程的效率或用途的改变，包括有意识的和无意识的，这些改变能够提高日常工作能力和问题解决效率。从这个角度来看，学习和思维之间的联系是这样的：认知是学习能力的必要而非充分条件。而从教育学角度来看，“学习”也是跟外界活动联系在一起的。因此，学习不仅仅涉及知识的增加，也包括行为方式的改变。

另外，我们还需要区分正规学习（formal learning）、非正规学习

(non-formal learning) 以及非正式学习 (informal learning)，特别是在成人时期。正规学习是在教育机构中进行的，而非正规学习可以在俱乐部、协会或者工作场所有组织地进行。然而，非正式学习没有预设学习条件，通常都是无意识的学习过程 (Tippelt, 2004)。最后，学习可以被看成是一个贯穿一生的过程。然而，由于主要生命阶段和学习过程的复杂性，有关儿童、青年和成人老化的实验研究仍然作为相互独立的学科共同存在，很少有研究者将它们合并成“生命周期研究”的统一观点 (Weinert and Mandl, 1997)。

C.1.2 成年期脑

鉴于心理学和教育学的观点都将学习看作是不同认知过程的发展和表现 (至少部分如此)，因而我们不禁要问：这些过程的内在神经机制是什么？神经生物学观点认为，学习可以看作是认知过程中神经联结的强度和效率的改变 (Spitzer, 2002)。虽然人类在刚出生时脑包含了所有主要结构，但在其出生后神经元数目、神经元间的联结、功能效率仍然在不断地改变，而且一直贯穿于婴儿时期，这一观点已被广泛接受。另外，在儿童时期和青少年时期脑在不断变得成熟，脑结构在不断发展，直到成年早期即 25 岁左右才发展得非常成熟。

如果把 20—80 岁这个阶段看作成年时期，我们也能在这个年龄阶段观察到脑结构和功能的持续变化，虽然这些变化不是那么明显甚至很微小。但也有例外的情况，例如痴呆类的老年精神障碍，在这种情况下我们能够观察到脑结构和功能的巨大变化。许多年来，人们都认为人脑在 6 岁时就达到了成年时期约 90% 的大小，而且在成年后没有发生进一步的变化。然而，现在我们了解到，脑在整个生命过程中一直在发生着重大变化。现代神经影像技术可以精确地测量这些变化。此外，这些变化不仅反映了遗传决定的机制，也呈现了脑对周围环境和生活方式等因素的反应。

另一个最近被修正的神经学“信条”是，成年时期不会产生新的神经元。然而，新神经元的生长——即神经发生——如今已证实会在海马区域发生（Eriksson et al.，1998），而其他脑区也同样有可能产生新的神经元。这一发现的重要性已经被许多研究进一步证实，这些研究发现成人海马区的神经发生现象与形成新的记忆有关（Shors et al.，2001）。因此，在一定程度上，成年时期的学习是受脑结构变化调节的，如新神经元的形成等。挑战在于理解这些变化与成年时期认知与学习的老化现象之间的精确作用机制是什么？

C.1.3 论文概要

这篇文章中，我们关注成年时期的神经变化。这里所说的成年时期大体从20—80岁这一年龄段。脑研究和教育研究都是经验科学，试图为实践者和政策制定者的决策提供可靠的实证数据。现在，作出重要决定时仅仅依赖各种见解和观念是不够的。我们能够提供有实证依据的、有关学习和教育的实证性知识吗？此外，神经科学家和教育学研究者们能不能提供一些建议而又不陷入幼稚的“神经学逻辑（neurologising）”中——根据脑的片段信息与普遍流传的表述提出对教育实践的启示？我们认为可以。为了阐述这个问题，本文将综合神经科学和教育学研究两个方面的观点，这也符合跨学科、合作性的研究思路，有利于更好地理解学习的机制（OECD，2002）。

在这篇文章中，我们还将讨论成年时期发生的脑变化是怎样与重要的行为和认知变化联系在一起的。文章的最终目的在于揭示这些与年龄相关的变化对老年人的学习、教学、教育以及脑功能优化的启示。

C.2 成人认知和学习中与年龄相关的变化

C.2.1 认知老化

在认知老化领域，研究者们已经开展了大量研究，考察认知和学习与年龄有关的变化（Baltes，2003；Salthouse，1996）。其中大部分研究使用了横断设计比较年轻人组和老年人组的不同。然而，一些研究使用了更为有力的纵向研究方法，即在一组个体的成长过程中对其追踪一段时间，并对各种认知任务进行测量。横向研究和纵向研究都得出如下结论：随着年龄的增长，一些知觉和认知功能的效率降低，而其他一些功能则会保持稳定，或者变得更加发达且高效（Baltes，1993；Park and Schwarz，1999）。与年龄相关的变化模式可以综合概括成以下几方面。虽然一般来讲，老年人比年轻人记忆力要差一些，也记得缓慢些，但是他们大都能表现出更优秀的概括能力、语言能力、创造性的问题解决能力，以及所谓的“智慧”（Baltes and Staudinger，2000；Sternberg，1990）。在与年龄有关的损失方面，相比于年轻人，老年人反应比较慢（Salthouse，2000；Schaie 2005），工作记忆的容量也相对减小了（Dobbs and Rule，1989）。同时，一些有力的证据表明，负责视觉和听觉的外周感觉功能（如视网膜敏锐度，retinal acuity）和中央感觉功能（如移动敏感度，motion sensitivity）都会随着年龄的增长发生线性递减（Lindenberger，Scherer and Baltes，2001）。

我们可以用另一种方式来描述与年龄相关的认知方面的变化，即从区分流体智力和晶体智力的角度来描述（Gattell，1963）。流体智力大概从 40 岁左右开始持续下滑。而另一方面，晶体智力则保持不变或者得到改进。与年轻人相比，老年人较高的语言能力和较多的世界知识可以补偿加工速度和工作记忆方面的缺陷（Kruse and Rudinger，1997）。

有一项综合性的研究测查了知觉和认知的多个方面，阐述了在认知老化研究中常见的各种与年龄相关的变化。Park 等（2002）的这项研究以约 300 个年龄从 20—90 岁不等的成人为样本，开展了多项任务——包括节拍速度、工作记忆、长期记忆和词汇量等任务。使用相对大的样本有助于在此年龄段内计算每 10 年期的标准化表现得分（Z 分数）。Park 等（2002）发现，在不同年龄段，加工速度、工作记忆和长时记忆（包括自由回忆和线索回忆）的表现大致呈线性下滑，而词汇（WAIS 和 Shipley 测试）在中年时期保持不变，而在 60—80 岁之间持续增长。

Baltes 和 Lindenberger（1997）在对一组 25—103 岁的群体开展的“柏林老化研究”中也发现了类似结果，加工速度、工作记忆和长时记忆都表现出随着年龄增长而发生线性衰减的现象。这项研究的一个显著特点是他们发现了与年龄相关的功能衰退不会受教育水平、社会地位或收入的影响。另一方面，基本感觉能力的衰退——视觉和听觉敏锐度——能够显著影响感知和认知功能的下降程度。他们认为，感觉功能可以当作神经完整性的基本指标，它不受环境因素和社会因素的干扰，是一个与年龄相关的认知衰退的基本生物调节因素。

成人老化可能还会影响认知任务中任务策略或加工优先级的选择。当老年人面临一个陌生的环境，或者要求他们学习新知识时，尤其会出现这种现象。老年人表现出与年轻人不同的加工优先级，这可能是由于他们需要重新配置已衰退的加工资源，比如工作记忆容量。这一点甚至会表现在那些显然已经学好或“自动”的技能上，比如步行。例如，Li 等（2001）考察了某种双重任务范式中的年龄效应，在这种范式中个体受试者分别单独接受记忆任务训练和步行任务训练，并随后对两种任务进行测试。他们发现在双重任务中，老年人的步行任务成绩较好，记忆任务的成绩则不如单独记忆时好。这些结果表明，老年人把做好步行任务放在较高的优先级上，而牺牲了记忆任务，年轻人则不需要明显地采用某种策略就能够把两个任务都完成得很好。与年轻人相比，老年人在完成复杂的注意任务时，在条件允许的情况下更倾向于依靠“自上而下”的信息。例如，在一个混乱的场景下从干扰因素中寻找目标的任务中，既需要考虑“自下至上”的信息因素——目标特征及其与干扰刺激的相似点——也需要考虑“自上而下”的因素，如目标物的位置或形态。Greenwood 和 Parasuraman（1994，1999）让年轻被试和老年被试在一系列视觉图像中寻找出一个特定目标，这个目标有特定形状和颜色。在呈现材料之前，被试可从提示线索中事先得到有关目标所在位置的信息，这些信息的指导精确性是变化的。这些线索对于老年人迅速找到目标物的影响要远远大于年轻人。在老年人加工容量衰退而知识水平上升的情况下，采用不同加工优先级可以理解为一种保护性策略（Park et al．，2002）。例如，Hedden，Lautenschager 和 Park（2005）的报告指出，老年人在配对记忆任务中对（高级）词汇知识的依赖程度要高于年轻人，而年轻人则更多地依赖于加工速度和工作记忆容量。

总体来说，有充分证据表明，感知功能、加工速度、工作记忆和长时记忆会随着年龄的增长而衰退。同时，词汇、语义、世界知识以及智慧则会随着年龄的增长而提高。这些都是重要的认知功能，能对成功学习起到独立的和共同的影响作用。此外，老化的过程还伴随着任务优先级和策略的变化，老年人变得更加依赖自上而下的因素。当不存在自上而下的因素时，他们就会处于不利地位。对老年人来说，这些认知功能的每一个变化都会对新的学习产生负面影响。然而，另一方面，老年人也许可以用更多的词汇量和世界知识来弥补基本认知功能的衰退，从而帮助他们解决问题。利用老年人的收获来克服衰退，也许是一种可行的教育和培训策略，可以增进老年人的学习能力。

C. 2. 2　终身学习：来自成人教育的观点

终身发展观是对前面章节所讲的认知老化理论框架的一个补充。这个观点的出现离不开 Erik Erikson（1966）的重要贡献，他提出个体发展是终身的过程。在人的发展进程中，特定年龄阶段并不占据统治地位，学习是一个持续积累的过程。并且，在人的整个生命过程中，会间歇性地发生许多令人惊奇的学习现象。Erikson 最关心的是个体如何处理生活中的危机，而关心学习、发展和教育的现代教育研究则更强调个体发育变化的各个方面。例如，近期有研究证明了独立性和依赖性之间存在互相作用。正因为如此，人在老年时期也能观察到成长、保持以及损失调节之间的动态过程（Baltes，1993；Lehr，1991）。因此，学习和发展并不总是意味着能力的提高或效率的增加。在生命的初始阶段，学习的主要目标是要达到较高的自主性和移情能力。随着年龄的增长，如何处理身体自主性的缺失，以及如何创造性地、有效地管理社会支持网络，变得越来越重要。

防止依赖性是成人后期最重要的学习目标之一，因为能力的维持可以保证人在成长的过程中行为能力得以保持（Alterskommission，2005）。人的发展进程对社会背景和个体生活环境的依赖性很强。而社会学家则强调历史学习背景的重要性，也就是说，终身学习不仅局限于生物学和认知上的先决条件，也受到特定历史时期的社会文化背景的影响。从这个观点来看，与年龄相关的发展与经济危机或财富、文化价值观和一般政治经历等一系列经历联系在一起。例如，在现代社会中，相对于年轻人，成人的平均受教育水平更高，也更熟悉受教育的机会。 延长寿命和技术创新也面临着知识体系是容易过时的风险。仅仅关注生命初期的教育过程是不够的；而且，从个体和社会的观点来看，人的工作也必须与终身学习联系起来。一方面，终身学习关注社会的需求，强调提高人的经济竞争能力，促进人的职业能力，强调在多元化、个性化的现代社会中，加强社会的凝聚力。另一方面，终身学习，特别是个人方面的，目的在于人格的发掘以及成人时期独立性的维持。当我们在考虑成人时期脑学习的关系问题时，必须把这些观点牢记在心。

在有关学习、教育以及老年医学的研究中，人们把老化分成常态老化、最优态老化以及病理老化几种形式（Thomae，1970；Kruse，1997；Lehr，1991）。一般来说，每个人的老化过程都是不同的。因此，学习策略和研究方法也应有所差异，并考虑个体因素。在文章后面部分，我们将从认知、基因和神经的角度来探讨个体差异问题。

成人的一般老化过程及最优的学习方式通常需要重视教育学、医学、心理学和社会环境等基本条件的改进以及服务水平的提高。这些方法都认为，早期学习环境如家庭或学校，对一个人的后续发展以及成人时期的主动学习都有着积极的推动作用（Feinstein et al．，2003）。这些方法在分析老化进程时，纳入了乐观的能力模型，而不像那些狭隘的、有缺陷的模型，只是简单地认为老化就意味着认知、心理和社会方面的功能衰退（Kruse and Rudinger，1997）。

第二种研究方法也与那些有缺陷的模型不同，它会分析老化过程中所伴随发生的病理状况。这些病理状况包括在成年后期经常出现的各种痴呆症以及其他各种各样的并发症。如果能从青年时期或成年早期就开始进行预防，就有可能延长年寿，而且身体健康，并维持较强的独立性和责任感。人们一直希望，如果能减少疾病和精神障碍——从而提高平均寿命——直到生命的最后几年（Baltes, 2003），那么更长的老年生活就会变得积极乐观、丰富多彩。关于这个问题，有很多涉及脑研究的重要问题：从老年人脑成像研究中我们了解到什么？个体间差异会不会影响脑的功能，并在皮层的信息处理中表现出来？脑中不同形式的认知和情感加工是如何表征的？最后，我们如何才能从不断增加的老化认知神经科学研究中挖掘信息，实现成人的最优老化进程，并增加学习的机会？我们将会在下面几个章节中探讨这些问题。

C.3　老化和脑功能：脑结构成像

脑老化会表现出神经组织多层面的许多结构变化，从细胞内，到神经细胞，到皮层间。在整体水平上看，尸体解剖研究发现，在老化过程中，每十年脑重量和容积就会减少近2%（Kemper, 1994）。计算机断层扫描（CT）以及磁共振成像（MRI）研究已经证实，全脑的体积是在不断减少的，与年龄增长呈负相关（Raz et al., 2005）。这两项技术中，MRI的灵敏度较高，对于区分灰质（神经元）和白质（轴突）特别有效。在高分辨率的MRI下，我们不仅能够区分灰质和白质体积的变化，还能够对大脑特定皮层和皮层下结构的体积变化进行量化，并能测出脑室的体积变化情况。

MRI的数据表明，老化过程伴随着灰质体积的减小（Resnick et al., 2003；Sowell et al., 2003）。其实，早在三十几岁的时候，体积的减小就能被观察出来（Courchesne et al., 2000），但通常在年纪较大的成年人比如50岁或者更大的人中，这种变化才会比较明显。最近有一项研究对15—50岁这样跨度较大的年龄段做了测查（Walhoved et al., 2005），结果发现，在整个生命过程中皮层灰质都在不断损失，但中年之后这种损失更为明显。然而，我们应该注意，与年龄相关的灰质减少并不意味着神经元数量的减少（因此，以前说人年纪大了就会损失脑细胞不一定是对的）。虽然有研究报道了神经元的耗损现象（Kemper，1994），但这仍然是一个存在争议的问题，其他研究者指出，灰质体积的减少反映的也许是神经元的萎缩，而不是减少。

除了灰质的变化外，老化时白质也会发生变化，不过现在有关变化程度的证据还比较混乱。有研究报导，白质总量不会随着年龄的增加而减少（Good et al．，2001），另有研究则发现，白质总量会随着年龄的增加而减少（Guttman et al．，1998；Jernigan et al．，2001）。Walhoved 等（2005）的研究确实观察到了白质的总体减少，但减少的模式不是一致的。另外，白质异常——“密度过高”可能意味着轴突或血管的退化——也已经在老年人身上发现了（Guttmann et al．，1998）。

C.4　老化和脑功能：脑功能成像

除了结构的变化外，多项针对年轻人和老年人的正电子发射断层成像技术（PET）和功能磁共振成像（MRI）研究表明，在知觉和视觉认知任务中大脑局部区域的激活方式呈现出与年龄相关的差异。在一篇正电子发射断层成像技术研究中，Gray 等人（1994）发现，在一个脸部匹配的任务中老年人枕部皮层的激活程度比年轻人要低。一般来说，我们发现老年人在进行初级知觉加工时通道特异性皮层区域的激活程度降低了，比如在视觉探测任务和再认任务中的枕叶和颞叶皮层就是如此。

与此同时，老化时知觉特异性皮层加工区域的激活程度有所降低，还有一些脑区在年轻人中没有激活，但在老年人中却出现激活。特别是多项研究表明，在词汇判断任务（Madden et al．，1996）、视觉搜索任务（Madden et al．，2004）和问题解决任务（Rypma and D’Esposito，2000）中，老年人的前额叶（PFC）激活有所增强，而且双侧都出现了激活。

对于这些与年龄有关的激活模式变化，研究者已经给出了几种解释方案。其中一个理论认为，老年人皮层激活增强，特别是前额叶区域，也许是对神经系统加工容量减少的一种补偿（Park et al．，2002；Rosen et al．，2002）。例如，Gutchess 等人（2005）就发现在记忆任务中编码图像时老年人的内侧前额叶区域激活强度比年轻人更高，而年轻人海马区域的激活强度要高一些。这说明老年人通过从前额叶区域调用额外的资源来补偿海马区域加工的不足，这个神经理论与前面所讨论的认知观点很相似，即老年人会利用不同的加工策略——包括他们的高级语言知识——来补偿他们下降的加工能力。

另一个观点认为，这些研究发现反映出老年人脑单侧化减弱的现象，具体表现为实验任务中老年人的加工为双侧化，而年轻人为左侧化（例如，描述性编码）或右侧化（例如，视觉注意）（Cabeza，2002）。经颅磁刺激（transcranial magnetic stimulation，TMS）的研究也得出了一致的结果，证明一些任务中老年人需要双侧化加工才能顺利完成，而年轻人只需要单侧加工就能完成。对于年轻人来说，只需对右侧背外侧前额叶使用经颅磁刺激就能阻碍记忆的提取，而老年人双侧半球使用经颅磁刺激都会干扰记忆的提取（Rossi et al．，2004）。

这些神经成像研究表明，为了补偿衰退的加工能力，老年人可能需要调用不同的或者额外的神经功能区域，特别是前额叶区域。如果这个观点是正确的，就说明可塑性不仅是大龄成年人的大脑特征，而且会一直延续到成年晚期。然而，有关老年人调用其他皮层区域的“补偿”机制，并不是所有脑成像研究结果都完全支持这种假设。例如，虽然在许多任务中，老年人海马区域的激活程度比年轻人低，但在情景记忆提取任务中，环海马区域的激活程度就更强（Grady，McIntosh and Graik，2003）。另外，Colcombe 等人（2005）最近指出，虽然一些老年人在抑制控制（侧抑制）任务中前额叶区域确实表现出额外的激活，但这种模式只会在任务得分后 50% 的人中出现。那些得分较高的被试则表现出与年轻组相同的前额叶激活模式。

总的来说，功能脑成像研究已经发现，在知觉和认知任务过程中会出现与年龄相关的局部脑区激活差异。这种差异在前额叶区域中尤为明显，而前额叶对于脑高级执行功能来说非常重要，对老化非常敏感。然而，与年龄有关的脑区激活变化是否达到理论上的显著水平？目前还未形成统一认识。最近 Colcombe (2005) 等人的一项研究发现，老年人的“异常”激活模式可能与较差任务表现有关，而任务成绩好的个体激活模式是“正常”的。既然老年人的任务表现能够通过训练和其他干预手段来改进，那么脑激活模式的“正常化”程度就可以当作一项指标，用来衡量训练干预对于老年人的效果。

C.5　年龄相关的脑与认知变化的个体差异

在前面章节中，我们综述了已有的文献研究，从整体上来说，老年人的不同认知功能都表现出了各种变化。老化过程中，总体和局部的灰质和白质都会发生变化。这些变化之间很有可能是有内在联系的，因此脑结构的变化就能与年龄相关的认知变化联系起来。然而，这种联系必须将现已观察到的与年龄变化相关的个体差异考虑进来。每个人出现的与年龄相关的认知衰退是各不相同的。有些人认知功能的衰退非常快速，有些人只出现轻微的衰退，而有些人在整个生命过程中都保持在一个基本恒定的水平。此外，对于那些测出具有较高认知能力的人来说，其中相当一部分老年个体随着年龄增长只表现出轻微的损失或者保持不变 (Wilson et al．，2002)。

相对于年轻人，老年人在加工速度、工作记忆以及执行功能方面表现出一定缺陷，而且随着年龄的增长，成年人的脑结构会发生变化，认知任务中脑局部激活模式也会发生变化，了解这些后，我们不禁要问，这些认知变化和脑变化是否具有内在联系。确实有证据表明，随年龄变化而发生的认知变化与其可能的神经调节因素二者的模式十分相似 (Cabeza, Nyberg and Park, 2005)。灰质和白质体积也会随着年龄的增长而发生萎缩 (Bartzokis et al．，2003；Resnick et al．，2003)。然而，虽然认知功能会发生衰退，但个体之间的差异还是很大的 (Raz et al．，2005)。

导致老化进程中脑和认知功能完整性出现个体差异的内在因素是什么呢？看起来一般认知变化和与年龄相关的认知变化都是由脑体积的变化引起的。已有多项研究证明，前额叶体积的萎缩与掌管“执行”和抑制功能的认知功能的降低有关（Raz et al．，2005）。随着新的神经成像技术如离散张量成像应用于鉴定活体人脑中的轴突整体，有些研究已发现了认知功能的变化与白质体积的变化之间的联系（Bartzokis et al．，2003）。这些发现非常重要，因为一般研究都指出，高级执行功能对年龄相关的变化非常敏感，而高级执行功能对于学习能力和流体智力都有至关重要的作用（Cabeza，Nyberg and Park，2005）。然而，皮层或者白质的体积变化和与年龄相关的认知变化之间的联系并不是一直都很强。例如，最近一项元分析发现，中年人和老年人海马的体积和记忆功能之间的联系非常微弱（Van Petten，2004）。

不同老年人之间脑容量/认知功能的联系存在差异，这说明我们需要对其他调节变量进行研究。环境因素包括新的学习、社会交往、培训、练习、精神刺激等机会。其中一些因素对脑和认知老化的影响已被研究所证实（Raz et al．，2005）。

除了环境因素以外，基因也起着重要的作用。双胞胎研究表明，一般认知能力（即 g 因素）的普遍变异主要是由基因因素引起的（Plomin，DeFries，McClearn and McGuffin，2001）。g 因素的遗传率随着年龄增长不断增加，在 80 岁以上人群中达到 0.62 （McClean et al．，1997）。生命早期较高的 g 因素智力（Schmand et al．，1997；Whalley et al．，2000）和高级认知功能可以保护个体在晚期不患阿尔茨海默病（Alzheimer Disease，AD）。g 因素的高遗传性使人坚信，与年龄相关的认知变化的个体差异背后，基因因素肯定有一定作用。

C.6 遗传学和认知个体差异

大部分有关认知遗传学的知识都来自于双胞胎的研究，这些研究将同卵双胞胎和异卵双胞胎进行比较，从而对某种特质的遗传性进行评估。这种研究范式被广泛应用于行为遗传学研究已经有超过 100 年的时间。例如，人们曾经采用这种方法发现普通智力（或者 g）具有很高的遗传性（Plomin and Crabbe，2000）。然而，这种方法不能确定与智力或 g 因素中认知成分有关的特定基因。近来随着分子基因学的发展，我们有了一种不同的方法，对行为遗传学进行补充即等位基因的关联研究。这个方法近来已经被应用于研究健康个体的认知差异。所得结果表明，认知任务的表现受到特定基因的调控（Fan，Fossella，Sommer，Wu and Posner，2003；Greenwood et al．，2000；Parasuraman，Greenwood and Sunderland，2002；Greenwood and Parasuraman，2003）。

在基因关联研究中，人们首先确定候选基因的普遍变异——由于每种变异对脑内蛋白的合成有着不同作用，因而会对特定认知功能产生影响——并研究它们与认知功能的可能联系。人与人之间 99% 以上的 DNA 序列都是相同的，因此测查普通认知功能个体差异的基因基础也是有限的。然而，DNA 碱基序列中有很少的部分存在不同形态，即不同等位基因。等位基因变异是指组成基因的核苷酸链发生的微小变化——通常是单个核苷酸的替换——即单核苷酸多态现象（SNP）。因此，由基因决定的蛋白质也就会发生改变（Parasuraman and Greenwood，2003）。

如果我们知道了某一特定认知功能的脑网络中神经递质的作用机制，那么理论上讲，我们就能将影响神经递质功能的单核苷酸多态现象与认知功能联系起来。例如，对于注意和工作记忆来说，越来越多的脑损伤研究、电生理学研究、神经成像研究、药理学研究都指出，空间注意中起重要作用的大脑后侧网络受乙酰胆碱的调节，而在工作记忆和执行控制功能中，多巴胺丰富的前额叶区域也起着重要的作用（Everitt and Robbins，1997）。由于多巴胺系统对工作记忆和执行控制功能起着重要的作用，因此多巴胺受体基因很有可能对这些功能具有遗传效应。

其中一个可能与工作记忆个体差异有关的候选基因是多巴胺 β 羟化酶（DBH）基因，这个基因能将多巴胺转换成神经元肾上腺素囊泡中的去甲肾上腺素。多巴胺 β 羟化酶基因上有一个多态性，位于染色体 9q34 位置，是 2 号外显子 444 号位（G444A）上 G 对 A 的碱基替换。有研究发现此多态性与注意力缺陷障碍的家族遗传有关。这个单核苷酸多态现象有三种基因型：AA、AG 和 GG。Parasuraman 等人（2005）考察了一组18—68 岁的健康群体中多巴胺 β 羟化酶对注意和工作记忆的作用。其使用的工作记忆任务是要求被试注视最多三个空间位置（黑点），注视时间为3 秒。然后，屏幕上出现一个红点，其位置可能处于目标位置（匹配），也可能位于不同位置（不匹配）。被试须在 2 秒之内判断测试点的位置是否与其中一个目标点相匹配。结果发现，工作记忆中保存位置数量越多，匹配的准确率就越小，说明此任务对记忆负荷非常敏感。在记忆负荷最小的条件下，多巴胺 β 羟化酶基因的三种基因型群体的准确率是相等的；基因型中 G 等位基因数量越多，准确率也越高，特别是在最高记忆负荷（3 个目标位置）的条件下。在最高记忆负荷的条件中，GG 等位基因（G 的数量为 2）的个体记忆准确率显著高于 AG 等位基因（G 的数量为 1）和 AA 等位基因（G 的数量为 0）的个体，其效应量为 0. 25，在 Cohen （1988）标准中处于“中等”强度。Parasuraman 等（2005）还使用了一种几乎没有任何空间记忆成分的视觉空间注意任务，并对相同被试进行了测查。在这个任务中，被试成绩的个体差异与多巴胺 β 羟化酶基因变异的关联并不显著。并且，在最高记忆负荷条件中，空间记忆的准确率与该注意任务的成绩并无相关。总的来说，这些发现说明，多巴胺 β 羟化酶基因和空间记忆之间确实存在明显联系。

Parasuraman 等（2005）发现，多巴胺 β 羟化酶上 G 等位基因数量越多，其空间记忆表现也越好。当需要记忆的目标位置最多时，这种效应最为明显。因此，多巴胺 β 羟化酶基因和工作记忆之间的联系在工作记忆系统负荷最大时尤为显著。这些结果与其他研究结果（Parasuraman and Greenwood，2003）都说明，采用分子遗传学分析方法，可以确认认知功能个体差异中基因因素的贡献。此外，这些发现还推动了研究扩展到中年和老年群体，发现了神经递质基因如多巴胺 β 羟化酶与神经元修复基因如载脂蛋白 E （APOE）之间的交互效应（Greenwood et al．，2005；Espeseth et al．，2007）。工作记忆个体差异与多巴胺 β 羟化酶基因之间存在着联系，这是一个很有意思的发现，因为工作记忆能力跟学习效率、政策制定、问题解决以及其他许多认知功能有关，它们都需要大脑执行功能的参与。有关工作记忆容量的个体差异方面的文献资料有很多（Conway and Engle，1996），是一种非常可靠的现象（Klein and Fiss，1999）。在Stroop任务中，较高的工作记忆容量能够更好排除干扰（Kane and Engle，2003）。因此，老年人工作记忆容量越大，对新学习环境的适应能力也可能越好，并且较少依赖任务导向的自上而下的控制功能，来补偿前面讨论过的与年龄有关的加工速度的衰退。此外，在下面章节中会讨论，某些老年人可通过认知训练方法，提高工作记忆能力。

C.7　训练和老化

C.7.1　认知训练

有证据表明，“认知刺激”无论是自己创造的，还是家人给予的，都有可能起到维持老年人认知功能的作用，不然老年人就会因年龄的增长而出现认知功能的下滑（Karp et al．，2004）。Wilson等人（2002）让老年人参与一系列需要认知功能的活动，如听收音机、阅读、玩游戏、看演出等，要求他们给自己的参与水平进行评分。在一组认识测验中，那些自我报告活动参与程度高的个体与参与程度低的个体相比，测验成绩更好。重要的是，纵向研究表明，此类认知刺激也能降低阿尔茨海默病的患病风险。

如果选择特定生活方式维持老年人的认知功能，那么特殊的认知训练能不能也带来同样的效果呢？随着年龄的增长，老年人的许多基本认知功能如加工速度、工作记忆以及长期记忆会有所衰退，这已是众所周知的结论。通过认知训练项目来提高这些功能，一直是研究者颇感兴趣的领域。通常，当老年人出现与年龄相关的认知衰退时，他们会接受特定的认知训练，然后研究者又会设法对相关训练任务进行改进。

C. 7. 2 训练——发展的观点

训练的发展观指出，每个人的生活——从学校走向工作，找一个伴侣，成为父母，不同的职业阶段，处理危机，以及退休等——能够被分成连续的“发展任务”（Lehr, 1986；Kruse, 1999）。这样看来，每个年龄段都有特定的发展任务，且都包括多种相互作用：（1）生理—心理的成熟；（2）社会期望和该年龄段的需求；（3）个人兴趣和学习机会。此外，生命早期的经历和现在的生活状态会共同影响发展潜力的实现（Tippelt, 2002）。

近期，一项以 1958 名 30—49 岁的人为研究对象的大样本纵向研究数据表明，任何形式的教育都会产生广泛的益处（Schuller et al.，2004）。成人的阅读能力和数学能力会对健康行为（吸烟、喝酒、锻炼水平、体质指数）、幸福感（生活满意度、沮丧、一般健康状况）及政治参与度（政治兴趣、选举、公民）产生积极影响。研究已经发现，接受教育能够培养种族宽容度，至少对男性来说是这样（Bynner, Schuller and Feinstein, 2003）。较高的受教育水平与老年加入志愿组织有明显关系。所以与其他人相比，大学生在晚年时期更有可能加入到当地机构中来。接受教育，如积极参加成人教育课程，对行为健康、社会容忍度和积极的公民态度都有促进作用。另一方面，参加休闲性的课程并不能对预防抑郁产生普遍影响。这项纵向研究的结论非常清晰：教育并不只是一个政府措施，它更是提升个人身心健康、营造和谐社会的必要条件（Feinstein et al.，2003）。

这些在成人身上得到的研究结论也可以扩展到老年人中。继续教育的经验表明，对于老年人来说，教育以及先前知识对于多种类型的继续学习非常重要（Becker, Veelken and Wallraven, 2000）。在某种程度上（并不完全），现在流行的“健康老化”观点已经突破了前几十年的“缺陷”模型。这个观点认为，人的能力能够维持到成年后期。虽然学习过程会随着年龄增长而发生变化，但学习能力却能保持不变（Schaie, 2005；Baltes and Staudinger, 2000）。因此，尽管基本感知能力、认知加工过程（如 C. 2 部分所述）及相关脑结构的功能（如 C. 3 和 C. 4 中所述）会随着年龄的增长而衰退，但生命早期习得的知识还是能够很好地被提取出来，运用到新的学习中去。在生命初期获得的知识，不管是在正式的（教育）还是非正式情境下（家庭、学校、工作和社会环境）获得的，都能够为成年时期建立有效的学习策略提供有用的基础知识。这些早期学习的效果还能在成年后期继续产生作用（Kruse，1999）。

此外，自我意识和自我认同也是成人发展的重要组成部分，特别是记忆中的经历和情感内容（与自己相关的记忆）。这些记忆促进了综合发展观的形成，包括生命跨度、脑发育、学习和社会环境以及基因基础等方面。奇怪的是，教育研究者对记忆的情绪性研究非常少（Welzer and Markowitsch，2001，p. 212）。

人的发展需要不仅包括儿童时期和青年时期，还会扩展到整个生命过程。然而，成人会更加关心自己的投入程度，以及学习的内容和形式（Tippelt，2000）。在有关动机的心理学研究中，当一个人轻松地参与到富有挑战性的工作中时，会体验到"舒畅感"（Csikszentmihalyi，1982）和一种"忘我"的喜悦，这种感觉充分体现了学习的兴趣。这个概念也有不同的叫法，White （1995）称之为"高效的感觉"，deCharms （1997）称之为"自我效能感"和"自我决断"，Hechhausen （1989）称之为"行动和目标的统一"。此外，对于所有学习者来说，坚信自我效能和"内部归因"，能对认知能力产生有效的促进作用（Jennings and Darwin，2003）。

有一种特别的方法，即智慧的概念，它是人类发展的终极梦想，而高级智慧知识是很少的。青少年后期和成年早期是智慧知识产生的主要年龄阶段。智慧的本质是面对个人利益和公共利益时思想和德行的完美结合。对智慧最有力的预测因素并不是诸如智力等认知因素（参看 Sternberg，1990）。特殊生活体验（如经常处理复杂生活问题）以及各种个人因素，如开放性、创造性、对信息比较、评价和判断的偏好性等，能够更好地预测智慧水平（Baltes，Gluck and Kunzmann，2002；

Baltes and Staudinger，2000）。

从发展的观点来看，老年人的能力包括许多能力、技巧和兴趣，而不只是独立性的保持。一个人在充满鼓励、支持的环境中，能够保持和重建一种独立的、任务相关的、有意义的生活，使得他们在面对任务和压力时能够积极主动、保持清醒，借助"能力"这个概念，我们就能理解这一点（Kruse，1999，p. 584）。因此，能力的提升通常会与积极的社会和组织环境特征联系在一起。能力丧失也是有可能会发生的，他们需要一种不受限制的、充满支持的环境，并能得到他人和机构的帮助。

能力还与人力资本有联系，它与经济体中的其他资源相似。例如，50岁以上的人的能力其实是工作中的一笔人力资源财富，他们有丰富的服务经验和专业知识，但却未被社会充分利用。人们往往认为，年长雇员不够灵活，由于健康问题也不够稳定，但公司负责人事的人员不仅越来越重视他们宝贵的工作经验、精神毅力、忠诚度和可信赖度，而且非常看重他们良好的决策能力、社交能力和沟通能力（Lahn，2003；Karmel and Woods，2004；Williamson，1997；Wrenn and Maurer，2004）。可以证明，年长雇员的健康问题并不十分普遍，但是如果没有了良好的工作环境，没有了学习机会，能力得不到发挥，那时他们的健康状况才会不断变坏（Baethge and Baethge-Kinsky，2004；Feinstein et al.，2003）。年长雇员教育项目有预防疾病的功效，有助于维持认知能力和身心健康（Lehr，1991；Alterskommission，2005）。但是，为了更好地评价不同培训方法的实证效果，我们需要以更多的纵向研究结果（既包括短期效应，也包括长期结果）为基础。

这种教育方法有一个比较好的案例，它就是"回到45岁"的项目。这个项目对女性非常有吸引力，而且在许多50岁以上的人就业率很低的国家，效果也非常好（Eurostat，2003）。在欧盟国家中，瑞士50岁以上成年人的就业率是最高的，达到75%；比利时是最低的，只有42%。假设在雇用单位中，小部分50岁以上的男性和女性雇员与一般年长雇员的工作潜力不同，那么下面这些要素对于再就业就非常有意义——如果公司能够充分利用年长雇员的工作潜力，并包容他们的弱点（Kruse，2005）：

● 社会交流技巧：在小组中以对话的形式练习交谈，合作与团队工作，实践训练，谈判训练。

● 认知训练：学习和记忆训练、相似认知策略的应用、新问题解决能力的培养、综合思维与概念思维的培养、拟订计划的训练。

● 信息与通信技术的相关知识：主动寻找相关信息，交流和储存知识。

● 增加实践经验和实习经历：知识的转换、动机的增强、自信的提升。

● 有关劳动力市场和新工作角色的一般知识：再就业策略、后半生的工作展望以及家庭和工作中的双重角色。

这些相关课程还会产生各种认知和社会效应，例如，人的专注能力、处理事情的速度以及交谈的能力都会得到提高。在神经官能症患者身上，还能观察到提升健康的效应，即恐惧、易怒、抑郁情绪、脆弱等症状都会显著降低；由于精神力量得到提高，病人也能更好地处理各种日常的冲突、危机和紧张。因此，对这些方法的评价当然是肯定的，但只有在良好的社会环境中，它的效果才最好。

总的来说，我们能观察到——有代表性的成人教育研究也证明了（Barz and Tippelt，2004）——在终身学习中，特别是专业发展方面，由于教育程度、工作相关的资格、工作状态、性别、国籍、年龄、生活方式等因素都会产生显著的影响，因而存在显著的不平等现象，因此，创建以目标群体为导向的特定环境是很有必要的。在实验研究中，人们常常说到学习和教育的障碍问题，但很少说到与老年人的基本学习能力有什么关系，相反，他们热烈地探讨继续教育的“供给和机会的结构”问题。随着年龄的增长，继续教育特别是与工作相关的继续教育，参与程度会大幅减少。从学习理论的角度来看，继续教育这种与年龄相关的参与度减少并不成立——一个例外就是许多年长的学者一直维持甚至增加他们的进修参与度。现在，许多公司依然不会通过继续教育的做法帮助老年人融入到集体中来，这是一个普遍存在的现实，但与发展和学习研究的观点是矛盾的。

C.8 为成人创造积极的学习环境

学习环境的条件和具体教学设置需要考虑学习理论、成人教学法以及老年医学的观点。这对成人的学习意味着什么呢？这里涉及三个重要的现代学习概念：能力本位的学习、建构主义学习和情境学习。

C.8.1 能力本位的学习：问题解决的准备

“胜任力”（competence）这个词是从继续教育中有关职业培训的重要资质的争论中提出来的（Achatz and Tippelt, 2001），但是从那以后便受到学校教育和继续教育的采纳。特别是在国际教育比较（OECD, 2004；OECD PISA survey）和国际教育标准的制订中，人们引进了这个词，并用它来界定教育目标。Weinert （2001）的定义有助于大家的理解，他把胜任力理解为“**能够解决某一问题的认知能力和技巧，并且能够在变化的环境中充分利用动机、意志、社会意愿和社会能力成功地解决问题**”（ibid, p. 27f）。因此，胜任力已被当作成功学习的标尺，反过来教育也把培养胜任力当作目标。要实现这个目标，首先需要教师和学习者重新审视自己的角色定位，学习者应当参与更多的活动，增强自主性，并对自己负责，教师们则应当发挥更多的协助作用，如陪伴、支持和反馈等（Achatz and Tippelt 2001, p. 124f）。为了提高胜任力，建议在课堂中引入各种不同的学习内容，引入有意义的活动和实际问题，把学习内容和现实情境联系起来。除此之外，还应当重视学习者个人的独立性和学习者之间的合作，而且需要关注方法上的多样性。从这个角度看，基于项目的学习，如公司运作教育模型，是特别有效的。

C.8.2 建构主义学习：利用主观经验

查阅过去几十年人们对学习过程的各种理论探讨后，我们会发现其中两个神经生物学家被看作是建构主义学习哲学的奠基人：Maturana

和 Varela (Siebert, 1998)。他们的主要思想是建构主义学习理论的基石，这些理论也在现代脑科学研究中得到了证实（例如，Spitzer, 2002；Siebert and Roth, 2003）。

总的来说，从建构主义观点来看，学习永远是个人事件，并以经验为基础。新的知识总是从已有的知识中衍生出来，并会导致已有知识的转换和变化。知识的扩展来源于新的经验，也源于与人交往过程中自我认知结构的重要转变。学习机会的构建可从以下几点做起（Tippelt and Schmidt, 2005）：

● 知识的建构不能只由教师发起，学习者也有责任。教师只是负责提供学习资源，并营造刺激学习的环境（讲解式教学也很重要，但不是主导性的）。

● 社会交流可以促进学习，因此需要加强。

● 同样，问题导向的学习也很好，可以产生应用型知识。

● 新的学习内容应当源于个体原有的知识。例如，可根据建构主义原则组织班级，鼓励学习者事先理清自己的经验、观点和看法。

在过去几年里，越来越多的神经科学研究结果开始关注教育学领域的观点，并对这些观点进行了补充和发展——这并不只是一种时髦（Stern, 2004；Pauen, 2004）。神经生物学研究表明，脑的构建过程主要发生在儿童时期和青少年时期。但是，脑的结构和功能变化会一直持续到成年时期，甚至贯穿整个生命时期，虽然程度不如生命早期（患上老年痴呆症的情况除外）。随着年龄的增长，加工效率会发生与年龄相关的变化，学习新材料的时间也会越来越长；同时，已有的知识也会变得越来越分化，越来越精确（Spitzer, 2002；本文 C. 4 and C. 5）。脑科学研究者指出，注意、动机和情感在成功学习中起着重要作用，这也验证了教育学研究的结论（Singer, 2002）。

一般来说，学习的发生与意义的建构有关。学习是通过对感官印象的解释而发生的。通过这种方式，意义被建构起来，也使得神经元之间建立起新的突触，进而产生了学习（Roth, 2004）。神经生物学研究的结果补充和支持了建构主义学习研究的主要观点，并同时将注意力吸引到组织合适的学习环境上来。这也是教师的主要工作。提供促进学习的条件和充足的小组学习氛围，并辅以积极的、恰当的教师讲解，会比板书的形式和技术更加重要。

C. 8. 3 情境学习：学习环境的组织

有了建构主义学习理论，许多针对学习和知识建构而发展起来的学习方法都变得更加精确了。这里我们来探讨其中的一种，它强调学习发生情境的意义。这种方法有良好的学习理论基础，且已被多次转化成实际的学习概念。

知识总是在特定背景中获得的，不能脱离学习时所处的情境，情境学习法就是建立在这个观点之上的。学习情境和应用情境越相似，知识就越能成功地转化为行为。但是，成人——不像儿童和青少年——其主要学习环境并不在学校，而是在公司或机构。这里他们需要将所学的内容付诸实践。这是成人学习的一个优点，也符合情境学习的建议。建立知识与应用情境的联系，这一点十分重要。它能促进多种学习策略的形成，从产生对问题的多角度审视（认知多样性），一步一步地形成独立的问题解决方法（认知学徒），并最终能够应对各种复杂的问题（抛锚式教学）。下面我们将对后两种策略依次展开讨论（Tippelt and Schmidt, 2005）。

认知学徒方法与传统的商业培训有很强的联系，它引导学习者从顺着教学顺序一步一步发展到独立解决问题的能力。这些学习者一开始就要面对各种复杂问题，如何解决这些问题？专家们会先给他们示范。第二步的时候，学习者才会自行解决问题，同时会有专家或教师在一旁指导。随着学习过程的推进，专家的指导逐步减少。到学习的最后阶段，专家就只是一个观察者了。这种方法的行为过程并不完全以学习者的问题解决策略为导向，它鼓励学习者对自己的行为过程进行评价，在学习过程中形成实践问题的解决策略。

抛锚式教学策略也是一种有效的策略。这个方法会将学习内容融入到真实的复杂问题中去，以便提高学习者独立分析问题的能力，这是一种探索性的学习方法。日常生活和经历中的问题都是真实的、复杂的，不仅局限于与解决方法有关的信息，还包括如何从所有信息中过滤出属于这个任务的准确信息。在这个过程中，你会明显感觉到这不是以教师为中心的课程，它需要一种自我驱动的学习方式。无论是成年人，还是年轻人，都会如此。与此同时，教师起着调节和支持的作用，有时候也会给予清晰的指导（Tippelt and Schmidt，2005）。经过重复实践之后，学习者就能对各种不同任务和解决方案进行分类，形成一般的问题解决策略，并最终发展出完整的问题解决模式。

总的来说，成人教育有很多学习策略。但是我们必须注意，老化过程中任务优先级和学习策略都有可能发生变化。为了补偿基本认知功能下降的不足，老年人会利用更丰富的语言和经历这类世界知识来帮助他们解决问题。认知改变和学习过程有着很大的个体差异——最重要的是，对于成年人学习来说，脑仍然具有可塑性，而且会一直保持到成年晚期。

C. 9　展望未来

了解了社会科学和神经科学有关学习的知识之间的区别之后，我们可以得出一些明显的结论：认知功能存在年龄差异；智力水平是逐步发展的，具有先天的可塑性；一种有效的、有意义的学习策略需要脑科学研究和教育科学两方面的知识。然而，神经科学、教育科学及其他更为广泛的社会科学都有它们自己的研究范围、不同观点和语言，将来需要从更深层、更有意义的角度来理解能力本位的学习——同时把这两方面的观点都考虑进来。

对于老年社会中特定学习群体的各种局限和学习问题，尤其需要多学科的合作。对于学习研究来说，老年学习者身体、心理的健康和良好的社会关系是一个巨大的挑战。脑科学研究能够告诉我们，早期的学习能够改善晚年的学习效率，这是教育科学和心理学所不能解释的。通过分析脑的能力和局限，脑科学研究和教育科学能更好地解释为什么某些学习环境能够提高成年人的学习效率，而有些却不行。

从有关社会和个人的积极观点来看，有一个问题：用什么方法才能充分利用老龄化和年龄的潜力从而造福下一代？老年社会潜力的提升和利用是建立在代际之间的交流之上的，因为只有在代际之间团结互助的社会中，学习才有意义（Tippelt，2000）。例如，在公司中，工作和学习团队的人员结构必须平衡，包含所有年龄群体，这样做是有好处的，但需要通过研究让其更为明晰。人们需要付出更多的努力，使从工作到退休的转换更加灵活，因为老年人的认知和动机潜力具有很大个体差异。当然，我们还必须重视对差异学习的研究，它有利于提高人的能力，并对整个生命过程进行考虑，这个问题将是脑科学研究和教育科学所面临的持续性挑战。

参考文献

Achatz, M. and R. Tippelt (2001), "Wandel von Erwerbsarbeit und Begründungen kompetenzorientierten Lernens im internationalen Kontext", in A. Bolder, W. Heinz and G. Kutscha (eds.), *Deregulierung der Arbeit—Pluralisierung der Bildung*? Leske and Budrich, Opladen, pp. 111 – 127.

Achtenhagen, F. and W. Lempert (eds.) (2000), *Lebenslanges Lernen im Beruf—Seine Grundlegung im Kindesund Jugendalter*, Bd. 1 – 5, Leske and Budrich, Opladen.

Alterskommission (2005), "Zusammenfassung wesentlicher Thesen des Fünften Altersberichts", Berlin.

Baethge, M. and V. Baethge-Kinsky (2004), *Der ungleiche Kampf um das lebenslange Lernen*, Waxmann, Münster/New York/München and Berlin.

Ball, K., D. B. Berch, K. Helmers, J. Jobe, M. Leveck, M. Marsiske, J. Morris, G. W. Rebok, D. M. Smith, S. L. Tennstedt, F. Unverzagt and S. Willis (2002), "Effects of Cognitive Training Interventions with Older Adults. A Randomized Controlled Trial", *JAMA* 288, pp. 2271 – 2281.

Baltes, P. B. (1993), "The Aging Mind: Potential and Limits", *The Gerontologist*, Vol. 33/5, pp. 580 – 594.

Baltes, P. B. (2003), "Das hohe Alter—mehr Bürde als Würde?", MaxPlanckForschung, Vol. 2, pp. 15 – 19.

Baltes, P. B., J. Glück and U. Kunzmann (2002), "Wisdom: Its Structure and Function in Successful Lifespan Development", C. R. Snyder and S. J. Lopez (eds.), *Handbook of*

Positive Psychology, Oxford University Press, New York, pp. 327 – 350.

Baltes, P. B. and U. Lindenberger (1997), "Emergence of a Powerful Connection between Sensory and Cognitive Functions across the Adult Life Span: A New Window to the Study of Cognitive Aging?", *Psychology and Aging*, Vol. 12 (1), pp. 12 – 21.

Baltes, P. B. and U. M. Staudinger (2000), "Wisdom: A Metaheuristic (pragmatic) to Orchestrate Mind and Virtue toward Excellence", *American Psychologist*, Vol. 55, pp. 122 – 136.

Bartzokis, G., J. L. Gummings, D. Sultzer, V. W. Henderson, K. H. Nuechterlein and J. Mintz (2003), "White Matter Structural Integrity in Healthy Aging Adults and Patients with Alzheimer Disease: A Magnetic Resonance Imaging Study", *Archives of Neurology*, Vol. 60 (3), pp. 393 – 398.

Barz, H. and R. Tippelt (eds.) (2004), *Weiterbildung und soziale Milieus in Deutschland*, Bd. 1 u. 2, Bertelsmann, Bielefeld.

Becker, S., L. Veelken and K. P. Wallraven (eds.) (2000), *Handbuch Altenbildung. Theorien und Konzepte für Gegenwart und Zukunft*, Leske and Budrich, Opladen.

Bransford, J. D., A. L. Brown and R. R. Cocking (2004), *How People Learn: Brain, Mind, Experience, and School*, Expanded Edition, National Academy Press, Washington DC.

Bruer, J. T. (1997), "Education and the Brain: A Bridge too Far", *Educational Researcher*, Vol. 26 (8), pp. 4 – 16.

Bynner, J., T. Schuller and L. Feinstein (2003), "Wider Benefits of Education: Skills, Higher Education and Civic Engagement", *Z. f. Päd.*, 49. Jg., Vol. 3, pp. 341 – 361.

Cabeza, R. (2002), "Hemispheric Asymmetry Reduction in Older Adults: The HAROLD Model", *Psychology and Aging*, Vol. 17 (1), pp. 85 – 100.

Cabeza, R., L. Nyberg and D. C. Park (2005), *Cognitive Neuroscience of Aging*, Oxford University Press, New York.

Cattell, R. B. (1963), "Theory of Fluid and Crystallized Intelligence: A Critical Experiment", *Journal of Educational Psychology*, Vol. 54, pp. 1 – 22.

Cohen, J. (1988), *Statistical Power Analysis for the Behavioral Sciences* (2nd ed.), Lawrence Erlbaum Associates, Hillsdale, New Jersey.

Colcombe, S. J. and A. Kramer (2002), "Fitness Effects on the Cognitive Function of Older Adults: A Meta Analytic Study", *Psychological Science*, Vol. 14, pp. 125 – 130.

Colcombe, S. J., A. Kramer, K. I. Erickson and P. Scalf (2005), "The Implications of Cortical Recruitment and Brain Morphology for Individual Differences in Inhibitory Function in Aging Humans", *Psychology and Aging*, Vol. 20, pp. 363 – 375.

Courchesne, E., H. J. Chisum, J. Townsend, A. Cowles, J. Covington, B. Egaas *et al.*

(2000), "Normal Brain Development and Aging: Quantitative Analysis at In Vivo MR Imaging in Healthy Volunteers", *Radiology*, Vol. 216, pp. 672 – 681.

Csikszentmihalyi, M. (1982), "Towards a Psychology of Optimal Experience", R. Gross (ed.), *Invitation to Life-long Learning*, Fowlett, New York, pp. 167 – 187.

DeCharms, R. (1976), *Enhancing Motivation: Change in the Classroom*, Irvington, New York.

Deci, E. L. and R. M. Ryan (1985), *Intrinsic Motivation and Self-determination in Human Behavior*, Plenum Press, New York.

Dobbs, A. R. and B. G. Rule (1989), "Adult Age Differences in Working Memory", *Psychology and Aging*, Vol. 4 (4), pp. 500 – 503.

Erikson, E. (1966), *Identität und Lebenszyklus*, Frankfurt.

Eriksson, P. S., E. Perfilieva, T. Björk-Eriksson, A. M. Alborn, C. Nordborg, D. A. Peterson and F. H. Gage (1998), "Neurogenesis in the Adult Human Hippocampus", *Nature Medicine*, Vol. 4, pp. 1313 – 1317.

Espeseth, T., P. M. Greenwood, I. Reinvang, A. M. Fjell, K. B. Walhovd, L. T. Westlye, E. Wehling, A. Astri Lundervold, H. Rootwelt and R. Parasuraman (2007), "Interactive Effects of APOE and CHRNA4 on Attention and White Matter Volume in Healthy Middle-aged and Older Adults", *Cognitive, Behavioral, and Affective Neuroscience.*

Feinstein, L., C. Hammond, L. Woods, J. Preston and J. Bynner (2003), "The Contribution of Adult Learning to Health and Social Capital. Wider Benefits of Learning Research", Report 8, Center of Research on the Wider Benefits of Learning, London.

Good, C. D., I. S. Johnsrude, J. Ashburner, R. N. A. Henson, K. J. Friston and R. S. J. Frackowiak (2001), "A Voxel-based Morphometric Study of Aging in 465 Normal Adult Human Brains", *Neuroimage*, Vol. 14, pp. 21 – 36.

Grady, C. L., J. M. Maisog, B. Horwitz, L. G. Ungerleider, M. J. Mentis and J. A. Salerna (1994), "Age-related Changes in Cortical Blood Flow Activation during Visual Processing of Faces and Location", *Journal of Neuroscience*, Vol. 14, pp. 1450 – 1462.

Grady, C. L., A. R. McIntosh and F. I. Craik (2003), "Age-related Differences in the Functional Connectivity of the Hippocampus during Memory Encoding", *Hippocampus*, Vol. 13 (5), pp. 572 – 586.

Greenwood, P. M. and R. Parasuraman (1994), "Attentional Disengagement Deficit in Nondemented Elderly over 75 Years of Age", *Aging and Cognition*, Vol. 1 (3), pp. 188 – 202.

Greenwood, P. M. and R. Parasuraman (1999), "Scale of Attentional Focus in Visual Search", *Perception and Psychophysics*, Vol. 61, pp. 837 – 859.

Greenwood, P. and R. Parasuraman (2003), "Normal Genetic Variation, Cognition, and Aging", *Behavioral and Cognitive Neuroscience Reviews*, Vol. 2, pp. 278 – 306.

Greenwood, P. M., C. Lampert, T. Sunderland and R. Parasuraman (2005), "Effects of Apolipoprotein E. Genotype on Spatial Attention, Working Memory, and their Interaction in Healthy, Middle-aged Adults: Results from the National Institute of Mental Health's BIOCARD Study", *Neuropsychology*, Vol. 19 (2), pp. 199 - 211.

Greenwood, P. M., T. Sunderland, J. Friz and R. Parasuraman (2000), "Genetics and Visual Attention: Selective Deficits in Healthy Adult Carriers of the 4 Allele of the Apolipoprotein E. Gene", *Proceedings of the National Academy of Science*, Vol. 97, pp. 1661 - 1666.

Gropengieβer, H. (2003), "Lernen und Lehren: Thesen und Empfehlungen zu einem professionellen Verständnis", Report 3/2003, Literatur und Forschungsreport Weiterbildung, Gehirn und Lernen, pp. 29 - 39.

Guttmann, C. R., F. A. Jolesz, R. Kikinis, R. J. Killiany, M. B. Moss and T. Sandor (1998), "White Matter Changes with Normal Aging", *Neurology*, Vol. 50, pp. 972 - 981.

de Haan, M. and M. Johnson (eds.) (2003), "The Cognitive Neuroscience of Development", *Psychology Press*, Hove.

Heckhausen, H. (1989), *Motivation und Handeln*, Springer, Heidelberg.

Hedden, T., G. J. Lautenschlager and D. C. Park (2005), "Contributions of Processing Ability and Knowledge to Verbal Memory Tasks across the Adult Lifespan", *Quarterly Journal of Experimental Psychology*.

Jennings, J. M. and A. L. Darwin (2003), "Efficiacy Beliefs. Everyday Behavior, and Memory Performance among Elderly Adults", *Educational Gerontology*, Vol. 29, pp. 34 - 42.

Jernigan, T. L., S. L. Archibald, C. Fennema-Notestine, A. C. Gamst, J. C. Stout and J. Bonner (2001), "Effects of Age on Tissues and Regions of the Cerebrum and Cerebellum", *Neurobiology of Aging*, Vol. 22, pp. 581 - 594.

Johnson, M., Y. Munakata and R. O. Gilmore (eds.) (2002), *Brain Development and Cognition—A Reader*, Blackwell, Oxford.

Karmel, T. and D. Woods (2004), "Lifelong Learning and Older Workers", NCVER, Adelaide.

Kemper, T. (1994), "Neuroanatomical and Neuropathological Changes in Normal Aging and in Dementia", in M. L. Albert (ed.), *Clinical Neurology of Aging* (2nd edition), Oxford University Press, New York.

Keyfitz, N. (1990), *World Population Growth and Aging: Demographic Trends in the Late Twentieth Century*, University of Chicago Press, Chicago, IL.

Kruse, A. (1997), "Bildung und Bildungsmotivation im Erwachsenenalter", in F. E. Weinert and H. Mandl (eds.), *Psychologie der Erwachsenenbildung*, Hogrefe, Göttingen, pp. 115 - 178.

Kruse, A. (1999), "Bildung im höheren Lebensalter. Ein aufgaben-, kompetenz- und motivationstheoretischer Ansatz", in R. Tippelt (ed.), *Handbuch der Erwachsenenbildung/Weiterbildung*, Leske and Budrich, Opladen, pp. 581 – 588.

Kruse, A. (2005), "Qualifizierungsmaβnahmen für Wiedereinsteigerungen in den Beruf", Heidelberg (unveröffentl. Manuskript).

Kruse, A. and G. Rudinger (1997), "Lernen und Leistung im Erwachsenenalter", in F. E. Weinert and H. Mandl (eds.), *Psychologie der Erwachsenenbildung*, Hogrefe, Göttingen, pp. 46 – 85.

Lahn, L. C. (2003), "Competence and Learning in Late Career", *European Educational Research Journal*, Vol. 2/1, pp. 126 – 140.

Lehr, U. (1986), "Aging as Fate and Challenge", in H. Häfner, G. Moschel and N. Sartorius (eds.), *Mental Health in the Elderly*, Heidelberg, pp. 57 – 77.

Lehr, U. (1991), *Psychologie des Alterns* (7th edition), Heidelberg.

Leibniz-Gemeinschaft (2005), "Wie wir altern: Megathema Alternsforschung", *Journal der LeibnizGemeinschaft*, pp. 6 – 13.

Lerner, R. M. (2002), "Concepts and Theories of Human Development", Lawrence Erlbaum, Malwah, NJ.

Li, K. Z., U. Lindenberger, A. M. Freund and P. B. Baltes (2001), "Walking while Memorizing: Age-related Differences in Compensatory Behavior", *Psychological Science*, Vol. 12 (3), pp. 230 – 237.

Lindenberger, U., H. Scherer and P. B. Baltes (2001), "The Strong Connection between Sensory and Cognitive Performance in Old Age: Not Due to Sensory Acuity Reductions Operating during Cognitive Assessment", *Psychology and Aging*, Vol. 16 (2), pp. 196 – 205.

Madden, D. J., T. G. Turkington, R. E. Coleman, J. M. Provenzale, T. R. DeGrado and J. M. Hoffman (1996), "Adult Age Differences in Regional Cerebral Blood Flow during Visual Work Identification: Evidence from H2 15O PET", *Neuroimage*, Vol. 3, pp. 127 – 142.

Madden, D. J., W. L. Whiting, J. M. Provenzale and S. A. Huettel (2004), "Age-related Changes in Neural Activity during Visual Target Detection Measured by fMRI", *Cerebral Cortex*, Vol. 14 (2), pp. 143 – 155.

Nelson, C. A. and M. Luciana (eds.) (2001), *Handbook of Developmental Cognitive Neuroscience*, MIT Press, Cambridge, MA.

OECD (2002), *Understanding the Brain: Towards a New Learning Science*, OECD, Paris.

OECD (2004), *Education at a Glance: OECD Indicators*, OECD, Paris.

OECD (2005), *Aging and Employment Policies: United States*, OECD, Paris.

Parasuraman, R., P. M. Greenwood, R. Kumar and J. Fossella (2005), "Beyond Heritability:

Neurotransmitter Genes differentially Modulate Visuospatial Attention and Working Memory", *Psychological Science*, Vol. 16(3), pp. 200 – 207.

Parasuraman, R., P. M. Greenwood and T. Sunderland (2002), "The Apolipoprotein E Gene, Attention, and Brain Function", *Neuropsychology*, Vol. 16, pp. 254 – 274.

Park, D. C., G. Lautenschlager, T. Hedden, N. Davidson, A. D. Smith and P. Smith (2002), "Models of Visuospatial and Verbal Memory across the Adult Life Span", *Psychology and Aging*, Vol. 17 (2), pp. 299 – 320.

Park, D. and N. Schwarz (1999), *Cognitive Aging: A Primer*, Psychology Press, Hove.

Pate, G., J. Du and B. Havard (2004), "Instructional Design-Considering the Cognitive Learning Needs of Older Learners", *International Journal of Instructional Technology and Distance Learning*, Vol. 1/5, pp. 3 – 8.

Pauen, S. (2004), "Zeitfenster der Gehirn-und Verhaltensforschung: Modethema oder Klassiker?", *Z. f. Päd.*, 50*Jg.*, Vol. 4, pp. 521 – 530.

Pillay, H., G. Boulton-Lewis, L. Wilss and C. Lankshear (2003), "Conceptions of Work and Learning at Work: Impressions from Older Workers", *Studies in Continuing Education*, Vol. 25/1, pp. 95 – 111.

Raz, N., U. Lindenberger, K. M. Rodriue, K. M. Kennedy, D. Head and A. Williamson (2005), "Regional Brain Changes in Aging Healthy Adults: General Trends, Individual Differences and Modifiers", *Cerebral Cortex*, Vol. 15 (11), pp. 1676 – 1689.

Resnick, S. M., D. L. Pham, M. A. Kraut, A. B. Zonderman and C. Davatzikos (2003), "Longitudinal Magnetic Resonance Imaging Studies of Older Adults: A Shrinking Brain", *Journal of Neuroscience*, Vol. 23 (8), pp. 3295 – 3301.

Rosen, A. C., M. W. Prull, R. O'Hara, E. A. Race, J. E. Desmond, G. H. Glover, J. A. Yesavage and J. D. E. Gabrieli (2002), "Variable Effects of Aging on Frontal Lobe Contributions to Memory", *Neuroreport*, Vol. 13, pp. 2425 – 2428.

Rossi, S., C. Miniussi, P. Pasqualetti, C. Babiloni, P. M. Rossini and S. F. Cappa (2004), "Age-related Functional Changes of Prefrontal Cortex in Long-term Memory: A Repetitive Transcranial Magnetic Stimulation Study", *Journal of Neuroscience*, Vol. 24 (36), pp. 7939 – 7944.

Roth, G. (2004), "Warum sind Lehren und Lernen so schwierig?", *Z. f. Päd.*, 50. *Jg.*, Vol. 4, pp. 496 – 506.

Rypma, B. and M. D'Esposito (2000), "Isolating the Neural Mechanisms of Age-related Changes in Human Working Memory", *Nature Neuroscience*, Vol. 3 (5), pp. 509 – 515.

Saczynski, J. S., S. L. Willis and K. W. Schaie (2002), "Strategy Use in Reasoning Training with Older Adults", *Aging Neuropsychology and Cognition*, Vol. 9/1, pp. 48 – 60.

Salthouse, T. A. (1996), "The Processing-speed Theory of Adult Age Differences in

Cognition", *Psychological Review*, Vol. 103, pp. 403 – 428.

Schaie, K. W. (2005), "Developmental Influences on Adult Intelligence. The Seattle Longitudinal Study", University Press, Oxford.

Schuller, T., J. Preston, C. Hammond, A. Brassett-Grundy and J. Bynner (eds.) (2004), *The Benefits of Learning. The Impact of Education on Health, Family Life and Social Capital*, Routledge Farmer, London.

Shors, T. J., G. Miesegaes, A. Beylin, M. Zhao, T. Rydel and E. Gould (2001), "Neurogenesis in the Adult is Involved in the Formation of Trace Memories", *Nature*, Vol. 410, pp. 372 – 376.

Siebert, H. (1998), *Konstruktivismus: Konsequenzen für Bildungsmanagement und Seminargestaltung*, Schneider, Frankfurt a. M.

Siebert, H. and G. Roth (2003), "Gespräch über Forschungskonzepte und Forschungsergebnisse der Gehirnforschung und Anregungen für die Bildungsarbeit", *Report* 3, *Literatur-und Forschungsreport Weiterbildung*, Gehirn und Lernen, pp. 14 – 19.

Singer, W. (2002), *Der Beobachter im Gehirn*, Suhrkamp, Frankfurt a. M.

Snowdon, D. A., S. J. Kemper, J. A. Mortimer, L. H. Greiner, D. R. Wekstein and W. R. Markesbery (1996), "Linguistic Ability in Early Life and Cognitive Function and Alzheimer's Disease in Late Life. Findings from the Nun Study", *Journal of the American Medical Association*, Vol. 275, pp. 528 – 532.

Sowell, E. R., B. S. Peterson, P. M. Thompson, S. E. Welcome, A. L. Henkenius and A. W. Toga (2003), "Mapping Cortical Change across the Human Life Span", *Nature Neuroscience*, Vol. 6 (3), pp. 309 – 315.

Spitzer, M. (2000), "Geist, Gehirn and Nervenheilkunde. Grenzgänge zwischen Neurobiologie", *Psychopathologie und Gesellschaft*, Schattauer, New York.

Spitzer, M. (2002), *Lernen. Gehirnforschung und die Schule des Lebens*, Spektrum Akademischer Verlag, Heidelberg.

Spitzer, M. (2004), *Selbstbestimmen. Gehirnforschung und die Frage: Was sollen wir tun?*, Spektrum Akademischer Verlag, Heidelberg.

Stern, E. (2004), "Wie viel Hirn braucht die Schule? Chancen und Grenzen einer neuropsychologischen Lehr-Lern-Forschung", *Z. f. Päd*, 50. *Jg.*, Vol. 4, pp. 531 – 538.

Stern, E., R. Grabner, R. Schumacher, C. Neuper and H. Saalbach (2005), "Lehr-Lern-Forschung und Neurowissenschaften: Erwartungen, Befunde und Forschungsperspektiven", Bildungsreform Bd. 13, BMBF, Berlin.

Sternberg, R. J. (1990), *Wisdom: Its Nature, Origin, and Development*, Cambridge University Press, New York.

Thomae, H. (1970), "Theory of Aging and Cognitive Theory of Personality", *Human Development* 13, pp. 1 – 16.

Tippelt, R. (1999) (ed.), *Handbuch Erwachsenenbildung/Weiterbildung*, Leske and Budrich, Opladen.

Tippelt, R. (2000), "Bildungsprozesse und Lernen im Erwachsenenalter. Soziale Integration und Partizipation durch lebenslanges Lernen", D. Benner and H. -E. Tenorth (eds.), *Bildungsprozesse und Erziehungsverhältnisse im 20. Jahrhundert, Z. f. Päd.*, Vol. 42, Beiheft, Beltz, Weinheim, pp. 69 - 90.

Tippelt, R. (2002) (ed.), *Handbuch Bildungsforschung*, Verlag für Sozialwissenschaften, Wiesbaden.

Tippelt, R. (2004), "Lernen ist für Pädagogen keine Blackbox: Basiselemente einer pädagogisch konzipierten Lerntheorie", *Grundlagen der Weiterbildung*, Vol. 3/15, pp. 108 - 110.

Tippelt, R. and B. Schmidt (2005), "Was wissen wir über Lernen im Unterricht?", *Pädagogik*, Vol. 3, pp. 6 - 11.

Walhovd, K. B., A. M. Fjell, I. Reinvang, A. Lundervold, A. M. Dale and D. E. Eilertsen (2005), "Effects of Age on Volumes of Cortex, White Matter and Subcortical Structures", *Neurobiology of Aging*, Vol. 26 (9), pp. 1261 - 1270.

Wechsler, D. (1939), *The Measurement and Appraisal of Adult Intelligence*, Williams and Wilkens, Baltimore.

Weinert, F. E. (2001), "Vergleichende Leistungsmessung in Schulen-eine umstrittene Selbstverständlichkeit", *Leistungsmessungen in Schulen*, Beltz, Weinheim, pp. 17 - 31.

Weinert, F. E. and H. Mandl (1997) (ed.), *Psychologie der Erwachsenenbildung*, Hogrefe, Göttingen.

Welzer, H. and H. J. Markowitsch (2001), "Umrisse einer interdisziplinären Gedächtnisforschung", *Psychologische Rundschau*, Vol. 52 (4), pp. 205 - 214.

White, R. W. (1959), "Motivation Reconsidered: The Concept of Competence", *Psychological Review*, Vol. 66, pp. 297 - 333.

WHO (2003), *Gender, Health, and Aging*, World Health Organization, Geneva, Switzerland.

Williamson, A. (1997), "You Are Never too Old to Learn! Third-Age Perspectives on Lifelong Learning", *International Journal of Lifelong Education*, Vol. 16/3, pp. 173 - 184.

Wilson, R. S., C. F. Mendes De Leon, L. L. Barnes, J. A. Schneider, J. L. Bienias, D. A. Evans *et al.* (2002), "Participation in Cognitively Stimulating Activities and Risk of Incident Alzheimer Disease", *JAMA*, Vol. 287 (6), pp. 742 - 748.

Wrenn, K. A. and T. J. Maurer (2004), "Beliefs about older Workers Learning and Development Behaviour in Relation to Beliefs about Malleability of Skills, Age-Related Decline, and Control", *Journal of Applied Social Psychology*, Vol. 34/2, pp. 223 - 242.

附录 脑成像技术

神经科学研究技术多种多样，包括一些损伤性处理手段，比如采用神经外科手术的方法。然而，现在最著名的、应用最广泛的是无创性脑成像技术。脑成像工具大体可以分成两类：一类提供高空间分辨率的大脑活动信息；一类提供高时间分辨率的大脑活动信息。在提供高空间分辨率脑活动信息的工具中，最有名的是正电子发射断层成像技术（PET）和功能磁共振成像技术（fMRI）。正电子发射断层成像技术使用放射性同位素，通过监测氧气、葡萄糖使用情况的变化和脑血流变化来检测脑的活动。功能磁共振成像技术利用无线电频率和磁场来分辨血红蛋白浓度的变化（见框 A）。这两种技术都需要被试保持静止，从而获得精确的图像。

需要注意的一点是测量到的信号，即氧的变化，是由身体自然产生的，而不需要注射药物。这表明这是一种无创处理，不像其他形式的脑成像，如正电子发射断层成像技术就需要注射放射性材料。这意味着功能磁共振成像技术在扫描儿童的脑时非常安全，而且能够在同一个人身上重复好几次——这表明如今我们能够观察到训练、干预等的影响了。第二点需要注意的是，测量到的信号是对脑活动的一种间接测量，尽管我们推断它可以代表脑的神经活动。这是这种方法的一个重要局限，因为目前直接测量神经活动的主要方法仍然仅限于动物研究。

因为正电子发射断层成像技术和功能磁共振成像技术可以提供毫米级的空间分辨率，但是时间分辨率只有秒级，这些技术非常适合测量相对长时间的认知任务中脑活动的变化。另一项技术，经颅磁刺激

(TMS) 用来暂时阻断脑功能（几秒钟），从而在有限的脑区找出脑活动的相对应位置。虽然如此，数学计算或者阅读的加工处理会涉及多个加工过程，这些过程都发生在几毫秒之内。因为这个原因，正电子发射断层成像技术和功能磁共振成像技术都能够定位阅读或数学活动发生的区域，但是不能阐明这些活动中心理过程的动态交互作用。

其他一些理论提供了精确到毫秒的时间分辨率，但是它们的空间分辨率却是粗糙的，只能提供厘米级的数据。这些技术适用于在心理活动期间测量脑皮层的电场或磁场。在这些工具中有脑电图（EEG）、事件相关电位（ERP）以及脑磁图（MEG）。脑电图、事件相关电位将电极安放在头皮表面特定区域。由于使用简便，这两种技术经常能够成功地应用在儿童身上。脑磁图在液氦的温度下利用超导量子发射装置（SQUIDs）。在这些工具的帮助下，我们能够在认知活动期间精确测量脑活动从而获得毫秒级的数据。

框 A　什么是功能磁共振成像技术?

功能磁共振成像技术是标准的核磁共振成像技术的变体，可以让我们了解脑的功能。比如，标准的核磁共振成像技术，可以让我们用来观察膝盖、后背和脑以及身体的其他软组织。这跟 X 射线是相反的，例如，X 射线让我们看到骨头和钙化物。因此，核磁共振成像技术能让我们看到韧带和肌腱以及身体内的其他软组织，包括脑这个完完全全的软组织。既然功能磁共振成像技术是核磁共振成像技术的变体，那么它就具有与核磁共振成像技术相同的优点和缺点。有些缺点跟所有核磁共振成像技术一样：（1）你必须尽可能地保持静止；（2）如果你患有幽闭恐惧症，将很难忍受这么小的管道；（3）很吵。任何体验过标准核磁共振成像技术的人都体验过这些特点，功能磁共振成像技术也是这样。标准的磁共振成像技术的工作原理是由于我们身体中的不同组织在磁场特征方面有细微的差别，核磁共振成像技术中的磁场能够让这些组织产生不同的反应，然后借助计算机技术可以将这些不同的磁刺激反应形成图片。借助功能磁共振成像技术，我们可以利用如下事实：氧气和它的载体血红蛋白具有磁性，可以对磁场作出反应。这给我们提供了测量脑功能的方法，因为神经元在使用更多氧气时会更活跃，从而发出与其他不够活跃的地方不同的磁信号。

简单总结这项技术

当人们在思考或在想事情或是在做一些认知或感知任务时，脑某个或某些特定区域的神经活动会增强，这种神经活动的增强是集中性的。这又会导致这些区域的血流量大大增加，以提高该区域的供氧水平（或者更准确地说，是去氧血红蛋白和含氧血红蛋白的比例发生了变化）。正是由于氧含量的变化才让我们能够通过功能磁共振成像技术看到信号（见图 A）。

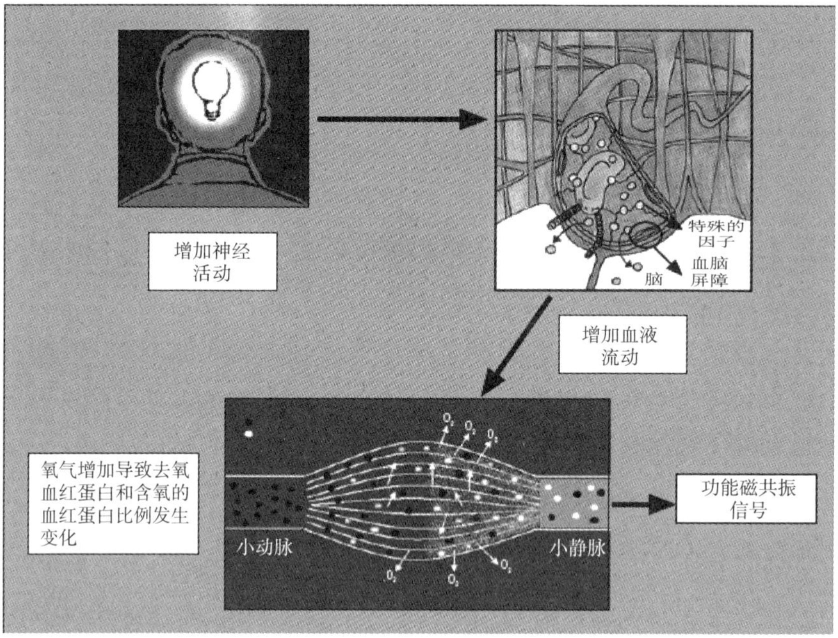

图 A　功能磁共振成像

光学成像技术（OT）是一种新的无创性脑成像方法，这是由近红外光谱学（NIRS）（见框 B）发展而来的。与传统方法不同，它能够应用于行为研究，因为光学纤维很灵活，能允许被试移动，因而建立起来的系统也十分轻巧。这种方法既可以应用于婴儿，也可以应用于成人。如果能够每月一次对早期发育过程进行观察，我们就能了解脑内神经加工系统的布局。光学成像可能会给学习和教育带来重要的启示。[1]

框 B　学习科学和脑研究中的近红外光学成像技术

近红外光学成像技术（NIR-OT）是一种能对高级脑功能进行分析的新型无创技术，它可以在自然条件下捕捉多个被试的局部脑区活动情况，如在家学习或在教室里学习。这种新的方法可以帮助我们在横向研究和纵向研究中评估个体和整体的脑活动。

其他脑扫描方法，比如功能磁共振成像和脑磁图最早从 20 世纪 90 年代早期就开始使用了。然而，这些方法显现出多种多样的局限性，因为被试需要在整个测量过程中一动不动地待在机器里。虽然这一点在传统神经病学中不是那么重要，因为传统神经病学中的被试大多是病人，但是人们对于在自然条件下进行的高级脑功能成像越来越有兴趣。当然，近红外光学成像方法能够不受任何限制地提供多个被试的脑成像，这一点在分析学生和教师之间的互动作用时非常重要。

近红外光学成像技术以光纤传递的近红外光为基础，这种光照射到头皮表面，有的能够达到约 30 mm 的深度。脑皮层会产生反射，光线通过头皮反射回去。随后这些反射光和弥散光会由另外一根距离发射点 30 mm 的光纤来监测。近红外光完全没有损伤，等同于冬天多云天气时太阳发射的能量。近红外光学成像技术分析设备

① Koizumi, H. et al. (1999), "Higher-order Brain Analysis by Transcranial Dynamic Nearinfrared Spectroscopy Imaging", Journal Biomed, Opt, Vol. 4.

> 是一个能移动的半导体装置，也许在不久的将来会做成一只手就能拿下的集成电路，这样就能适用于更多环境的测量条件。
>
> 近些年来，许多学习科学与脑科学研究有关的初步研究已经开始采用近红外光学成像技术。其中包括对健康婴儿的发展研究，有关语言工作记忆的研究等。近红外光学成像技术也在其他一些研究领域得到应用，如烹饪和驾驶过程中脑功能的变化。
>
> Hideaki Koizumi，Fellow，Hitachi，Ltd.

有效的认知神经科学研究需要将这些技术结合起来，这样就能同时得到与学习有关的脑活动空间定位信息和时间变化信息。为了将这些信息与学习过程联系起来，神经科学家必须具备缜密的基本认知技能和分析方法，这样才能充分发挥脑成像技术的作用。在那些跟学习有关的学科中，多数情况下只有认知科学或认知心理学的研究具有良好的系统和分析过程，而且时至今日，这些研究也主要集中在视觉加工、记忆、语言、阅读、数学和问题解决等方面。

神经科学家还有一些其他的研究可以选择，包括通过尸体解剖来研究脑（例如，测量突触密度），以及少数情况下对病人进行研究，如那些患有癫痫的病人（从由于疾病和外伤而引起的脑损伤病人身上了解脑加工过程）。一些神经科学家对患有胎儿酒精综合征和脆性 X 综合征的儿童进行研究，还有研究者对阿尔茨海默病患者及老年抑郁病人常见的认知退化现象进行研究。甚至还有一些研究者对哺乳动物和其他动物的脑进行研究，如大鼠等，以便更好地理解人脑的功能。过去，由于没有脑成像技术，想要在健康的普通人身上直接收集有关学习的神经科学证据是非常困难的。

另外一个局限在于，缺乏一种充分理解的、发展性的学习任务，以便对普通人一生的学习过程进行研究。人们对儿童早期的学习过程研究很多，但对青少年的学习研究比较少，而对成人学习的研究就更少了。脱离普通认知发展的基础，要了解学习中的任何病理变化都会是很困难的。

想要理解认知神经科学如何引领教育事业最终走向“基于脑”的课

程设置，首先就要理解脑成像技术的功用和局限性，并认识到进行严谨的认知研究的必要性。最新的研究已开始表明，教育事业最终将会是认知神经科学、认知心理学以及完善而严密的教学分析相互结合的产物。在未来，教育将是跨学科的，多个领域相互交叉，将会产生新一代研究者和教育专家，他们善于提出各种合理的具有教育意义的问题。

当前认知神经领域的研究方法限制了所能解决问题的类型。例如，“个体怎样学会认字”这样的问题相对来说比较容易解决，“个体怎样对不同故事的主题进行比较”这样的问题就比较困难了。这是因为在对第一个问题的研究中，刺激和反应可以轻易地得到控制，并且可以和其他任务进行比较。正因为如此，参照已知的认知模型，这个问题就能得到解释。而第二个问题涉及的因素就太多了，实验中根本无法将它们有效区分开来。正因为如此，社会所倡导的教育任务就更复杂了，也许并不适合认知神经科学来研究。

有研究者还强调指出，对学习的测量方法也十分重要，不仅要重视教育干预后的即时测量（现在实践中大多是这样），也应当注重每隔一段时间进行测量，特别是在作与年龄相关的比较时。这些追踪研究将研究工作从实验室转移到现实生活中，这也会对何时可以对研究结果进行解释及何时可以将研究结果用于教育产生限制。

当我们试图去了解和分析科学数据时，一定要坚持一些关键标准，依此判断认知神经科学的结论及其教育意义。需要考虑以下几点：

- 原始研究及其主要目的；
- 该研究是单一研究还是系列研究；
- 该研究是否包含与学习有关的结果；
- 研究所用的被试[①]。

为了科学的发展，有必要成立一个具有广博智慧的重要共同体（随着时间推移，为某些科学假设提供广泛认同的实证基础和推论基础），

① 无论研究采用的是人类还是灵长类动物，都应当质疑样本的代表性，并思考研究结论所能应用的群体，这些都是极其重要的。

近来这一点再一次得到强调[①]。

在学习科学诞生的过程中，这种共同体（包括教师、认知心理学家、认知神经科学家以及决策者等）的作用非常重要。为了让这个共同体更好地发展，有必要对“基于脑”的学与教的主张作出合理的判断。在此基础上，教育决策者就能更成功地推行基于脑的课程，但需要认识到以下几点：

(a) 神经科学论断的数量多少并不意味着是否有效；

(b) 认知神经科学的方法和技术还在发展之中；

(c) 学习不完全受意识或意志的控制；

(d) 脑在整个生命过程中都在自然地发展变化；

(e) 为了了解和解决与脑相关的症状和疾病，已经开展了许多认知神经科学的研究；

(f) 完善的学习科学不仅要考虑认知因素，还需要考虑到情绪和社会因素；

(g) 虽然学习科学和基于脑的教育才刚刚开始，但已取得重大的成就。

心理学方面有大量的数据（主要是从设计得很好的认知心理学研究中获得的），这些数据可以为学习和教学提供启示。来自认知神经科学的数据可以提炼假设、消除定义的歧义，并为研究指明方向。也就是说，认知神经科学对学习科学这门刚出现学科的一个重要贡献可能就是对那些关于如何提高教与学质量的散漫言论和未经科学证实的观点提出了科学的质疑。

我们可以质疑当前有关学习的神经科学基础的观点，但不应该滋生嘲笑挖苦的态度，诋毁认知神经科学对教育的潜在价值。的确，不断涌现的有关脑可塑性的数据就十分令人振奋。然而，各种学习观点的证据不可能仅仅从神经科学研究中获得。将来，经过改进的脑成像技术以及更缜密的学习研究将能帮助我们进一步阐述这个问题。

---

① 在美国国家研究委员会的《教育的科学探究》报告中。

术 语 表

Acalculia．计算力缺失。见计算障碍。

Accumbens area．伏隔核区域。见伏隔核。

Action potential．动作电位。神经元被激活后，膜电位会暂时逆转，膜内电位从负电位变为正电位。电荷沿着轴突传递，到达轴突末端，引发轴突末端释放兴奋性或抑制性神经递质。

Activation study．脑激活研究。采用成像技术的研究（另见 PET 和 fMRI）。

ADHD（Attention Deficit Hyperactivity Disorder）．注意缺陷多动障碍。一种学习和行为问题的综合病症，其特点是维持注意困难、行为冲动（如说话冲动）以及活动过度。

Alzheimer's disease．阿尔茨海默病。老化进程中出现的一种发展性退化疾病，其特点是脑内弥漫性萎缩，并出现明显的脑损伤——即衰老斑以及纤维结块现象——即神经纤维缠结。记忆和注意等认知功能也会受到损伤（另见神经退行性疾病）。

Amygdala．杏仁核。负责情绪和记忆的脑结构。左右半球各有一个杏仁核（“形状像杏仁”）。杏仁核位于脑的深处，与颞叶内表面邻近。

Angular gyrus．角回。顶叶皮层的一块区域，其功能与语音结构分析和阅读加工有关。

Anhedonia．失乐症。被认为是抑郁情绪障碍的主要症状。具有失乐症的病人无法从通常高兴的事件中体验到快乐，如吃东西、锻炼身体、社会交往或者异性交往等。

Anterior cingulated cortex．前扣带回。扣带皮层前面的部分。它在很多自主功能中发挥作用，如调节心率和血压；它对认知功能也很重要，如奖赏预期、决策、共情和情绪等。

Aphasia．失语症。语言理解或产生存在障碍。

Apolipoprotein E（or “apoE”）．阿朴脂蛋白 E（或“apoE”）。多年以来研究者研究了它对心血管疾病的影响。但直到最近，人们才发现它的一种等位基因（基因因素）aopE（E4）是阿尔茨海默病的致病因子。

Artificial intelligence（AI）. 人工智能。计算机科学的一个领域，试图开发具有“智能”的机器。

Attention. 注意。注意是一种认知过程，它选择性地专注一项任务，而忽略其他任务。脑成像研究发现，不同注意功能如维持觉醒、知觉定向、冲突解决（各种想法或感受发生竞争）等具有不同的神经网络基础。

Auditory cortex. 听觉皮层。负责处理听觉（声音）信息的脑区。

Auditory nerve. 听觉神经。从耳蜗延伸至脑的神经束，它有两个分支：蜗神经传递声音信息，前庭神经传递与平衡感有关的信息。

Autism/autistic spectrum disorders. 孤独症谱系障碍。一类神经发展性障碍，表现为很难形成正常的社会关系、交流技巧、重复行为和学习能力。

Axon. 轴突。从神经元伸出的纤维状分枝，神经元通过它向靶细胞传递信息。

Basal ganglia. 基底神经节。多个神经核团，包括尾状核、壳核、苍白球、黑质，它们位于脑的深处，对运动功能起着重要作用。黑质细胞死亡会导致帕金森病的症状。

Bipolar disorder. 双相障碍。也称躁狂抑郁症。双相障碍表现为情绪从躁狂（情绪高涨的表现）到深度抑郁之间快速转变。这种病症的原因很复杂，但有力证据表明，双相障碍与脑内各种负责情绪的神经递质所发生的化学变化有关，但其发生的具体方式还不清楚。双相障碍的可能诱因包括：生活压力、情绪紧张、创伤性事件等；在个别案例中，身体创伤如脑损伤也可能引起双相障碍。

Brainstem. 脑干。前脑与脊髓和外周神经互传信息的主要通道。脑干的功能有很多，如负责呼吸和心率调节功能。

Broca's area. 布洛卡区。位于左半球额叶的一块区域，负责语言的产生。

Caudate or caudale nucleus. 尾状核。端脑的一个核状组织，位于脑的基底神经节。尾状核是学习和记忆系统的重要脑功能区域。

Cerebellum. 小脑。位于大脑后部、大脑左右半球的下部，负责运动调节功能。

Cerebral hemispheres. 大脑半球。大脑分为两个特异性半球。左半球主要负责言语、写作、语言和计算功能；右半球主要负责空间能力、面孔识别（视觉）、部分音乐知觉和音乐产出功能。

Cerebrospinal fluid. 脑脊液。大脑脑室和脊髓中央管中的液体。

Cerebrum. 大脑。更加学术化的称谓是端脑，涉及两个人脑半球和其他脑内更小的结构，包括的下属区域有：边缘系统、脑皮层、基底神经结和嗅球。

Circadian clock/rhythm. 生物钟/生物节律。周期为 24 小时的行为变化规律或生理变化规律。

Classical conditioning．经典条件反射。给予一个刺激，引起一种自然反应（非条件性刺激）；重复学习这种模式，并加入一个中性刺激（条件刺激）。这样，条件刺激就能引起和非条件刺激相似的反应。

Cochlea．耳蜗。一个形状像蜗牛的内耳器官，内部充满液体。它负责将机械振动转变为神经冲动，进而产生听觉。

Cognition．认知。一系列心理操作功能，包括知觉、思维、学习和记忆等各种功能。

Cognitive maps．认知地图。物体和地点所在的环境位置在心理上的表征结果。

Cognitive networks．认知网络。脑内部处理记忆、注意、知觉、动作、问题解决和心理意象的神经网络。在人工智能领域，该术语也被称为人工网络。

Cognitive neuroscience．认知神经科学。心理发展与脑的研究，旨在研究认知功能的心理学基础、计算机科学基础和神经科学基础。

Cognitive science．认知科学。研究心理的学科。这是一门多学科组成的学科，涉及的领域包括神经科学、心理学、哲学、计算机科学、人工智能学和语言学等。认知科学的目标在于建立各种解释人类认知功能的模型——如感知觉、思维和学习。

Cognitive training．矫治认知缺陷的教学方法与培训。

Cohort study．队列研究。医学和社会学领域常用到的一种纵向研究方法，它将具有某一共同特征或经历的群体与另一群体进行比较。

Competences．胜任力。指学生的某种能力。完成特定任务的心理能力。

Constructivism．建构主义。一种学习理论。该理论认为，知识是个体从经验中主动建构起来的。

Corpus callosum．胼胝体。联结左右半球的巨大神经纤维束。

（cerebral）Cortex．（大脑）皮层。大脑的外层。

Cortisol．皮质醇。肾上腺皮质合成的一种激素。人类皮质醇分泌高潮是在黎明前时分，它让身体做好准备，应对白天的各种活动。

Critical period．关键期。指某些特定时期，该期间内脑对外界经验的调节能力比其他时间明显更强。对人类而言，关键期仅在出生以前存在。而大家知道，敏感期则出现在儿童期（见敏感期）。

Cross-sectional study．横断研究。对某一特定时间、某一特定群体的频率和特征进行测量的一种描述性研究。

CT（Computed Tomography）．计算机断层显影。早期称作电脑断层扫描显影

（CAT 或 CT 扫描）和 X 射线断层显影。它是一种采用 X 射线的医学显影技术，根据大量沿着同一旋转轴摄取的系列二维 X 射线图像，采用数字几何加工方法合成物体内部的三维图像。

Decoding．编码。学习拼音文字系统（如英语、西班牙语、德语、意大利语）的初级加工过程，它将不熟悉的单词根据单词字母的语音规则进行解析。

（senile）Dementia．（老年）痴呆。一种心理退化症状，其主要表现为智力水平的明显下降，并通常伴随情感淡漠现象。阿尔茨海默症是痴呆的一种。

Dendrite．树突。神经元胞体周围类似树枝状的突出，能够接受来自其他神经元的信息。

Depression．抑郁。机体功能活力下降的一种表现：机体身心活力低于正常水平。老年抑郁指的是老年时期以焦虑和忧郁为主要症状的抑郁状态。老年抑郁和早期抑郁是否相同，目前尚不清楚。

Development．发展。随着年龄增长而发生的各种变化。生理倾向和外界经验相互作用，共同决定人一生的发展。

DNA（Deoxyribonucleic acid）．DNA（脱氧核糖核酸）。DNA 由一长条核苷酸聚合链（多核苷酸链）组成，根据基因密码编码蛋白质的氨基酸序列。

Dopamine．多巴胺。它是一种儿茶酚胺类神经递质，具有多种功能，取决于它起作用的位置。大量多巴胺神经元位于脑干黑质区域，投射至尾状核区域。帕金森病病人的多巴胺神经元会遭到破坏。研究者认为，多巴胺可以调节情绪反应，并与精神分裂症和可卡因滥用有关。

DTI（Diffusion Tensor Imaging）．DTI（弥散张量成像），一种磁共振成像（MRI）技术，可测量组织内部水分子的有限弥散程度。这种方法可以观察体内组织的分子弥散程度，进而了解组织的分子构造。

Dyscalculia．计算障碍。个体所接受的教育、智力水平和社会文化交往机会正常，但是简单的算术运算能力低下。

Dyslexia．个体所接受的教育、智力水平和社会文化交往机会正常，但是阅读学习方面表现出能力缺失。

Dyspraxia．运动障碍。复杂连续动作出现运动协调困难。

ECG（Electrocardiogram）．ECG［心电图（Electrocardiogram）］。对心脏电位的记录，是一种连续性的电波图案。

EEG（Electroencephalogram）．脑电图 Electroencephalogram。利用电极记录脑电活动。EEG 的测量方法是，将多个电极放置在头皮的各个位置，以收集电位信息，它们对脑特定区域神经元的总体活动非常敏感。

Electrochemical signals．电化学信号。它是神经元信息交流的工具。

Emotional intelligence．情绪智力。有时人们称之为情商（“EQ”）。情绪智力良好的人具有同情和同感的能力，具有良好的社交能力，还能够利用情绪意识指导自己的动作和行为。这个概念提出于1990年。

Emotional regulation．情绪调控。调节和控制情绪的能力。

Emotions．情绪。没有一个普遍接受的定义。从神经生理学角度来看，情绪是一种愉快或不愉快的心理状态，主要受哺乳动物脑中的边缘系统调控。

Endocrine organ．内分泌器官。此器官可分泌各种激素。这些激素随着血流进入其他器官，调节它们的细胞活动。

Endorphins．内啡呔。脑内合成的一种神经递质，能产生与吗啡类似的细胞反应和行为效应。

Epigenetic．表观遗传。基因功能的改变现象，通常由环境因素引起。

Epilepsy．癫痫病。一种慢性神经障碍。患病的人会出现时强时弱的抽搐反应，同时伴有意识模糊现象。癫痫病会引发意识状态和动作的改变，可能是由肿瘤、外伤、中毒或腺体功能障碍等引发的先天脑缺损所引起。

ERP（Event-related potentials）．事件相关电位。获得这种电信号首先要记录EEG电位。然后固定刺激呈现的时间，多次重复呈现，同时记录其电位信号，以便对脑活动进行观察。这样，脑的电位活动（或事件相关电位）就能与刺激事件联系起来。

Evoked potentials．诱发电位。测量感官刺激引起的脑电位活动。电位收集方法为，将电极放置于头皮表面，多次呈现刺激，而后利用计算机来计算这些结果的平均值。

Excitation．兴奋作用。神经元的一种电位改变状态，表现为动作电位的发生概率增加。

Excitatory synapses．兴奋性突触。这种突触释放的神经递质能够降低神经元细胞膜内外的电位差异。

Experience-dependent．经验依赖性。神经系统功能的一种属性，即经验能够引起功能变化。这种属性可持续终生。

Experience-expectant．经验期待性。神经系统经长期进化形成的、对某些特定的环境刺激最为敏感的属性，而这种属性在同一种群所有成员身上大致都是相同的（如，新生儿眼优势柱的发展所需要的双眼刺激就属于这种情况）。人们相信，这种属性在生命早期表现出来。

Explicit memory．外显记忆。能够被有意提取的记忆，就像回忆一样，而且可以用言语表述出来，这一点与内隐记忆或程序记忆不同，它们往往无法用言语传达。

Fatty acids．脂肪酸。构成脑所需的全部脂肪酸中，大多数能由人体自身合成，但有两种（亚油酸和 α-亚麻酸）。另外，由于这两种脂肪酸无法由身体其他成分合成，因此必须从食物（也就是植物油和鱼油）中获取。这些脂肪酸就被称为必需脂肪酸（essential fatty acids）。（另见 Omega and HUFA）。

Fear/fear conditioning．厌恶性条件反射。厌恶性条件反射是经典条件反射的一种（联结学习的一种，最早以动物作为研究对象，由 1920 年巴普洛夫提出），它将一种无害刺激（如灯光），也就是条件，与一种有害刺激（如轻度电击）成对出现——前者称为条件刺激，后者称为非条件刺激——多次重复以后，动物不但会对电击产生恐惧反应，而且对日光也会产生恐惧反应，我们把这种现象称为条件反射。研究者认为，厌恶性条件反射由杏仁核负责。阻断杏仁核的功能可以阻止恐惧的产生。

fMRI（Functional Magnetic Resonance Imaging）．功能磁共振成像。利用核磁共振扫描仪测量血液的化学变化（如氧含量的变化），间接观察神经活动的情况，同时考察在各种刺激和心理任务中，哪些脑区的活动增强（见 MRI）。

Forebrain．前脑。脑最大的一个部分，包括脑皮层和基底神经节。前脑负责高级认知功能。

Frontal lobe．前额叶。大脑两半球皮层四个分区之一（另外三个为顶叶、颞叶和枕叶），负责运动控制功能，并与其他皮层区域的功能有关。研究者认为，额叶与计划功能和高级思维能力有关。

Functional imaging．功能成像。代表一系列测量技术，旨在揭示生理机能的定量信息。

Fusiform gyrus．梭状回。沿颞枕结合部腹侧（底侧）表面分布的皮层区域，与视觉加工有关。功能活动显示，这个区域专门负责视觉面孔和词形的加工。

Gene．基因。基因是生物体内的基本遗传单位。基因能够影响机体的生理发展和行为表现。另见遗传学。

Genetics．遗传学。有关有机体基因、遗传和变异的科学。**经典遗传学**包括各种遗传学技术和方法，出现在分子生物学之前。**分子遗传学**建立在经典遗传学的基础之上，但主要是从分子水平对基因的结构和功能进行研究。**行为遗传学**研究各种遗传因素对动物行为的影响以及遗传因素对人类疾病的影响及其原因。

Glia/glial cells．神经胶质细胞。专门为神经元提供营养和支持的细胞。

Graphemes．字形。书面语言的最小单位，包括字母、汉字、数字、标点符号等。

Grey matter/gray matter．灰质。灰质由神经元的胞体和树突构成。

Gyrus/gyri．脑回。皮质卷积起来形成一定区域，冠以不同名字：额中回、额上回、额下回、左侧额下叶、中央后回、中央前回、缘上回、角回、左侧角回、左侧梭状回、扣带回等。

Hard-wired．固定连接。意思是"无法改变的"连接。它与可塑性恰好相反，可塑性认为脑是能够改变的。

(cerebral) Hemisphere．（大脑）半球。大脑分为两个半球，即"左半球"和"右半球"。

Hippocampus．海马。位于脑内部的海马状结构，是边缘系统的重要组成部分，与学习、记忆和情绪功能有关。

Hormones．激素（荷尔蒙）。由肾上腺分泌的化学递质，可调控靶细胞的活动。激素在性发育、钙代谢、骨骼生长、身体发育和其他许多活动中发挥重要作用。

HUFA（Highly unsaturated fatty acids）．高不饱和脂肪酸

Hypothalamus．下丘脑。一个复杂的脑结构，由许多具有不同功能的核团组成。这些核团能够调节各个内脏器官的活动，监控自主神经系统的传入信息，调节脑垂体的功能。

Immune system．免疫系统。由各种细胞、器官和组织所组成的、保护身体不受疾病感染的功能系统。

Implicit memory/learning．内隐记忆/学习。无法被有意提取的记忆，它们是技能和动作的必要组成部分。内隐记忆反映了一种无法用言语表达的、不依赖主观意识的学习模式（内隐记忆使得我们做一件事时，第二次总比第一次做得更好，如系鞋带）。

Information-processing．信息加工。把人类认知功能分解为一系列步骤，对抽象信息进行加工的过程。

Inhibition．抑制作用。神经元的一种功能，即释放一种突触信息，抑制靶细胞的放电活动。

Insomnia．失眠症。相当长一段时间内无法入睡。

Intelligence．智力。一种心理特征，但仍缺乏科学定义。智力可分为流体智力和晶体智力（另见多元智力，智商）。

Interference theory．干扰理论。遗忘理论的一种，认为其他记忆信息会干扰目标记忆，进而导致遗忘。

Ions．离子。带电的原子。

IQ．智商。一种表示个体相对智力水平的分数。最早的计算方法为，将智力分数除以实际年龄，再乘以100。

Left-brained thinking. **左脑思维**。对高级思维过程的误解而产生的错误概念，认为高级思维加工可以严格地分为不同的作用，独立地产生于不同大脑半球之中。这种观点夸大了对左半球功能特异性研究的特定成果，如控制语言的神经系统。

Limbic system. **边缘系统**。也称为“情绪脑”。它与丘脑和下丘脑毗邻，包括多种内部结构，如杏仁核、海马、隔膜和基底神经节。边缘系统能够调节情绪、管理记忆，并控制某些运动能力。

Lobe. **脑叶**。脑按功能划分的大致区域（另见枕叶、颞叶、顶叶和额叶）。

Long-term memory. **长时记忆**。记忆的最后一个阶段，保持的时间长达几个小时甚至终生不忘。

Longitudinal study. **纵向研究**。在较长的一段时间里追踪个体发展轨迹的研究。

Long-term potentiation （LTP）. **长时程增强效应**。过去的刺激引起神经元反应强度增加的效应。

MEG （Magnetoencephalography）. **脑磁图**。一种无创性脑功能成像技术，对脑活动的快速变化十分敏感。只要将记录设备（超导量子干涉仪，SQUIDs）置于头部附近，就能敏锐地探测到由皮层神经活动引起的微弱磁场变化。这种敏感的设备记录事件的时间分辨率可达毫秒级，同时也具有很好的空间分辨率。

Melatonin. **褪黑激素**。褪黑激素由5-羟色胺合成，经由松果体释放至血液之中。褪黑激素能够影响与时间规律和日夜周期有关的生理变化。

Memory. **Working memory/or short-term memory**. **记忆**。工作记忆/短时记忆指的是负责短时存储和信息加工的认知结构和过程。长时记忆根据意义来存储信息。短时记忆通过不断复述和有意联想，可变成长时记忆。

Memory consolidation. **记忆巩固**。脑组织、重构信息以形成记忆时所发生的生理和心理变化。

Memory span. **记忆广度**。即时记忆测验所得出的准确回忆的信息量。

Mental imagery. **心象**。也称为想象（visualization）。心象由脑记忆、想象或者二者共同作用产生。有假设认为，心象也会激活知觉的脑区功能。

Mental images. **心理映像**。视觉信息和空间信息的内部表征。

Metabolism. **新陈代谢**。有机体内所有生理和化学变化，以及生物细胞中所发生的所有能量转化过程。

Meta-cognition. **元认知**。对自己认知过程和学习过程的主观意识。简而言之，即“对认知的认知”。

Micro-array．基因芯片。一种基因表达的分析工具，它以一种玻璃芯片或其他固体材料作载体，按一定顺序在固定位置上植入各种基因。利用这种 DNA 样本矩阵，科学家在一次实验中就能确定细胞中成百上千种基因的表达水平。

Micro-genetics．显微遗传学。追踪发展中变化的一种方法。显微遗传学的方法强调发展是持续性的，除了产生主要的阶段变化，还在不同的点产生变化。追踪这些持续性的变化有助于研究者理解儿童是如何学习的。

Mind．心理。心理是脑功能的结果，包括智力和意识。

Mirror neurons．镜像神经元。人们执行某动作或观察别人执行该动作时都会激活的一种神经元。因此，镜像神经元能够“反映”人的行为，好像观察者自己在执行这个动作一样。

Mnemonic technique．记忆术。提高记忆力的一种技术。

Morphology．词形学。在语言学中，研究词语结构的科学。

Motivation．动机。动机可定义为引起行为的原因。动机反映了机体准备执行某种行为时的身体和心理准备状态，是一种唤起水平的状态。因此，动机与情绪的关系十分密切，因为情绪决定了事情该不该做的评价方式。**内部动机**是指人们出于自身考虑，没有明显外部激励因素的动机类型；而**外部动机**则是靠外部奖赏驱动的动机类型。

Motor cortex．运动皮层。负责计划、控制和执行自主运动功能的皮层区域。

Motor neuron．运动神经元。负责将信息从中央神经系统传递给肌肉的一类神经元。

MRI（Magnetic Resonance Imaging）．磁共振成像技术。一种利用强磁场和射频脉冲绘制人类脑结构图的无创性技术。

Multiple intelligences．多元智力。一种智力理论，认为每个人都有多种各不相同的智力，包括语言智力、逻辑数学智力、空间智力、身体运动智力、音乐智力、人际智力和自我认知智力。

Multiple sclerosis/MS．多发性硬化。一种影响中央神经系统的慢性炎症。

Multi-tasking．多任务。同时执行两项或两项以上的任务。

Myelin/myelination．髓磷脂/髓鞘化。髓磷脂是一种包裹在某些神经元外围、起到绝缘作用的质密脂肪材料。髓鞘化是神经元表面形成脂肪物质保护层的过程。神经纤维周围的髓鞘（髓磷脂）就像电力系统的导线一样，能够增加信息传递的速度。

Myth of three．0—3 岁的神话。也称为“婴幼儿的神话”。这种假设认为，3 岁以前脑活动的变化情况最为重要，过了这段时间，脑对变化的反应就不再敏感了。这种极端的“关键期”看法是不正确的。事实上，脑一生之中对变化的反应都十分敏感。

Neurobiology. 神经生物学。研究神经系统中各种细胞和系统的科学。

Neurodegenerative diseases. 神经退行性疾病。一种脑和神经系统疾病，它会导致脑功能的紊乱和退化，包括阿尔茨海默病、帕金森病及其他老化进程中频发的神经退行性疾病。

Neurogenesis. 神经发生。产生新的神经元。

Neuromyth. 神经神话。脑科学研究在教育和其他领域的应用中，对确定性的科学研究结果（脑科学研究）的错误理解、错误阅读和错误引用而产生的一些错误观点。

Neuron. 神经元。即神经细胞，主要负责信息传递功能。神经元延伸出的较长的纤维称为轴突，较短的树枝状纤维称为树突。神经元是神经系统的基本结构单位，专门负责信息的整合和传递。

Neurotransmitter. 神经递质。神经元突触部位释放的一种化学物质，它实现了通过受体传递信息的过程。

NIRS（Near Infrared Spectroscopy）. 近红外光谱仪。一种无创性成像技术，可以根据近红外光吸收率（近红外光波的波长为700 nm到900 nm，可部分穿透人体组织）的不同，测量脑内脱氧血红蛋白的浓度差异。

Nucleus accumbens. 伏隔核。伏隔核[有时写作accumbens nucleus，也可称为阿肯伯氏核（nucleus accumbens septi）]是一组分布在尾状核前端和壳核前部连接区域的神经核团，其侧面与透明隔（septum pellucidum）相邻。伏隔核、嗅结节（olfactory tubercle）、尾状核腹部和壳核腹部一起，构成腹侧纹状体。人们认为，伏隔核在奖励、快乐和成瘾等行为中发挥重要作用。

Nurture. 培养。在孩子成长过程中对其照顾和教育的活动。

Occipital lobe. 枕叶。负责接收视觉信息的后侧脑皮质。

Occipito-temporal cortex. 颞枕皮层。也称为布洛卡区，它是人脑颞叶皮层的一部分。

Omega fatty acids. Ω脂肪酸。一种人体自身无法合成的多不饱和脂肪酸。

Ontogenesis. 个体发生。个体的发展史。

Orthography. 正字法。一系列规范正确书写语言的规则。

OT（Optical Topography）. 光学成像。一种用于研究脑高级功能的无创性经颅成像技术。这种方法以近红外光谱仪为基础，有很好的动作容忍度，因而能够在自然条件下对被试进行测量。

Oxytocin. 催产素。也称为“爱情激素”。催产素与社会认知和社会关系有关，也可能与人际信任的形成有关。

Pallidum/globus pallidus. 苍白球。一种脑皮下结构。

Parasympathetic nervous system. 副交感神经系统。自主神经系统的一部分，负责放松状态时身体能量和资源的维持。

Parietal lobe. 顶叶。脑皮层四大分区之一，负责感觉加工、注意和语言功能，还参与空间信息加工、身体意象（body image）、方位定向等功能。顶叶可划分为顶上小叶和顶下小叶，包括楔前叶、中央后回、缘上回和角回。

Parkinson's disease. 帕金森病。一种中枢神经系统的退变性疾病，它会影响肌肉控制功能，因此可能影响运动、言语和姿势（另见神经退行性疾病）。

Peripheral nervous system. 外周神经系统。神经系统的一种，由脑和脊髓以外的所有神经组成。

Perisylvian areas. 旁西尔维亚区。与西尔维区域相邻的脑区——沿颞叶外侧分布的主要裂缝。

PET（Positron Emission Tomography）. 正电子放射断层成像技术。一种利用正电子放射核能量的原理产生脑活动图像的技术；这种图像通常反映血流量或新陈代谢活动的变化。PET 能够得到彩色三维图像，反映脑内化学物质的功能。

Phonemes. 音素。组成单词的基本言语单位。

Phylogenic development. 种系发展。即进化的过程——如果两种性别所遗传的行为特质都非常有利于种属的发展，则这个物种就更容易存活下来。

Pineal gland. 松果体。脑内一种内分泌器官。对于某些物种来说，松果体似乎会受光线影响，充当生物钟的角色。

Pituitary gland. 脑垂体。与下丘脑紧密相连的一个内分泌器官。人类的脑垂体由两部分组成，能够释放多种调节身体活动和其他内分泌器官功能的激素。

Plasticity. 可塑性。就是“脑可塑性”，指的是脑受经验影响而产生改变和学习的现象。另见经验期待性可塑性与经验依赖性可塑性。

Precuneus. 楔前叶。位于顶叶区域、楔叶（cuneus）上部的脑内结构。

Prefrontal cortex. 前额叶皮层。额叶皮层前部区域，负责计划和其他高级认知功能。

Primary motor cortex. 初级运动皮层。与前运动皮层一起，负责动作的计划和执行。

Primary visual cortex. 初级视皮层。位于枕叶区域，大部分视觉信息最先传入这里。

Pruning/synaptic pruning. 修剪/突触修剪。剪除脆弱突触连接的自然现象。

Putamen．壳核。属于边缘系统的一部分，负责熟练运动的能力。

Qualia．感受性。一个与主观感觉有关的术语。在《寻找脑中幻影》（*Phantoms In The Brain*）一书中，Ramachandran 教授这样阐述感受性的含义：脑中的神经元就像小果冻一样，它里面的离子流和电流怎么会产生我们形形色色的主观世界呢？红色、温暖、寒冷、疼痛……是什么样的神奇变化产生了这么多看不见、摸不着的感受？

Reasoning．推理。在一定条件中推出因果关系的方法。为了得出结论，最普通的推理方法有两种，演绎推理和归纳推理。演绎推理是根据已知事件推导出结论；而归纳推理中的论据并不一定导致结论，而只是支持结论。

REM（Rapid eye movement sleep）．快速眼动睡眠。睡眠的一个阶段，表现出快速眼动的特点，其神经元的活动模式与觉醒状态下的情形非常相似。

"Reptilian" brain（so-called）．（所谓的）"爬行"脑。指的是脑干部分，它是人脑进化中最为古老的脑区。

Right-brained thinking．右脑思维。对高级思维过程的误解而产生的一个错误概念，认为高级思维加工可以严格地分为不同的作用，独立地产生于不同大脑半球之中。在某些方面，这种观点夸大了大脑右半球功能特异性研究的特定成果。

Schizophrenia．精神分裂症。一种心理障碍，表现出感知觉受损、表达事实的能力下降，还可能出现社会能力和职业能力的显著下降。

Science of learning．学习科学。这个词用来指代将认知神经科学以及其他相关学科的研究与教育研究和实践结合起来的一类研究。

Second messengers．第二信使。近年来发现的一种物质，它能引起神经元不同部位的交流。有人认为，这些化学物质与神经递质的合成与释放、细胞内运动、糖类代谢作用有关，甚至还可能与人的生长发育有关。它们能够对细胞内的遗传物质产生直接作用，导致行为（如记忆）的长期改变。

Sensitive period．敏感期。特定生物事件的最佳发生时期。科学家们已经发现了多种感觉刺激（如视觉刺激、语音刺激）、情绪事件和认知经验（如依恋和语言输入）的敏感期。但许多心理能力，如阅读能力、词汇量、颜色知觉能力等，其发展过程中并没有明确的敏感期。

Serotonin．5-羟色胺。一种单胺类神经递质，在许多行为中发挥作用，包括体温调节、感官知觉和睡眠等。在脑内部和脏器之中都发现了以 5-羟色胺作为神经递质的神经元。许多抗抑郁药物的药理目标就是脑内的 5-羟色胺系统。

Short-term memory．短时记忆。记忆的一个阶段，一定量的信息可以保持几秒至几分钟。

SPECT．单光子发射计算机断层成像技术。一种利用单光子发射计算机断层扫描技术为基础的功能成像方法。

Stimulus．刺激。能够被感觉受体探测到的环境事件。

Stress．应激。真实的或想象的经验以及生活中的变化所引起的生理和心理反应。持续的、过度的应激反应可能会引起抑郁（退缩）的行为。

Striatum．纹状体。端脑皮下结构，主要在运动的执行和控制通路中起作用，也在其他许多认知过程中发挥作用，如执行功能等。

Stroop task．Stroop 任务。一种用于测量心理应变性和适应性的心理测验。例如，一个单词打印或显示的颜色与其真实颜色不同；举个例子，如果用蓝色笔写"绿"这个单词时，对单词颜色的加工就会发生延迟，导致反应时和错误率增加。

Sulcus/sulci．脑沟。大脑表面卷积起来形成的褶皱。在皮层表面，脑回部分向上凸出，脑沟部分向下凹陷，脑回之间形成各种各样的沟壑。

Sympathetic nervous system．交感神经系统。自主神经系统的一种，负责在应激和觉醒状态下调配身体的能量和资源。

Synapse．突触。两个神经元之间的间隙，其功能是将信息从一个神经元传递到另外一个神经元（称为"靶细胞"、"突触后神经元"）。

Synaptic density．突触密度。指神经元联结的突触数目。人们认为，神经元联结的突触越多，其表征和适应的能力就强。

Synaptic pruning．突触剪除。脑发育过程中，无用突触（神经元之间的连接）被剪除的现象。突触被剪除还是被保留是由经验决定的。

Synaptogenesis．突触发生。突触的形成。

Temporal lobe．颞叶。每个脑半球皮层的四个分区之一，负责听觉、言语知觉和复杂视知觉等功能。

Terminal/Axon terminal．轴突终末。轴突末端的特殊结构，它可以释放神经化学递质，与目标神经元产生信息交流。

Thalamus．丘脑。该结构由两个蛋形神经核团组成，每个核团的大小与胡桃相近，分布在脑的深处。丘脑是感觉信息传入脑的关键枢纽，它能从大量信息中将重要的信息筛选出来，输送到脑中。

TMS（Transcranial magnetic stimulation）．经颅磁刺激。利用磁场脉冲干扰脑电活动的技术。近年来，TMS 已被用于研究某些皮层加工的过程，如感觉功能和认知功能等。

Trans-disciplinarity．超学科。这个词是指将几种完全不同的学科融合在一起，形成一个具有自身概念结构的学科；形成新学科的过程中，原来学科的范围和规律将得到扩展。

Ventricles. 脑室。脑室是一些相对较大的空间，内部充满脑脊液。大脑共有四个脑室，其中三个分布在大脑，另一个分布在脑干。侧脑室是最大的两个脑室，对称地分布在脑干的上方，左右半脑各有一个。

Visual cortex. 视觉皮层。位于枕叶区域；与视觉刺激的知觉有关。

Wernicke's area. 威尔尼克区。该区域与语言理解和言语产生的功能有关。

White matter. 白质。白质由联系各个脑区灰质的髓鞘化轴突组成。

译后记：教育神经科学的诞生

随着人们迈入知识经济时代，社会对教育提出了更高的要求。与此同时，生物科学、认知科学、发展科学的飞速发展，各种研究技术与方法的不断完善，对人脑的运行规律与学生学习机制的研究有了突飞猛进的发展。在这种情况下，整合心理、脑与教育的一门新兴学科——教育神经科学应运而生。教育神经科学将神经科学、认知心理学的研究纳入教育研究领域，拓宽了传统的教育研究范畴。它不仅关注课堂中学生学习行为的改变、学生学习愿望的激发等宏观层面的研究，也关注脑在外部环境的刺激下形成神经联结或者改变大脑功能区以及功能联结等微观层面的研究。教育神经科学关注整体人的研究与培养。

1999 年经济合作与发展组织教育研究与创新中心（CERI）启动的“学习科学与脑科学研究”项目对于创建教育神经科学这一新兴的学科发挥了巨大的作用。该项目的目的是鼓励教育研究者、教育决策者和脑科学研究者之间密切合作，汇集跨学科专家的智慧，提出新的观念与方法，使人们理解与教育有关的脑活动与学习过程。同时，澄清人们对脑科学与教育教学关系的误解。该项目完成了两个阶段的研究，本书是第二阶段的研究成果。第二阶段的研究从 2002 年到 2005 年，该项目联合美洲、欧洲和亚洲的科学研究力量，建立了三个研究网络，重点研究与教育决策密切相关而且具有应用价值的研究领域。（1）美国的脑发育与读写能力网络。运用脑成像技术与神经科学研究结果来理解阅读、拼写和书写困难儿童的学习能力缺失问题，帮助教育人员深入理解这些问题的实质，提出解决问题的方法。（2）欧洲的脑发育与计算能力网络。关注数学学习困难儿童以及计算障碍问题，研究儿童数感的形成、符号的获得以及早期计算技能的形成等。（3）亚洲的脑发育与终身学习网络。研究正常脑老化与疾病引起的衰退，将实验室的研究运用于成人的学习与教育活动中。本报告展示了这三个领域的研究成果。

本书的翻译是集体合作的结果。具体分工如下：前言，许晓婧；致谢，许晓婧；概论，周加仙；第一章，吴少勤；第二章，吴少勤；第三章，吴少勤；第四章，沈芳；第五章，曹中宇；第六章，周加仙；第七章，周加仙；A 篇，许晓婧；B 篇，许晓婧；C 篇，沈芳；附录，沈芳；术语表，吴少勤。校对者分别为：前言，沈芳；致谢，沈芳；第一章，许晓婧；第二章，许晓婧；第三章，许晓婧；第四章，吴少勤；第五章，沈芳；第六章，周加仙；第七章，周加仙；A 篇，沈芳；B 篇，沈芳；C 篇，吴少勤；附录，吴少勤；术语表，许晓婧。全书由周加仙老师统稿，最后由董奇教授审定全文。

尽管我们的翻译团队对本书的翻译倾注了全力，但是由于时间紧迫，水平有限，书中一定还存在着许多不足之处，希望各位读者批评指正。

周加仙
华东师范大学心理与认知科学学院
2010 年 6 月

本书原作由 OECD 以英文和法文出版，书名为：

Understanding the Brain：The Birth of a Learning Science

Comprendre le cerveau：Naissance d'une science de l'apprentissage

出 版 人　所广一
责任编辑　刘明堂
版式设计　郝晓红
责任校对　贾静芳
责任印制　叶小峰

图书在版编目（CIP）数据

理解脑：新的学习科学的诞生 / 经济合作与发展组织编；周加仙等译. —2 版. —北京：教育科学出版社，2014. 12（2019. 7 重印）
（世界教育思想文库）
ISBN 978-7-5041-9056-7

Ⅰ. ①理… Ⅱ. ①经… ②周… Ⅲ. ①脑科学—研究 ②学习理论（心理学）—研究 Ⅳ. ①R338. 2 ②G442

中国版本图书馆 CIP 数据核字（2014）第 215427 号

北京市版权局著作权合同登记 图字：01-2007-5887 号

世界教育思想文库
理解脑——新的学习科学的诞生
LIJIE NAO——XIN DE XUEXI KEXUE DE DANSHENG

出版发行	教育科学出版社		
社　　址	北京·朝阳区安慧北里安园甲 9 号	市场部电话	010-64989009
邮　　编	100101	编辑部电话	010-64981280
传　　真	010-64891796	网　　址	http：//www. esph. com. cn
经　　销	各地新华书店		
制　　作	北京广联信达文化发展有限公司	版　　次	2010 年 6 月第 1 版
印　　刷	保定市中画美凯印刷有限公司		2014 年 12 月第 2 版
开　　本	720 毫米×1020 毫米　1/16	印　　次	2019 年 7 月第 2 版第 5 次印刷
印　　张	20. 5	印　　数	9 001— 12 000 册
字　　数	274 千	定　　价	55. 00 元